U0746104

重订古今名医临证金鉴

胸痹心痛卷

单书健 ◎ 编著

中国健康传媒集团

中国医药科技出版社

内 容 提 要

　　古今名医之临床实践经验，乃中医学术精华之最重要部分。本书主要选取了古今名医对胸痹心痛治疗的临床经验、医案、医论之精华，旨在为临床中医诊治以上疾病提供借鉴。全书内容丰富，资料翔实，具有极高的临床应用价值和文献参考价值，以帮助读者开阔视野，增进学识。

图书在版编目（CIP）数据

　　重订古今名医临证金鉴.胸痹心痛卷/单书健编著.—北京：中国医药科技出版社，2017.8

　　ISBN 978-7-5067-9307-0

　　Ⅰ．①重… Ⅱ．①单… Ⅲ．①心痛（中医）—中医临床—经验—中国 Ⅳ．① R249.1

　　中国版本图书馆 CIP 数据核字（2017）第 100517 号

美术编辑　陈君杞
版式设计　也　在

出版　**中国健康传媒集团** | 中国医药科技出版社
地址　北京市海淀区文慧园北路甲 22 号
邮编　100082
电话　发行：010—62227427　邮购：010—62236938
网址　www.cmstp.com
规格　710 × 1000mm $\frac{1}{16}$
印张　25
字数　283 千字
版次　2017 年 8 月第 1 版
印次　2023 年 3 月第 2 次印刷
印刷　三河市百盛印装有限公司
经销　全国各地新华书店
书号　ISBN 978-7-5067-9307-0
定价　**49.00 元**

获取新书信息、投稿、为图书纠错，请扫码联系我们。

困惑与抉择

——代前言

单书健

从 1979 年当编辑起，我就开始并一直在思考中医学术该如何发展？总是处于被证明、被廓清、被拷问的中医学，在现代科学如此昌明的境遇下，还能不能独立发展？该以什么形态发展？

一、科学主义——中医西化百年之困

（一）浑沌之死

百年中医的历史，就是一部中医西化的历史……

百年来西医快速崛起，中医快速萎缩，临床范围窄化，临床阵地缩小，信仰人群迁移，有真才实学、经验丰富的中医寥若晨星……

科研指导思想的偏差。全部采用西医的思路、方法、评价标准。科研成果大部分脱离了中医药学的最基本特点，以药为主，医药背离，皮之不存，毛将焉附？

中医教育亦不尽人意。学生无法建立起中医的思维方式，不能掌握中医学的精髓，不能用中医的思维方式去认识疾病，这是中医教育亟待解决的问题。中医学术后继乏人，绝非危言耸听，而是严酷的现实。

傅景华先生认为，科学主义首先将科学等同于绝对真理，把近代以来形成的科学体系奉为不可动摇的真理，那么一切理论与实践都要符合"科学"，并必须接受"科学"的验证。一个明显错误的观念，却变成不可抗衡的共识。事实上，这种认识一旦确立，中医已是死路一条。再用笼罩在现代科学光环之下的西医来检验中医则是顺理成章。"用现代科学方法研究中医，实现中医现代化"的方针应运而生，并通过行政手段，使之成为中医事业发展的惟一途径。中医走上了科学化、现代化、实证化、实验化、分析化、还原化、客观化、标准化、规范化、定量化的艰巨而漫长的征程，中医被验证、被曲解、被改造、被消化的命运已经注定。在"现代化"的迷途上，历尽艰辛而长途跋涉，费尽心机地寻找中医概念范畴和理论的"物质基础"与"科学内涵"，最高奢望不过是为了求人承认自己也有符合西医的"科学"成分。努力去其与西医学不相容的"糟粕"，取其西医学能够接受的"精华"，直至完全化入西医，以彻底消亡而告终。

中国科学院自然科学史研究所研究员宋正海先生认为科学是人类社会结构中的一个基本要素。从古至今，任何民族和国家，均存在科学这个要素，所不同的只是体系有类型不同、水平有高低之分。并非如科学主义者所认为的，只有西方体系的近代科学才算是"科学"。[1]

近代科学为西方科学体系所独霸，它的科学观、方法论所形成的科学主义，无限度发展，逐渐在全球形成强势文化，取得了话语权，致使各国民族的科学和文化越来越被扼杀乃至被完全取代。近百年来以科学主义评价中医科学性、以西医规范中医，正促使中医走上一条消亡之路。要真正振兴中医，首先要彻底批判科学主义，让中医先从束缚中走出来。

《庄子·应帝王》中浑沌之死十分深刻，发人深省……

南海之帝为儵，北海之帝为忽，中央之帝为浑沌。儵与忽时相与遇于浑沌之地，浑沌待之甚善。儵与忽谋报浑沌之德，曰："人皆有七

---

[1] 宋正海. 要振兴中医首先要彻底批判科学主义. 中国中医药报社. 哲眼看中医. 北京科学技术出版社, 2005, 71-78.

窍以视听食息，此独无有，尝试凿之。"日凿一窍，七日浑沌死。

《经典释文》："倏忽取神速之名，浑沌以合和为貌。"成玄英疏："夫运四肢以滞境，凿七窍以染尘，乖浑沌之至淳，顺有无之取舍，是以不终天年，中途夭折。""浑沌"象征本真的生命世界，他的一切原本如此，自然而然，无假安排，无须人为地给定它以任何秩序条理。道的根源性在于浑沌。在浩渺的时空中按人的模式去凿破天然，以分析去破毁混融，在自然主义的宇宙观看来，乃是对道的整体性和生命的整体性的斫丧。把自己的价值观强加给中医学，加给多样性的生命世界，中医西化无疑是重演"浑沌"的悲剧！

（二）中医是不为狭义科学见容的复杂性科学

2015年10月5日，中国科学家屠呦呦凭发现青蒿素的治疟作用而获得2015年诺贝尔生理学与医学奖，这是中国科学家获得的第一个科学类诺贝尔奖。2011年，屠呦呦获得拉斯克奖（Lasker Award）时曾表示，青蒿素的发现，是团队共同努力的成果，这也是中医走向世界的荣誉。

围绕屠呦呦的获奖，关于中医科学性的争论再次喧嚣一时。然而不管如何争议，中医跨越几千年历史为中华民族乃至全世界的生存做出了不可磨灭的贡献。

朱清时院士认为中医药是科学，是复杂性科学。只是当前流行的狭义的"科学"还不接受。

发源于西方的现代主流科学总是把复杂事物分解为基本组成单元来研究（即以还原论为基础）；以中医为代表的中国传统科学总是把复杂事物看作整体来研究，他们认为，若把事件简化成最基本的单元，就要把许多重要信息都去除掉，如单元之间的连接和组合方式等等，这样做就把复杂事物变样了。

朱清时院士指出，解剖学发现不了经络和气，气实际上是大量细胞和器官相互配合和集体组装形成的一种态势。这种态势正如战争中兵家的部署，士兵组织好了，战斗力就会大增，这种增量就是气。或者像放在山顶上蓄势待下的石头。总之，是一个复杂系统各个部分之间的关系、组装方式决定了它能产生巨大的作用。

英国《自然》杂志主编坎贝尔博士就世界科技发展趋势发表看法说：目前对生命科学的研究仍然局限在局部细节上，尚没有从整个生命系统角度去研究，未来对生命科学的研究应当上升到一个整体的、系统的高度，因为生命是一个整体。

著有《东方科学文化的复兴》的姜岩博士曾著文指出：混沌理论推动了复杂科学的诞生。而复杂科学的问世彻底动摇了还原论——能用还原论近似描述的仅仅是我们世界的很小的一部分。哥德尔不完备性定理断言，不仅仅是数学的全部，甚至任何一个系统，都不可能用类似哥德尔使用的能算术化的数学和逻辑公理系统加以概括。哥德尔的结果是对内涵公理化一个致命的打击。

著名生物学家、生命科学哲学家迈尔强调科学的多元性。他认为，由于近代物理学的进步，"仿佛世界上并没有活生生的有机世界。因此，必须建立一种新的哲学，这种哲学主要的任务是摆脱物理主义的影响"。他指出生物学中还原是徒劳的、没有意义的……生物学领域重要的不是本质而是个体。

诺贝尔奖获得者、杰出现代科学家普利高津说过："物理学正处于结束现实世界简单性信念的阶段，人们应当在各个单元的相互作用中了解整体，要了解在相当长的时间内，在宏观的尺度上组成整体的小单元怎样表现出一致的运动。"而这些观念与中医的学术思想更为接近。美国物理学家卡普拉把现代物理学与中国传统思想作了对比，认为两者在许多地方极其一致。哈肯提出"协同学和中国古代思想在整体性观念上有深刻的联系"，他创立协同学是受到中医等东方思维的启发。以中国古代整体论思想为基础的中医将大大促进医学和科学的发展。

（三）哲学家的洞见

曾深入研究过中医的哲学家刘长林先生指出，当前困扰中医学的不是中医药学术本身，而是哲学。一些流行的认识论观念必须突破、更新，这样才能树立正确的科学观，破除对西方和现代科学的迷信，正确理解中医学的科学价值，划清中医与西医的界限，此乃发展中医学的关键。

刘先生认为：科学多元的客观依据是宇宙的无限性，宇宙和任一具体事物都具有无限多的方面和层面……任何认识方法都是对世界的一种选择，都是主客体的一种特殊的耦合关系。你的方法选择认识这一方面，就不能同时认识那一方面；你建立的耦合关系进入这一层面，就不能同时进入那一层面，因为世界是由各种对立互补的方面、层面所组成的。这就形成了不同的认识方法，而认识方法的不同，导致了认识的结果也就不同，所获规律的形态也不一样，从而形成不同的科学模型，但却都是对这一事物的正确认识。于是形成形态各异的科学体系，这就是科学的多元性。[1]

恩格斯说：一切存在的基本形式是空间和时间。孟庆云先生认为，《内经》的思想主旨是从时间结构的不同内容阐发有机论人体观，提出了关于阴阳始终、藏象经络、四时气化、诊法治则等学说中时间要素的生命特征，具有独特的科学价值。

刘先生指出：西方科学体系以空间为主。空间性实，其特性在于广延和并列。空间可以分割，可以占有。空间关系的特点是相互排斥，突显差别。对空间的深入认识以分解为条件。在空间中，人与物

[1] 刘长林. 关于中国象科学的思考——兼谈中医学的认识论实质. 杭州师范大学学报（社会科学版），2009，31（2）：4-11.

是不平等的，人居主位，对物持征服和主宰的态度。因此，主体与客体采取对立的形式……以空间为本位，就会着重研究事物的有形实体和物质构成，这与主客对立的认识方式是统一的。认识空间性质主要靠分析、抽象和有控制条件的实验。抽象的前提是在思维中将对象定格、与周围环境分割开，然后找出具有本质意义的共性。在控制的条件下做实验研究，是在有限的空间范围内（如实验室），在实际中将对象与周围环境分割开，然后寻找被分离出来的不同要素之间的规律性联系。

刘先生还认为：东方科学体系以时间为主。时间性虚，其特性在于持续和变异。时间不能分割，不能占有，只能共享。在时间里，人与人、人与万物是平等、共进的关系。主体与客体采取相融的方式……从时间的角度认识事物，着眼在自然的原本的整体，表现为现象和自然的流行。向宇宙彻底开放的状态，在"因""顺"对象的自然存在和流行中，寻找其本质和规律。用老子的话说，就是"道法自然"，这是总的原则。

"现象联系的本质是'气'，气是万物自然生化的根源。现象层面的规律体现为气的运动，通过气来实现。中医学研究的是现象层面的规律，在认识过程中，严格保持人和万物的自然整体状态，坚持整体决定和产生部分，部分受整体统摄，因而要从整体看部分，而不是从部分看整体。西医学研究的是现象背后的实体层面，把对象看作是合成的整体，因而认为部分决定整体，整体可以用部分来说明，故主要采取还原论的方法。"

"现象表达的是事物的波动性，是各种功能、信息的联系。现象论强调的是事物的运动变易，即时间方面。庄子说：'与物委蛇，而同其波。'（《庄子·庚桑楚》）'同其波'，就是因顺现象的自然流变，去发现并遵循其时间规律。所以中医学研究的是整体。而西医学以实体为支撑事物存在的本质，将生命活动归结为静态的物质形体元素，故西医学研究的是'粒子'的整体。"

"中医学认为：'器者，生化之宇。'（《素问·六微旨大论篇》）而生化之道，以气为本。'气始而生化，气散而有形，气布而蕃育，气终而象变，其致一也。'（《素问·五常政大论篇》）可见，中医学以无形的人体为主要对象，着意关注的是气化，把人看作是气的整体。而西医学则以有形的人体为对象，研究器官、细胞和分子对生命的意义，把人看作是实体的整体。"

刘先生进而指出：时间与空间是共存关系，不是因果关系。人无论依靠何种手段都不可能将时空两个方面同时准确测定，也不可能从其中的一个方面过渡到另一方面。量子力学的不确定性原理告诉我们，微观粒子的波动特性的关系也是这样。它们既相互补充，又相互排斥。

部分决定整体和整体决定部分，这两个反向的关系和过程同时存在。但是，观测前者时就看不清后者，观测后者时又看不清前者，所以我们只能肯定二者必定相互衔接，畅然联通，但却永远不能弄清其如何衔接，如何联通。这是认识的盲区，是认识不可逾越的局限。要承认这类盲区的存在，因为世界上有些不可分割的事物只是共存关系，而没有因果联系。

刘先生从哲学的高度对中西医把握客观事物认识论原理，燃犀烛微，深刻剖析，充满了哲学家的洞见，觉闻清钟，发人深省。

李约瑟曾经指出：中西医结合在技术层面是可以探讨的，理论层面是不可能的。刘长林先生也认为：人的自然整体（中医）与合成的整体（西医），这两个层面之间尽管没有因果联系，但却有某种程度的概率性的对应关系。寻求这种对应关系，有利于临床。我们永远做不到将两者真正沟通，就是说，无论用中医研究西医，还是用西医研究中医，永远不可能从一方走到另一方。

早在 20 世纪 80 年代，傅景华先生就形成了中医过程论思想。傅先生认为：中医不仅包括对有形世界的认识，而且具有对自然和生命本源以及发生演化过程的认识。中医的认识领域主要在生命过程与枢机，而不仅是人体结构与功能，中医是"天地人和通、神气形和通"的大道。傅先生认为中医五脏属于五行序列，分别代表五类最基本的生命活动方式。《素问·灵兰秘典论篇》喻以君主、相傅、将军、仓廪、作强之官，形象地反映出五类生命运动方式的特征。在生命信息的运行机制中，心、肺、肝、脾、肾恰似驱动、传递、反馈、演化、发生机制一样，立足于生命的动态过程，而非实体器官。针对实体层面探求中医脏腑经络实质已走入死胡同，傅景华先生以"中医过程论"诠释中医实质，空谷足音，振聋发聩，惜了无唱和。笔者曾多次和傅景华讨论，好像那时他并不知道怀特海的过程哲学，只是基于对《周易》等典籍中过程思想的理解，能提出如此深刻的见解，笔者十分敬佩他深邃的洞见。十几年后，怀特海的过程哲学已在中国传播，渐至大行其道了。

怀特海明确地说过，他的过程哲学与东方思想更加接近！而不是更接近于西方哲学。杨富斌教授指出，怀特海过程哲学的"生成"和"过程"思想，与中国哲学关于生成和变易的思想相接近。

怀特海的有机体概念，通常是指无限"绵延"（持续）的宇宙运动过程的某一点上包含了与其他点上的事物的相互关系，因而获得自身的具体现实规定性的事物。意在取代以牛顿物理学绝对时空观为基础的机械唯物论宇宙观中的"物质"或"实在"观，即宇宙观问题。在他看来，传统的机械论宇宙观中所说的"物质"或"实在"实际上都是处于过程之中的存在物或实有（entity），都是与其他存在物相互作用、相互影响、相互依赖的，并在此过程中获得自身的规定性，不是单纯的、永恒的、具有绝对意义的东西，而是具有过程性、可变性和相对性的复杂有机体；认识过程中的主体和客体也是同一运动（认识）过程中彼此相关、相互渗透和相互依赖的两个有机体，因而并没有完全自主、自足的"主体"，也没有绝对不受主体影响的、具有绝对意义的客体，因此对于主体与客体的关系，也应当从二者的相互作用、相互影响和相互渗透及其与周围的关系等方面来考察。而中国古代哲学追求超现象的本质、超感觉的概念、超个体性的普遍性（同一性）为哲学的最高任务。在中国哲学家看来，天地人相通，自然与社会相通，阴阳相通相合。《黄帝内经》通过揭示自然变化对人体生理的影响，自然变化与疾病、自然环境与治疗的关系，认为"人与天地相参也，与日月相应也。"（《灵枢·岁露论》）怀特海的有机体思想与中国哲学的天人合一确有相通之处。

（四）医学不是纯粹的科学

除了极少数的哲学家、科学家认为中医是科学，而中医不是科学几乎成为世人之共识。但医学哲学家同样拷问：西医学是科学吗？

西医学之父威廉姆·奥斯勒说，"医疗行为是植根于科学的一种艺术"，进而他解释道，"如果人和人都一样，那医学或许能成为一门科学，而不是艺术。"

1981 年 6 月密苏里大学哲学系的罗纳尔德·穆森在《医学与哲学》（The Journal of Medicine and Philosophy）发表了 25 页的长文"为什么医学不可能是一门科学"，医学圈里为之哗然，因为文章发表在暑月，因此常常被称为"暑月暴动"。依照穆森的观点，"医学是科学"缺乏有说服力的论证；从历史和哲学上可以论证医学"不是""不应该是"也"不可能是"（单一的、纯粹的）科学。在愿景、职业价值、终极关怀、职业目的与职业精神上，医学与科学之间是有冲突的；医学一旦成为科学，就会必然遮蔽偏离医学的职业愿景、价值、终极关怀、目的与精神。科学的基本目的是获得新知，以便理解这个世界和这个世界中的事物，医学的目的是通过预防或治疗疾病来增进人们的健康；科学的标准是获得真理，医学的标准是获得健康和疗效；科学的价值旨向为有知、有理（客观、实验、实证、还原）、有用、有利（效益最大化）；医学的价值旨向为有用、有理、有德、有情、有根、有灵，寻求科学性、人文性、社会性的统一。针对人的医学诉求和服务，科学存在严重的"缺损配置"。

穆森的结论是：尽管医学（知识）大部分是科学的，但它并不是、也不可能成为一门科学。

范瑞平先生指出，不能完全按照当代科学性与科学化的指标、方法与价值来衡量医学，裁判中西医之争，在当代科学万能和科学至上的意识形态中，技术乌托邦的期盼遮蔽了医学的独立价值，穆森的文章力矫时弊。

医学的原本是人学，这是众所周知的事实，其性质必须遵循人的属性而定。穆森和拥护者所做的，其实是站在我们所处的时代——医学有离科技更近、离人性更远，离具体更近、离整体更远的趋势——发出的"重拾医学人性"的呼吁。

我们还用为中医是不是科学而捶胸顿足地大声疾呼吗？

二、理论–实践脱节与"文字之医"

理论–实践脱节，即书本上的知识（包括教科书知识），并不能完全指导临床实践，这是中医学术发展未能解决的首要问题。形成理论–实践脱节的因素比较复杂，笔者认为欲分析解决这一问题，必须研究中医学术发展的历史，尤其是正确剖析文人治医对中医学术的影响。

迨医巫分野后，随着文人治医的不断增多，中医人员的素质不断提高，因为大量儒医的出现，极大地提高了医生的基础文化水平。文人治医，繁荣了中医学，增进了学术争鸣，促进了学术发展。通医文人增加，对医学发展的直接作用是形成了以整理编次医学文献为主的学派。由于儒家济世利天下的人生观，促使各阶层高度重视医籍的校勘整理、编撰刊行，使之广为流传。

文人治医对中医学术的消极影响约有以下诸端：

（一）尊经崇古阻碍了中医学的创新发展

两汉后，在儒生墨客中逐渐形成以研究经学、弘扬经书和从经探讨古代圣贤思想规范的风气，后人称之为"经学风气"。

儒家"信而好古""述而不作"一直成为医学写作的指导思想，这种牢固的趋同心理，削磨、遏制了医家的进取和创新。尊经泥古带给医坛的是万马齐喑，见解深邃的医家亦不敢自标新见，极大地禁锢了人们的思想，导致了医学新思想的难以产生及产生后易受抑压，也导致了人们沿用陈旧的形式来容纳与之并不相称的新内容，从而限制了新内容的进一步发展，极大地延缓了中医学的发展。

（二）侈谈玄理，无谓争辩

一些医学家受理学方法影响，以思辨为主要方法，过分强调理性作用，心外无物，盲目夸大了尽心明性在医学研究中的地位，对医学事实进行随意的演绎推理，以至于在各家学说中掺杂了大量的主观臆测、似是而非的内容（宋代以前文献尚重实效，宋代以后则多矜夸偏颇、侈谈玄理、思辨攻讦之作）。

无谓争辩中的医家，所运用的思辨玄学的方法，使某些医学概念外延无限拓宽，无限循环，反而使内涵减少和贫乏，事实上思辨只是把人引入凝固的空洞理论之中。这种理论似乎能解释一切，实际上却一切都解释不清。它以自然哲学的普遍性和涵容性左右逢源，一切临床经验都可以成为它的诠注和衍化，阻碍和束缚了人们对问题继续深入的研究。理论僵化，学术惰于创新，通过思辨玄学方法构建的某些理论，不但没有激起后来医家的创新心理，反而把人们拉离临床实践的土壤。命门之争，玄而又玄，六味、八味何以包治百病？

（三）无病呻吟，附庸风雅的因袭之作

"立言"的观念在文人中根深蒂固，一些稍涉医籍的文人，也常附庸风雅，编撰方书，有的仅是零星经验，有的只是道听途说，因袭之作，俯拾皆是。

（四）重文献，轻实践

受经学的影响，中医学的研究方法大抵停留在医书的重新修订、编次、整理、汇纂，呈现出"滚雪球"的势态。文献虽多，而少科学含量。从传统意义上看，尚有可取之处，但在时间上付出的代价是沉重的，因为这样的思想延缓了中医学的发展。

伤寒系统，有人统计注释《伤寒》不下千余家，主要是编次、注释，但大都停留在理论上的发挥和争鸣，甚或在如何恢复仲景全书原貌等问题上大做文章，进而争论诋毁不休，站在临床角度上深入研究者太少了。马继兴先生对《伤寒论》版本的研究，证明"重订错简"几百年形成的流派竟属子虚乌有。

整个中医研究体系中重经典文献，轻临床实践是十分明显的。

一些医家先儒而后医，或弃仕途而业医，他们系统研究中医时多已年逾不惑，还要从事著述，真正从事临床的时间并不多，其著作之实践价值仍需推敲。

苏东坡曾荐圣散子方。某年大疫，苏轼用圣散子方而获效，逾时永嘉又逢大疫，又告知民众用圣散子方，而贻误病情者甚伙。陈无择《三因方》云：此药实治寒疫，因东坡作序，天下通行。辛未年，永嘉瘟疫，被害者不可胜数。盖当东坡时寒疫流行，其药偶中而便谓与三建散同类。一切不问，似太不近人情。夫寒疫亦自能发狂，盖阴能发燥，阳能发厥，物极则反，理之常然，不可不知。今录以备寒疫治疗用者，宜审究寒温二疫，无使偏奏也。

《冷庐医话》记载了苏东坡孟浪服药自误：士大夫不知医，遇疾每为庸工所误。又有喜谈医事，孟浪服药以自误。如苏文忠公事可惋叹焉……

文人治医，其写作素养，在其学问成就上起到举足轻重的作用。而不是其在临床上有多少真知灼见。在中医学发展史上占有重要地位的医学著作并非都是经验丰富的临床大家所为。

《温病条辨》全面总结了叶天士的卫气营血理论，成为温病学术发展的里程碑，至今仍有人奉为必读之经典著作。其实吴鞠通著《温病条辨》时，从事临床只有六年，还不能说是经验宏富的临床家。《温病条辨》确系演绎《临证指南》之作，对其纰谬，前哲今贤之驳辨批评，多为灼见。研究吴鞠通学术思想，必须研究其晚年之作《医医病书》及其晚年医案。因《温病条辨》成书于 1798 年，吴氏 40 岁，而《医医病书》成于道光辛卯（1831）年，吴氏时已 73 岁。仔细研究即可发现风格为之大变，如倡三元气候不同医要随时变化，斥用药轻描淡写，倡治温重用石膏，从主张扶正祛邪，到主张祛除邪气，从重养阴到重扶阳……

《证治准绳》全书总结了明代以前中医临床成就，临床医生多奉为圭臬，至今仍有十分重要的学术价值。但是王肯堂并不是职业医生、临床家。肯堂少因母病而读岐黄家言，曾起其妹于垂死，并为邻里治病。后为其父严戒，乃不复究。万历十七年进士，选翰林院庶吉士，三年后受翰林院检讨，后引疾归。家居十四年，僻居读书。丙午补南行人司副，迁南膳部郎，壬子转福建参政……独好著书，于经传多所发明，凡阴阳五行、历象……术数，无不造其精微。著《尚书要旨》《论语义府》《律例笺释》《郁冈斋笔尘》，雅工书法，又为藏书大家。曾辑《郁冈斋帖》数十卷，手自钩拓，为一时刻石冠。

林珮琴之《类证治裁》于叶天士内科心法多有总结，实为内科之集大成者，为不可不读之书，但林氏在自序中讲得清清楚楚：本不业医。

目尽数千年，学识渊博，两次应诏入京的徐灵胎，亦非以医为业，如《洄溪医案》多次提及：非行道之人。

王三尊曾提出"文字之医"的概念（《医权初编》上卷论石室秘录第二十八）：

夫《石室秘录》一书，乃从《医贯》中化出。观其专于补肾、补脾、疏肝，即《医贯》之好用地黄汤、补中益气汤、枳术丸、逍遥散之意也。彼则补脾肾而不杂，此又好脾肾兼补者也……此乃读书多而临证少，所谓文字之医是也。惟恐世人不信，枉以神道设教。吾惧其十中必杀人之二三也。何则？病之虚者，虽十中七八，而实者岂无二三，彼只有补无泻，虚者自可取效，实者即可立毙……医贵切中病情，最忌迂远牵扯。凡病毕竟直取者多，隔治者少，彼皆用隔治而弃直取，是以伐卫致楚为奇策，而仗义执言为无谋也……何舍近而求远，尚奇而弃正哉。予业医之初，亦执补正则邪去之理，与隔治玄妙之法，每多不应。后改为直治病本，但使无虚虚实实之误，标本缓急之差，则效如桴鼓矣……是书论理甚微，辨症辨脉则甚疏，是又不及《医贯》矣……终为纸上谈兵。

"文字之医"实际的临床实践比较少，偶而幸中，不足为凭。某些疾病属于自限性疾病，即使不治疗也会向愈康复。偶然取效，即以偏概全，实不足为法。

"文字之医"为数不少，他们的著作影响并左右着中医学术。

笔者认为理论与实践脱节，正是文人治医对中医学术负性影响的集中体现。

必须指出，古代医学文献临床实用价值的研究是十分艰巨的工作。笔者虽引用王三尊之论，却认为《石室秘录》《辨证录》诸书，独到之处颇多，同样对非以医为业的医家，如王肯堂、徐灵胎、林珮琴等之著作，亦推崇备至，以为不可不读。

三、辨病下的辨证论治

笔者师从洪哲明先生临诊时，先生已近八旬。尝见其恒用某方治某一病，而非分型辨治。小儿腹泻概以"治中散"（理中丸方以苍术易白术）治之，其效甚捷；产后缺乳概用双解散送服马钱子；疝气每用《金匮》蜘蛛散。辨病还是辨证？

中医是先辨病再辨证，即辨证居于第二层次。《伤寒论》"辨太阳病脉证并治""辨阳明病脉症论治"……已甚明了。后世注家妄以己意，曲加发挥，才演绎出林林总总的"六经辨证"，已背离仲师原旨。

1985 年，有一次拜谒张琪先生，以中医是辨病下的辨证论治为题就教，张老十分高兴地给我讲了一个多小时：同为中焦湿热，淋病、黄疸、湿温有何不同，先生毫分缕析，剀切详明。张老十分肯定中医是辨病下的辨证论治。

徐灵胎《兰台轨范》序：欲治病者，必先识病之名，能识病名，而后求其病之由生，知其所由生，又当辨其生之因各不同，而病状所由异，然后考其治之之法。一病必有主方，一方必有主药。或病名同而病因异，或病因同而病症异，则又各有主方，各有主药，千变万化之中，实有一定不移之法。

中医临床流派以经典杂病派为主流，张石顽、徐灵胎、尤在泾为其代表人物，《张氏医通》为其代表作。张石顽倡"一病有一病之祖方"，显系以辨病为纲领。细读《金匮要略》，自可发现仲景是努力建立辨病体系的，一如《伤寒论》。

外感热病中温病学派，临证每抓住疫疬之气外犯，热毒鸱盛这一基本病因病机，以祛邪为不易大法，一治到底，同样是以辨病为主导的。

《伤寒论》是由"三阴三阳"辨"病"与"八纲"辨"证"的两级构成诊断的。如"太阳病，桂枝证"（34 条）、"太阳病……表证仍在"（128 条）。首先是通过辨病，从整体上获得对该病的病性、病势、病位、发展变化规律以及转归预后等方面的全面了解，从而把握贯穿该病过程的始终，并明确其发生、发展的基本矛盾，然后才有可能对各个发展阶段和不同条件（如治疗、宿疾等）影响下所表现出来的症候现象做出正确的分析和估价，得出符合该阶段病理变化性质（即该阶段的主要矛盾）的"证"诊断，从而防止和克服单纯辨证的盲目性。只有首先明确"少阴病"的诊断，了解贯穿于少阴病整个发展过程中的主要矛盾是"心肾功能低下，水火阴阳俱不足"，才有可能在其"得之两三日"仅仅出现口燥咽干的情况下判断为"邪热亢盛，真阴被灼"，果断地用大承气汤急下存阴。正确的辨证分析，必须以明确的"病"诊断为前提，没有这个前提就难以对证候的表现意义做出应有的估价，势必影响辨证的准确性。

辨"病"诊断的意义在于揭示不同疾病的本质，掌握各病总体矛盾的特殊性；辨"证"诊断的意义在于认识每一疾病在不同阶段、不同条件下矛盾的个性和各病在一定时期内的共性矛盾，做到因时、因地、因人制宜。首先，辨病是准确诊断的基础和前提；结合辨证，则是对疾病认识的深入和补充。二者相辅相成，缺一不可。

"六经辨证"的说法之所以是错误的，就在于把仲景当时已经区分出的六个不同外感病种，看成了一种病的六个阶段，即所谓的太阳病是表证阶段，阳明病是里证阶段，少阳病是半表半里阶段等。这种认识混淆和抹杀了"病"与"证"概念区别，既与原文事实相违背，又与临床实际不相符合。按照这种说法去解释原文，就难免捉襟见肘，矛盾百出。"六经辨证"说认为太阳病即是表证，全不顾太阳病还有蓄血、蓄水的里证；认为阳明病是里证，却无视阳明病还有麻黄汤证和桂枝汤证。既为阳明病下了"里证"定义，却又有"阳明病兼表证"之说。试问阳明病既为里证，何以又能兼表证，则阳明病为里证之说又何以成立？

张正昭先生指出："六经辨证"说无端地给三阴三阳的名称加上一个"经"字，无形中把"三阴三阳"这六个抽象概念所包括的诸多含义变成了单一的经络含义，使人误认为"三阴三阳"病就是六条经络之病，违背了《伤寒论》以"三阴三阳"病名的原义。可见，把"三阴三阳"病说成"六经病"固属不妥，而称其为"六经证"就更是错误的了。

李心机先生鉴于《伤寒论》研究史上"注不破经，疏不破注"的顽固"误读传统"，就鲜明地指出"让伤寒论自己诠释自己"。

四、亚健康不是"未病"是"已病"

近年来，较多的中医学者把亚健康与中医治未病、欲病等同起来，亚健康不是中医的未病，机械的对应、简单的比附，不仅仅犯了逻辑上的错误，于全面继承中医学术精华并发扬光大十分不利。

（一）中医"未病"不能等同于亚健康

《素问·四气调神大论篇》："圣人不治已病，治未病，不治已乱，治未乱，此之谓也。夫病已成而后药之，乱已成而后治之，譬犹渴而穿井，斗而铸锥，不亦晚乎。"体现了治未病是中医对摄生保健的指导思想，强壮身体，防于未病之先。

"未病"是个体尚未患病，应注意未病先防。中医的"未病"和"已病"，是相对概念，健康属于未病，疾病属于已病。

《难经·七十七难》："上工治未病，中工治已病者，何谓也？然所谓治未病者，见肝之病，则知肝当传之与脾，故先实其脾气，无令得受肝之邪，故曰治未病焉。"此时，未病是以已病之脏腑为前提，以已病脏腑之转变趋向为依据，务先安未受邪之地。

《灵枢·官能》中有"正邪之中人也微，先见于色，不知于其身。"指出病邪初袭机体，首先见体表某部位颜色的变化，而身体并未感到任何不适，然机体的气血阴阳已出现失衡，仅表现一些细微病前征象的状态便为未病状态。由健康到出现机体症状，发生疾病，并非是卒然出现的，而是逐渐形成，由量变到质变的过程。

《灵枢·顺逆》也指出，"上工刺其未生者也；其次，刺其未盛者也……上工治未病，不治已病，此之谓也"。

《素问·八正神明论篇》："上工救其萌芽，必先见三部九候之气，尽调不败而救之，故曰上工。下工救其已成，救其已败。"显示早期诊断，把握时机，早期治疗，既病防变之意。

唐孙思邈的《千金方》中有"古之医者，上医治未病之病，中医治欲病之病，下医治已病之病"的论述，明确地将疾病分为"未病""欲病""已病"三个层次。未病指机体已有或无病理信息，未有任何临床表现的状态或不能明确诊断的一种状态，是病象未充分显露的隐潜阶段。

中医的治未病是一种原则和指导思想，既包涵未病先防的养生防病、预防保健思想，也包涵既病防变、早期治疗、控制病情的临床治疗原则。

亚健康无论如何都是有明显身体不适而又不能符合（西医的）某种疾病诊断标准的状态，把未病和亚健康等同起来，是毫无道理的。

（二）亚健康是中医的已病

作为"中间状态"的亚健康，应包括三条：首先，没有生物学意义上的疾病（尚未发现躯体构造方面的异常）及明确的精神心理障碍（属"疾病"）；其次，它涉及躯体上的不适（如虚弱、疲劳等非特异性的，尚无可明确躯体异常、却偏离健康的症状或体验，但还够不上西医的"疾病"）；再次，还可涉及精神心理上的不适（够不上精神医学诊断上的"障碍"），以及社会生存上的适应不良。以亚健康状态常见的头痛、头晕、失眠等为例，均已构成中医"病"的诊断。多数亚健康个体，其体内的病机已启动，已经出现了阴阳偏盛偏衰，或气血亏损，或气血瘀滞，或有某些病理性产物积聚等病机变化。

"亚健康状态"指机体正气不足或邪气侵犯时机体已具备疾病的一些病理条件或过程，已有一些或部分病症（证）存在，但是未具备西医学疾病的诊断标准。我们不能采取把中医的"病"的概念与西医"疾病"的概念等同起来的思考和研究方式。

笔者认为全部中医的"病"只要还不具备西医学疾病诊断的证据，均属亚健康范畴。

中医生存和发展有一最关键的因素，就是临床范围日益窄化，中医文化基础日渐式微，信仰人群的迁移，观念的转变，后继乏人。很多研究都表明，人群中健康状态占10%，疾病状态占15%，75%属于亚健康状态。西医还没有明确的方法和药物治疗亚健康。中医学在亚健康状态方面的潜在优势，不仅可拓展中医学术新的生存空间，而且必将促进整个世界医学的进化与发展，从而为全人类的健康做出新的贡献。

闫希军先生所著《大健康观》中提出了大健康医学模式。在大健康医学模式中，中医被赋予十分重要的地位，而拥有了更加广阔的空间。中医理论与系统生物学及大数据方法契合，并将与系统生物学和生态医学等领域取得的成果相互交通，水乳交融，这是未来西方医学和中医学发展必然的走向。

五、正本清源，重建中医范式

范式是某一科学共同体在某一专业或学科中所具有的共同信念，这种信念规定了它们的共同的基本观点、基本理论和基本方法，为它们提供了共同的理论模式和解决问题的框架，从而成为该学科的一种共同的传统，并为该学科的发展规定了共同的方向。

库恩认为"范式"是成熟科学的标志，由于"范式"的存在，科学家们一方面可以在特定领域里进行更有效率的研究，从而使他们的研究更加深入；而另一方面，"范式"也意味着该领域里"更严格的规定"，"如果有谁不肯或不能同它协调起来，就会陷于孤立，或者依附到别的集团那里去"。因此，同一范式内部，研究者拥有相同的世界观、研究方法、理论、仪器和交流方法，但在不同"范式"之间却是不可通约的。不同"范式"下的研究者对同一领域的看法就像是两个世界那样完全不同。这也是造成"一条定律对一组科学家甚至不能说明，而对另一组科学家有时好像直观那样显而易见"的原因。

李致重等学者从具体研究对象、研究方法及基础理论等方面论述了中西医范式的不可通约性。而且，中、西医关系的特殊之处还在于，它们不只是同一领域的两个不同"学派"，更是基于两种完全不同的文化而发展起来的，这也使得二者之间的不可通约性表现得尤其明显和强烈。正是由于这种不可通约性导致了中西医之争。屈于特定历史条件下"科学主义"的强势地位，中医最终被迫部分接受了西医"范式"。"范式丢失"是近现代中医举步维艰、发展停滞、甚至后退的根本原因。

任何一门科学的重大发展，都表现在基本概念的更新和范式的变革上……变革范式，是现时代中医理论发展的必经之路。

如何正本清源，重建范式？

正本清源是中医范式或重建的基础，这是一项十分艰巨浩大的工程。正本首先是建立传统范式。必须从经典著作入手，梳理还原，删汰芜杂，尽呈精华。

（一）解释学·语言能力与重建

东汉许慎在《说文解字·叙》中说："盖文字者，经艺之本，王政之始，前人所以垂后，后人所以识古。故曰：本立而道生。"给予中国古典解释学以崇高的地位。

解释学把生命哲学、现象学、存在主义分析哲学、语言哲学、心理学、符号学等理论融合在一起，强调语言的本体论地位，认为我们所能认识的世界只能是语言的世界，人与世界的关系的本质是语言的关系，不仅把解释当作人文科学的方法论基础，而且是哲学的普遍方法。

狭义解释学特指现代西方哲学领域中的解释学理论，它经过狄尔泰、海德格尔、伽达默尔、利科、哈贝马斯等思想巨匠在理论上的构建和推动，形成了哲学释义学；广义解释学则不限于西方哲学领域，一切关于文本的说明、注解、解读、校勘、训诂、修订、引申及阐释的工作都属于解释活动，都要依靠相应的解释方法和解释理论来完成，因而都可以称作解释学。中医书籍中只有少部分是经典原著，而其余大部分都属于关于经典原著的解释性著作。

从当代解释学观点看，任何现代理论或现代文化都发轫于传统，传统文化的生命力则在于不断的解释和再解释之中。传统文化和现代文化并不是对立的，而是统一的，确切地说，是对立统一。人类文化是一条河流，它从传统走来，向未来走去，亦如黑格尔所说，离开其源头愈远，它就膨胀得愈大。

拉法格相信：《老子》在其产生之初，在它的著者与当时的读者之间存在着一种共识，这种共识便是《老子》的初始意义，《老子》著者传达的是它，当时的读者从中读懂的也是它。那么，这种共识又是从何而来的呢？拉法格认为：处于同一时代同一环境中的人可能会在词义的联想、语言结构的使用、社会问题的关注上具有共同之处，所以他们之间能够彼此理解。拉法格采用语言学家乔姆斯基的"语言能力"一词来指代这种基于共有的语言与社会背景的理解能力。在他看来，这种"语言能力"是历史解释学的关键，是发现历史文本原始意义的途径。他建议读者利用多种传统方法增强自己理解《老子》的语言能力，如古汉语字词含义的研究、历史事件与古代社会结构的分析，其他古代思想家思想的讨论等。也就是说，旨在发现《老子》原始意义的现代读者应尽可能地将自己置于《老子》所处的时代，将当时的社会背景、语言现象等历史的事物内化为自己的"语言能力"。

历史的解释者的任务是利用历史的证据重新将《道德经》与它产生的背景联结起来，在该背景下对其进行分析研究。解释者首先必须去掉成见，不可以将我们现代的思想强加于古人，或用现代思想批判古人。

历史解释学方法是中医经典著作、传统理论研究的基本方法。其要旨在于忠实细密地根据经典话语资料和现代方法对原典重新解读。旧有的词语和概念通过词语组合方式和语境组件方式的特殊安排，突显出原典文本固有的基本意义结构。通过意义结构分析，探询其原始涵义、历史作用和现代意义。

（二）解构与重建

理解分析就是"解构"，而"解构"旨在重建，使新的理论概念或理论结构因此建立。自然科学家就是依循这一程序不断地改弦更张，发展其理论系统的……解构和重建与科恩所说的"范式变革"有所类同。何裕民先生认为：对原有理论概念或规则的重新理解和分析，对传统中医理论体系进行解构和重建，是现阶段中医理论发展的切实可行的最佳选择。

事实的确认和概念的重建是重建的途径与环节。

严肃的科学研究应以经验事实为基础，而不仅仅是古书古人的描述，古人的认识充其量只是帮助人们寻找经验事实，并在研究中给予一定的启示。

概念的重建与事实的确认可以说是互为因果的两大环节。梳理每个名词术语的历史演变和沿革情况、分析它们眼下使用情况及混乱原因，这两者有助于旧术语的解构；组织专家集体研讨以期相对清晰、合理地约定每一概念（名词术语）的特征和实质。

阴阳五行学说对传统中医理论之建构，具有决定性的作用。它们作为主导性观念和认识方法渗入中医学，有的又与具体的学术内容融合成一体，衍生出众多层次低得多的理论概念。藏象、经络、气血津液等可视作中医理论体系的第二层次，第三层次的是众多较为具体的概念或术语，其大多与病因病机、治法及"证"相关联。最低层次的是一些带有经验陈述性质的论述。形成这些概念，司外揣内、援物比类等起着主要作用，不少是从表象信息直接跳跃到理论概念的，许多概念与实体并不存在明确的对应关系，其内涵和外延有时也颇难作出清晰的界定。

一些学者主张：与学术内容融合在一起的阴阳五行术语，应通过概念的清晰化、实体化和可经验化而清理出去。亦即使哲学的阴阳五行与具体（中医）的科学理论分离……愚意以为不可，以其广泛渗透而不可剥离，阴阳五行已成为不可或缺的纲领框架，当以中医学理视之，而不仅仅视为居于指导地位的古典哲学思想。

（三）方法

正本清源，重建范式，必须有良好的方法。我们反对科学主义，但我们崇尚科学精神，我们必须学习运用科学方法，尤其是科学思维方法，科学观察方法，科学实证方法（不仅仅是实验室方法）。

"医林改错，越改越错"，《医林改错》中提出的"心无血，脉藏气"之说，显然是错误的。为什么导致错误的结论？主要是他不知道，观察是有其一定条件，一定范围的。离开原来的条件、时间、地点，观察结果会有很大差异。运用观察结论做超出原条件、原范围的外推时，必须十分审慎。他所观察的都是尸体，由于动脉弹力大，把血驱入静脉系统。这是尸体的条件，不可外推到活着的人体。对观察结果进行理解和处理时，必须注意其条件性、相对性和可变性。

在广泛占有资料的基础上，还必须要有正确的思维方法。对于马王堆汉墓出土的缣帛及竹木简医书成书年代的推定和对该批资料的运用，我国的有关专家认为："如果从《黄帝内经》成书于战国时期来推定，那么两部灸经的成书年代至少可以上溯到春秋战国之际甚至更早。"而日本山田庆儿先生认为，这种"推论的方法是错误的。不管我们最后会达到什么样的结论，我都不应该根据所谓《黄帝内经》是战国时期的著作这个还没有确证的假定，去推断帛书医书的成书年代，而必须相反地从关于后者已经确证了的事实出发，来推断前者成书的过程和年代"。山田庆儿先生基于"借助马王堆医书之光，可以逐渐看清中国医学的起源及其形成过程"。

吴坤安认为：喻嘉言、吴又可、张景岳辈，治疫可谓论切治详，发前人所未发。但景岳宜于汗，又可宜于下，嘉言又宜于芳香逐秽，三子皆名家，其治法之所以悬绝若此，以其所治之疫各有不同。景岳所论之疫，即六淫之邪，非时之气，其感同于伤寒，故每以伤寒并提，而以汗为主，欲尽汗法之妙，景岳书精切无遗。又可所论之疫，是热淫之气，从口鼻吸入，伏于募原，募原为半表半里之界，其邪非汗所能达，故有不可强汗、峻汗之戒；附胃最近，入里尤速，故有急下、屡下之法。欲究疫邪传变之情，惟又可之论最为详尽，然又可所论之疫，即四时之常疫，即俗名时气症也。若嘉言所论之疫，乃由于兵荒之后，因病致病，病气、尸气混合天地不正之气，更兼春夏温热暑湿之邪交结互蒸，人在气交中，无隙可避，由是沿门阖境，传染无休,而为两间之大疫,其秽恶之气,都从口鼻吸入,直行中道,流布三焦,非表非里,汗之不解,下之仍留,故以芳香逐秽为主,而以解毒兼之。是三子之治,各合其宜,不得执此而议彼。

学术研究中,所设置的讨论的问题必须同一,必须是一个总体,这是比较研究的基本原则。执此而议彼,古代医家多有此弊,六经辨证与卫气营血辨证、三焦辨证之争论,概源于方法之偏颇。

六、提高疗效是中医学术发展的关键

中医药学历数千年而不衰,并不断发展,主要依靠历代医学家临床经验的积累、整理提高。历代名医辈出,多得自家传师授。《周礼》有"医不三世,不服其药",可见在很早人们即已重视了老中医经验。

以文献形式保留在中医典籍之中的中医学术精华仅仅是中医学术精华的一部分。为什么这样说?这是因为中医学术精华更为宝贵的部分是以经验的形式保留在老中医手中的。这是必须予以充分肯定、高度重视的问题。临床家,尤其是临床经验丰富、疗效卓著者,每每忙于诊务,无暇著述,其临床宝贵经验,留下来甚少。叶天士是临床大家,《外感温热篇》乃于舟中口述,弟子记录整理而成。《临证指南医案》,亦弟子侍诊笔录而成,真正是叶天士自己写的东西又有什么?

老中医经验,或禀家学,或承师传,通过几代人,或十几代或数百年的长期临床实践,反复验证,不断发展补充,这种经验比一般书本中所记述的知识要宝贵得多。老中医经验是中医学术精华的重要组成部分,舍全面继承,无法提高疗效。

书中的知识要通过自己的实践,不断摸索不断体会,有了一些感受,才能真正为自己所利用。真正达到积累一些经验,不消说对某些疾病能形成一些真知灼见,就是能准确地把握一些疾病的转归,亦属相当困难,没有十年二十年的长期摸索,是不可能的。很显然,通过看书把老中医经验学到手,等于间接地积累了经验,很快增加了几十

年的临床功力，这是中青年医生提高临床能力的必由之路。全面提高中医队伍的临床水平，必将对中医学术发展产生极大的推动作用。

老中医经验中不乏个人的真知灼见，尤其是独具特色的理论见解、自成体系的治疗规律都将为中医理论体系的发展提供重要的素材。尤其是传统的临床理论并不能完全满足临床需要时，理论与临床脱节时，老中医的自成规律的独特经验理论价值更大。

在强大的西医学冲击下，中医仍然能在某些领域卓然自立，是因为其临床实效，西医学尚不能取而代之。这是中医学赖以存在的基础，中医学的发展亦系之于此。无论如何，提高临床疗效都是中医学术发展的战略起点和关键所在。

中医以其疗效，被全世界越来越多的人认可，仅在英国就有3000多家中医诊所（这已是多年前的数字）。在美国有超过30%的人群，崇尚包括中医在内的替代医学自然疗法。在医学界也认为有一些疾病，西医学是束手无策的，应从中医学中寻求解决的办法。美国医学会在1997年出版的通用医疗程序编码中特别增加两个针灸专用编码，对没有解剖结构，没有物质基础的中医针灸学予以承认；在2015年实施的"国际疾病分类"ICD-11，辟专章将中医纳入其中。我们应客观地对待百年中医西化历史，襟怀大度地包容对中医的批评，矜平躁释，心态平和，目标清晰，化压力为动力，寓继承于创新，与时俱进。展望未来，我们对中医事业发展充满了信心。

单书健

2016 年 12 月

序

　　十年前出版之《当代名医临证精华》丛书，由于素材搜罗之宏富，编辑剪裁之精当，一经问世，即纸贵洛阳，一版再版，被医林同仁赞为当代中医临床学最切实用、最为新颖之百科全书。一卷在手，得益匪浅，如名师之亲炙，若醍醐之灌顶，沁人心脾，开慧迪智，予人以钥，深入堂奥，提高辨治之水平，顿获解难之捷径，乃近世不可多得之巨著，振兴中医之辉煌乐章也，厥功伟矣，令人颂赞！

　　名老中医之实践经验，乃中医学术精华之最重要部分，系砺炼卓识，心传秘诀，可谓珍贵至极。今杏林耆宿贤达，破除"传子不传女，传内不传外"之旧规，以仁者之心，和盘托出；又经书健同志广为征集，精心编选，画龙点睛，引人入胜。熟谙某一专辑，即可成为某病专家，此绝非虚夸。愚在各地讲学，曾多次向同道推荐，读者咸谓得益极大。

　　由于本丛书问世迄已十载，近年来各地之新经验、新创获，如雨后春笋，需加补充；而各省市名老中医珍贵之实践经验，未能整理入编者，亦复不少，更应广搜博采，而有重订《当代名医临证精华》之议，以期进一步充实提高，为振兴中医学术，继承当代临床大家之实践经验，提高中青年中医辨治之水平，促进新一代名医更多涌现，发展中医学术，作出卓越贡献。

　　与书健同志神交多年，常有鱼雁往还，愚对其长期埋首发掘整理老中医学术经验，采撷精华，指点迷津，详析底蕴，精心编辑，一心为振兴中医事业而勤奋笔耕，其淡泊之心志，崇高之精神，实令人钦佩。所写《继承老中医经验是中医学术发展的关键》一文，可谓切中时弊，力挽狂澜，为抢救老中医经验而呼吁，为振兴中医事业而献策，愚完全赞同，愿有识之士，共襄盛举。

顷接书健来函，出版社嘱加古代医家经验，颜曰：古今名医临证金鉴。愚以为熔冶古今，荟为一帙，览一编于某病即无遗蕴，学术发展之脉络了然于胸，如此巨构，实令人兴奋不已。

书健为人谦诚，善读书，且有悟性，编辑工作之余，能选择系之于中医学术如何发展之研究方向，足证其识见与功力，治学已臻成熟，远非浅尝浮躁者可比。欣慰之余，聊弁数语以为序。

八二叟朱良春谨识
时在一九九八年夏月

凡 例

1. 明清之季中医临床体系方臻于成熟，故古代文献之选辑，以明清文献为主。

2. 文献来源及整理者，均列入文后。未列整理者，多为老先生自撰。或所寄资料未列，或转抄遗漏，间亦有之，于兹恳请见谅。

3. 古代文献，间有体例欠明晰者，则略作条理，少数文献乃原著之删节摘录，皆着眼实用，意在避免重复，简而有要。

4. 古代文献中计量单位，悉遵古制，当代医家文献则改为法定计量单位。一书两制，实有所因。药名多遵原貌，不予划一。

5. 曾请一些老先生对文章进行修改或重新整理素材，使主旨鲜明，识邃意新；或理纷治乱，重新组构，俾叶剪花明，云净月出。

6. 各文章之题目多为编纂者所拟，或对仗不工，或平仄欠谐，或失雅训，或难概全貌，实为避免文题重复，勉强而为之，敬请读者鉴谅。

7. 凡入药成分涉及国家禁猎和保护动物的（如犀角、虎骨等），为保持方剂原貌，原则上不改。但在临床运用时，应使用相关的替代品。

8. 因涉及中医辨证论治，故对于普通读者而言，请务必在医生的指导下使用，切不可盲目选方，自行使用。

目　录

述　要

　　《内经》名心痛，《金匮》名胸痹。均指胸膺满闷不舒，疼痛时作而言，如以痛闷并作，满闷为著则称之胸痹，如以心痛为主者则称为心痛。

　　于心痛，《内经》论述颇多，如《灵枢·五邪》"邪在心，则病心痛。"《素问·藏气法时论》"心痛者胸中痛，胁支满，胁下痛，膺背肩胛间痛，两臂内痛"《内经》较详细地论述本证的临床特点，并指明本证病位在心，又关联于肺脾肝肾诸脏。

　　《灵枢·厥病》"厥心痛"中称："厥心痛，与背相控……如从后触其心"、"胸满，心尤痛甚"、"痛如以锥针刺其心，心痛甚"、"色苍苍如死状，终日不得太息"、"心痛间，动作痛益甚"及"真心痛，手足青至节，心痛甚，旦发夕死，夕发旦死"之心痛剧烈，手足青冷的危候。同时，《内经》中还提出了"心痛引喉"的临床表现，即心痛重证，有时可表现为咽喉疼痛，如《素问·厥论》曰："手少阴心主厥逆，心痛引喉，身热，死不可治。"《素问·调经论》曰："厥气上逆，寒气积于胸中而不泻，不泻则温气去，寒独留，则血凝涩，凝则脉不通，其脉盛大以涩。"《素问·脉要精微论》亦云"涩则心痛"，说明阴寒内盛，胸阳痹阻，阴占阳位，则心脉凝涩不通，是心痛的主要病机。于心痛之治疗，《内经》着重提出了针刺治疗的穴位和方法。《灵枢·五味》

"心病宜食薤"之记载，为后世创立方药，初奠基础。

《难经·六十难》："其五脏气相干，名厥心痛……其痛甚，但在心，手足青者，即真心痛。其真心痛者，旦发夕死，夕发旦死。"

《金匮要略·胸痹心痛短气病脉证并治》："师曰：夫脉当取太过不及，阳微阴弦，胸痹而痛，所以然者，责其极虚也。今阳虚知在上焦，所以胸痹、心痛者，以其阴弦故也。""心痛彻背，背痛彻心，乌头赤石脂丸主之。"仲景认为：阴乘阳位，痰浊内阻胸膺，以致胸阳不通或胸阳不振为其主要病机，辛温通阳，温补阳气为其治疗大法。仲景所创之瓜蒌薤白白酒汤，瓜蒌薤白半夏汤，枳实薤白桂枝汤，橘枳姜汤，薏苡附子散，桂枝生姜枳实汤，乌头赤石脂丸诸方，至今仍有效地运用于临床。

自宋·陈无择《三因极一病证方论》起，又有九种心痛之说。把心痛和各种胃脘痛混为一谈。《月溪心法·心脾痛》"夫心痛，其种有九。一曰虫痛，二曰疰痛，三曰风痛，四曰悸痛，五曰食痛，六曰饮痛，七曰寒痛，八曰热痛，九曰来去痛。"并明确"心痛即胃脘痛。"

金元时期之危亦林《世医得效方》所创之苏合香丸"治卒暴心痛"丰富了胸痹治疗方法。

至明代，虞抟在《医学正传·胃脘痛》中明确指出："夫九种心痛，详其所由，皆在胃而实不在心也。"王肯堂明辨胸痹、胃脘痛之别。强调用活血化瘀为主治疗心痛，始自《证治准绳》用红花、桃仁、降香、失笑散，陈修园用丹参饮，王清任之血府逐瘀汤，皆胸痹治疗之发展。

必须指出：肯堂、中梓诸家虽剖判心、胃痛，心、胸痛之别，然所指心痛之部位在歧骨陷处，即今之剑突下。显然多为胆道病变，故亦袭九痛之分，且每论及虫痛。与《内经》之论，与现今之心痛，仍有不同，此又不可不知。

明清时期，对心痛与胃痛的混淆进行了明确的区分。

如《医学入门·寒类》云："真心痛，因内外邪犯心君，一日即死。厥心痛，因内外邪犯心之包络，或他脏邪犯心之支脉。"《医门法律·阴病论》曰："厥心痛……去真心痛一间耳。"在疼痛部位及病因病机方面又做了诸多补充，如《症因脉治·胸痛论》指出"歧骨之上作痛，乃为胸痛"，确切地描述了心痛的部位。同时又提出"内伤胸痛之因，七情六欲，动其心火；或怫郁气逆……则痰凝气结；或过饮辛热，伤其上焦，则血积于内，而闷闷胸痛矣"，提出痰凝、气滞、血瘀都可致心痛。提出以活血化瘀法治疗本病，颇具成效。

徐灵胎在《临证指南医案·心痛》评注中指出，胃脘痛与心痛不可混淆"心痛、胃脘痛确是二病，心痛绝少，而胃脘痛极多，亦有因胃痛及心痛者。故此二症，古人不分两项，医者细心求之，自能辨出轻重也。"

叶天士于胸痹之治疗既上承仲景及诸前贤，而自有发挥。如血络痹阻之用桃仁延胡方；劫伤营络，心营阳伤之用大建中汤加减；营血不足之用当归枸杞子方。当细绎叶案，味其精髓。

《类证治裁》于胸痹之论述，较切实用。

尽管辛通化瘀已被广泛运用，但其疗效并不尽人意。通过近年来的深入研究，又提出本虚标实，阴阳气血同病，虚实错杂的病机特点。治疗则主张标本兼顾，调补气血阴阳的同时酌用化瘀、豁痰、利气、通阳诸法。

顾景琰先生于20世纪80年代即研究了冠心病的发病规律，以肝肾阴虚，心气亏虚，血瘀气滞最为多见。并对其治疗规律多有探讨，证据确凿，见解深刻，堪为临证之准绳。

焦树德教授，辨析心痹病机，详明证治大法，自成规律。岳美中教授，论病乃浊阴弥漫，苔黄而非尽属热，用药勿过阴柔，非经验丰富老到，不能臻此。

朱锡祺先生擅治心血管疾病，驰名申江，其于诊断思维决策之过程，用药主次之规律，阐发尤详。可为临证龟镜。

李斯炽，方药中，任应秋，邓铁涛，袁家玑诸先生，多以扶正为主，兼以用通，曲尽通补兼施之能事，各积心得。

李介鸣先生主张调达气血应贯彻始终。

沪上临床大家曹惕寅先生，重宣肺解郁，主以调畅气机；吴德兴先生力倡从肺论治心绞痛；曹永康先生，药取清芬以治心肺，皆重视从肺论治，颇应细细玩味。

一些医家每从脾胃论治。奚凤霖先生，总结心胃同治法，燮理中焦，以畅枢机；路志正先生论从脾胃，淋漓酣畅；李聪甫先生亦主张胸痹应从脾胃论治，每宗四法；曹永康亦每用温疏以理脾胃。

重视治肝者，如路志正先生，肝心痛责之气血失调，疏肝活络，必求其通，所论洋洋洒洒，洵为佳构；陈道隆先生之柔肝疏气，金梦贤之重肝肾，各有奥理，足以启迪来者。

冉雪峰先生论病每重痰热内阻而夹瘀血，主张先通后补，用小陷胸汤加味；蒲辅周先生，治疗心痛应重在活血顺气，反对破血攻气，用两和汤两和气血，通补兼筹。

赵锡武先生重通补兼施而以通为补，或心胃同治，或宣痹通阳，或活血利水，每宗瓜蒌薤白半夏汤随证化裁，出神入化。

顾兆农先生擅用《医醇賸义》之双解泻心汤，运用灵活，得心应手。

乔仰先先生，善用鹿角、水蛭，亦资借鉴。

王肯堂

心痛辨治准绳

王肯堂（1549~1613），字宇泰，明代医家

或问：丹溪言心痛即胃脘痛，然乎？曰：心与胃各一脏，其病形不同，因胃脘痛处在心下，故有当心而痛之名，岂胃脘痛即心痛者哉。历代方论将二者混同叙于一门，误自此始。

盖心之脏君火也，是神灵之舍，与手少阴之正经，邪皆不得而伤。其受伤者，乃手心主包络也。如包络引邪入于心之正经脏而痛者，则谓之真心痛，必死，不可治。夫心统性情，始由怵惕思虑则伤神，神伤脏乃应而心虚矣。心虚则邪干之，故手心主包络受其邪而痛也。心主诸阳，又主血，是以因邪而阳气郁伏过于热者痛，阳气不及惟邪胜之者亦痛，血因邪泣在络而不行者痛，血因邪胜而虚者亦痛。然方论虽有九种心痛，曰饮、曰食、曰风、曰冷、曰热、曰悸、曰虫、曰疰、曰去来。其因固多，终不得圣人之旨，岂复识六淫五邪不一之因哉。且五脏六腑任督支脉络于心，脏腑经脉挟其淫气，自支脉乘于心而为痛者，必有各腑脏病形与之相应而痛。如《灵枢》谓厥心痛，与背相控，善瘈，如从后触其心，伛偻者，肾心痛也。厥心痛，腹胀胸满，心尤痛甚，胃心痛也。厥心痛，痛如以锥针刺其心，心痛甚者，脾心痛也。厥心痛，色苍苍如死状，终日不得太息，肝心痛也，厥心痛，卧人若徒居心痛间，动作痛益甚，色不变，肺心痛也。

更以阳明有余，上归于心，滑则病心疝。又心痛引少腹满，上下无定处，溲便难者，取足厥阴。心痛腹胀，啬然大便不利，取足太阴。与夫《内经》于六气五运，司上下胜复，淫邪应脏气盛衰而相乘者，亦必有诸淫气之病状与心而痛。是故苟不能遍识诸脏腑所从来之病因，将何以施治哉？

胃脘痛亦如心痛，有不一之因。盖胃之真湿土也，位居中焦，禀冲和之气，多气多血，是水谷之海，为三阳之总司，五脏六腑十二经脉皆受气于此。是以足之六经，自下而上，凡壮则气行而已，胃脘弱则着而成病。其冲和之气变，致偏寒偏热，因之水谷不消。停留水饮食积，真气相搏为痛，惟肝木之相乘者尤甚。胃脘当心而痛，上支两胁里急，饮食不下，膈咽不通，食则为食痹者，谓食已心下痛，吐出乃止。又肾气上逆者次之，逆则寒厥，入胃亦痛。夫如是胃脘之受邪，非止其自病者多，然胃脘逼近于心，移其邪上攻于心为心痛者亦多。若夫心痛之病形，如前所云者则详矣。今欲分胃脘不一病因之状当何如？曰：胃之湿土主乎痞，故胃病者，或满或胀，或食不下，或呕吐，或吞酸，或大便难，或泻利，面色浮而黄者，皆是胃之本病也。其有六淫五邪相乘于胃者，大率与前所列心痛之形状相类，但其间必与胃本病参杂而见之也。

《活法机要》云：诸心痛者，皆少阴、厥阴气上冲也。有热厥心痛者，身热足寒痛，甚则烦躁而吐，额自汗出，知集为热也，其脉浮大而洪，当灸太溪及昆仑，谓表里俱泻之，是为热病汗不出，引热下行，表汗通身而出者愈也。灸毕服金铃子散则愈，痛止，服枳术丸，去其余邪也。有大实心中痛者，因气而食，卒然发痛，大便或秘，久而注闷，心胸高起，按之愈痛，不能饮食，急以煮黄丸利之，利后以藁本汤去其邪也。有寒厥心痛者，手足厥逆而通身冷汗出，便溺清利，或大便利而不渴，气微力弱，急以术附汤温之。寒厥暴痛，非久病也，朝发暮死，急当救之。是知久病无寒，暴病非热也。丹溪云：凡心膈痛须分新久，若明知身受寒气，口吃寒物而得者，于初得之日，当与温散或温利之。温散谓治身受寒气于外者，如陈无择麻黄桂枝汤，治外因心痛之类是也。温利谓治口食寒物于里者，如仲景九痛丸、洁古煮黄丸，治大实心痛之类是也。病得之稍久，则成郁矣，郁则蒸热，热则生火。若欲行温散、温利，宁无勘火添病耶。由是方中多以山栀仁为热药之向导，则邪易伏，病易退，正气复而病安矣。大概胃口热而作痛，非山栀不可，须姜汁佐之，多用台芎开之。《金匮要略》云：心中寒者，其人病心如啖蒜状，剧者心痛彻背，背痛彻心，譬如蛊注，其脉浮者，自吐乃愈。心痛彻背，背痛彻心，乌豆赤石脂丸主之。胸痹不得卧，心痛彻背者，瓜蒌薤白半夏汤主之。心胸中大寒痛，呕不能饮食，腹中寒，上冲皮起，出见有头足，上下痛而不可触近，大建中汤主之。心中痞，厥逆，心悬痛，桂枝生姜枳实汤主之。上仲景方，大抵皆温散之剂，有寒结而痛者宜之。左脉浮弦或紧，兼恶风寒者，有外邪，宜藿香正气散，或五积散加姜、葱之类。

外吸凉风，内食冷物，寒气客于肠胃之间，则卒然而痛者，二陈、草果、干姜、吴茱萸、扶阳助胃汤、草豆蔻丸之类。心膈痛，曾服香燥热药，复作复劫，辗转深痼，宜山栀子炒黑二两，川芎、香附盐水浸炒各一两，黄连酒炒、黄芩酒炒、木香、槟榔各二钱五分，赤曲、番降香各五钱，芒硝二钱，为细末。生姜汁、童子小便各半盏，调二钱，痛时呷下。仲景云：按之心下满痛者，此为实也。当下之，宜大柴胡汤。凡脉坚实，不大便，腹满不可按，并宜承气汤下之。有实积者，脉沉滑，气口紧盛，按之痛，宜小胃丹，津下十五丸，亦可服厚朴丸、紫菀丸。痰积作痛，星半安中汤、海蛤丸。火痛，清中汤。心膈大痛，攻走腰背，发厥呕逆，诸药不纳者，就吐中以鹅翎探吐之，以尽其痰积而痛自止。《外台》治卒心痛，黄连八两，水七升，煮五升，绞去渣，温服五合，日三。《肘后》治卒心痛，龙胆草四两，酒三升，煮一升半，顿服。仲景云：心伤者，其人劳役即头面赤而下重，心中痛而自烦，发热，脐跳，其脉弦，此为心脏所伤也。可服妙香散。钱氏云：心虚者炒盐补之。

《图经》《衍义》谓蛎粉治心痛，皆心伤之正药也。以物拄按而痛者，挟虚，以二陈汤加炒干姜和之。按之痛止者为虚，宜酸以收之，勿食辛散之剂。又有病久气血虚损，及素作劳羸弱之人，患心痛者，皆虚痛也。有服大补之剂而愈者，不可不知。气攻刺而痛，宜加味七气汤、沉香降气散、正气天香散。治心痛，但忍气则发者，死血作痛，脉必涩，作时饮汤水下或作呃，壮人用桃仁承气汤下，弱人用归尾、川芎、牡丹皮、苏木、红花、延胡索、桂心、桃仁泥、赤曲、番降香、通草、大麦芽、穿山甲之属，煎成人童便、酒、韭汁，大剂饮之，或失笑散。

胸痛：经云：南风生于夏，病在心，俞在胸胁。又云：仲夏善病胸胁。此则胸连胁痛属心。肝虚则胸痛引背胁，肝实则胸痛不得转侧，喜太息，肝著则常欲蹈压其胸。经云：春脉如弦，其气不实而微，此谓不及，令人胸痛引背，下则两胁胀满，此肝经虚而其脉证见于春也。宜补肝汤。《金匮》云：肝中寒者，两臂不举，舌本燥，喜太息，胸中痛不得转侧，食则吐而出汗也。肝著，其人常欲踏其胸上，先未苦时，但欲饮热，旋覆花汤主之。《素问》曰：阳明所谓胸痛短气者，水气在脏腑也。水者，阴气也，阴气在中，故胸痛少气也。轻者五苓散，重者用张子和法取之。《脉经》云：寸口脉沉，胸中引胁痛，胸中有水气，宜泽漆汤，及刺巨阙泻之。（水）杜壬治胸胁痛彻背，心腹痞满，气不得通，及治痰咳，大瓜蒌去穰，取子熟炒，连皮研和，面糊为丸，如桐子大。米饮下五十丸。《斗门方》治胸膈壅滞，去痰开胃，用半夏洗净焙干，捣罗为末，生姜自然汁和为饼子用湿纸裹，于慢火中煨令香熟，水一盏，用饼子一块如弹丸大，入盐半分，煎取半盏，温服。丹溪治一人鬲有一点相引痛，吸气皮觉急，用滑石一两，桃仁半两，枳壳炒一两，黄连炒半两，甘草炙二钱，为细末，每服钱半，以萝卜汁煎熟饮之，一日五六次。又治一人因吃热补药，又妄自学吐纳，以致气乱血热，嗽血消瘦，遂与行倒仓法。今嗽血消瘦已除，因吃炒豆米，膈间有一点气梗痛，似有一条丝垂映在腰，与小腹亦痛，大半偏在左边，此肝部有污血行未尽也。用滑石一两，黄丹三钱，枳壳一钱，黄连五钱，生甘草二钱，红花一钱，柴胡五钱，桃仁二两，为细末，每服一钱半，以萝卜汁煎沸服之。胸痛连胁，胁支满膺背肩胛，两臂内亦痛。经云：岁火太过，则有此证。其脉若洪数，宜用降火凉剂。胸痛引背，两胁满，且痛引小腹，经谓岁金太过，与岁土不及，风木大行而金复，则有此疾。是为金邪伤肝，宜用补肝之剂，胸中痛，连大腹、小腹亦痛者，为肾虚，宜先取其经少阴、太阳，后用补肾之药。胸连胁肋髀膝外皆痛，为胆足少阳木所生病，详盛、虚、热、寒、陷下取之。手心主之筋，其病当所过者支转筋，前及胸痛息贲，治在燔针劫刺，以知为数，以痛为输。又足太阳之筋、足少阳之筋痛，皆引胸痛，治在燔针劫刺，以知为数，以痛为输也。

（《证治准绳》）

李中梓

心 胸 痛 辨

李中梓（1588~1655），字士材，号念莪，明代医家

经曰：厥心痛，与背相控，善瘈，如从后触其心，伛偻者，肾心痛也。腹胀满，心痛犹甚，胃心痛也。如以锥针刺其心，心痛甚者，脾心痛也。色苍苍如死，终日不得太息，肝心痛也。卧若徒居，心痛，动作痛益甚，色不变，肺心痛也。阳明有余，上归于心，滑则病心疝。心痛，引少腹满，上下无定处，溲便难者足厥阴。心痛，腹胀啬然，大便不利，取足太阴。心痛、短气不足以息，取手太阴。心痛，引背不得息，取足少阴。两章论心痛凡十种，皆他脏病干之而痛，非本经自病也。

《内经》论心痛，未有不兼五脏为病者。独详于心，而略于胸腹，举一以例其余也。心为君主，义不受邪，受邪则本经自病，名真心痛，死不治。然经有云：邪在心则病心痛，喜悲，时眩仆。此言包络受邪，在腑不在脏也。又云：手少阴之脉，动则病嗌干，心痛，渴而欲饮。此言包络受邪，在络不在经也。其络与腑之受邪，皆因怵惕思虑，伤神涸血，是以受如持虚。而方论复分九种：曰饮、曰食、曰热、曰冷、曰气、曰血、曰悸、曰虫、曰疰。苟不能遍识病因，将何以为治耶？

胃属湿土，列处中焦，为水谷之海。五脏六腑十二经脉，皆受气

于此。壮者邪不能干，弱者着而为病。偏热、偏寒、水停、食积，皆与真气相搏而痛。肝木相乘为贼邪，肾寒厥逆为微邪。挟他脏而见证，当与心痛相同。但或满、或胀、或呕吐、或不能食、或吞酸、或大便难、或泻痢，面浮而黄，本病与客邪必参杂而见也。

胸痛即膈痛，其与心痛别者，心痛在岐骨陷处，胸痛则横满胸间也。其与胃脘痛别者，胃脘痛在心下，胸痛在心上也。

经曰：南风生于夏，病在心，俞在胸胁。此以胸属心也。肝虚则胸痛引背胁，肝实则胸痛不得转侧。此以胸属肝也。夫胸中实肺家之分野，其言心者，以心脉从心系上肺也；其言肝者，以肝脉贯膈注肺也。

有停饮则恶心烦闷，时吐黄水，甚则摇之作水声，小胃丹或胃苓汤。

食积则饱闷，噫气如败卵，得食辄甚，香砂枳术丸加神曲、莪术。

火痛忽增忽减，口渴便秘，清中汤。

外受寒，内食冷，草豆蔻丸。虚寒者，归脾汤加姜、桂、菖蒲。

气壅攻刺而痛，沉香降气散。

死血脉必涩，饮下作呃，手拈散，甚者桃仁承气汤。

心痛而烦，发热动悸，此为虚伤，妙香散。

虫痛面上白斑，唇红能食，或食后即缓，或痛后即能食，或口中沫出，上半月虫头向上易治，下半月虫头向下难治。先以鸡肉汁，或蜜糖饮之，引虫头向上，随服剪红丸。蛔虫啮心，痛有休止，或吐蛔虫，蛔动则恶心呕吐，乌梅丸、芜荑散。鬼疰心痛，昏愦妄言，苏合香丸。热厥心痛，金铃子散。寒厥心痛，术附汤。

（《医宗必读》）

喻 昌

大 气 论

喻昌（1585~1664），字嘉言，清初医家

喻昌曰：天积气耳，地积形耳，人气以成形耳。惟气以成形，气聚则形存，气散则形亡。气之关于形也，岂不巨哉？然而身形之中，有营气、有卫气、有宗气、有脏腑之气、有经络之气，各为区分。其所以统摄营卫、脏腑、经络，而令充周无间，环流不息，通体节节皆灵者，全赖胸中大气，为之主持。大气之说，《内经》尝一言之，黄帝问曰：地之为下否乎？岐伯曰：地为人之下，太虚之中者也。曰：冯乎？曰：大气举之也。可见太虚寥廓而其气充周磅礴，足以包举地之积形而四虚无著，然后寒、暑、燥、湿、风、火之气，六入地中而生其化。设非大气足以苞地于天外，地之震崩坠陷，且不可言。胡以巍然中处而永生其化耶？人身亦然，五脏六腑，大经小络，昼夜循环不息，必赖胸中大气，斡旋其间。大气一衰，则出入废，升降息，神机化灭，气立孤危矣。如之何其可哉？《金匮》亦尝一言之，曰：营卫相得，其气乃行；大气一转，其气乃散。见营卫两不和谐，气即痹而难通。必先令营卫相得，其气并行不悖，后乃俟胸中大气一转，其久病驳劣之气始散。然则大气之关于病机若此，后人不一表章，非缺典乎？或谓大气即膻中之气，所以膻中为心，主宣布政令，臣使之官。然而参之天运膻中臣使，但可尽寒暑燥湿风火六入之职，必如太

虚中，空洞物穆，无可名象，包举地形，永奠厥中，始为大气。膻中既为臣使之官，有其职位矣，是未可言大气也。或谓大气即宗气之别名，宗者尊也、主也，十二经脉，奉之为尊主也。讵知宗气与营气、卫气，分为三隧，既有隧之可言，即同六入地中之气，而非空洞无着之比矣。膻中之诊，即心包络。宗气之诊在左乳下，原不与大气混诊也。然则大气于何而诊之？《内经》明明指出，而读者不察耳。其谓上附上，右外以候肺，内以候胸中者，正其诊也。

肺主一身之气，而治节行焉。胸中包举肺气于天外，故分其诊于右寸主气之天部耳。《金匮》独窥其微，举胸痹心痛短气，总发其义于一门。有谓气分心下坚大如盘，边如旋杯，水饮所作。形容水饮久积胸中不散，伤其绸缪之气，乃至心下坚大如盘，遮蔽大气不得透过，只从旁边辘转，如旋杯之状，正举空洞之位水饮占据为言。其用桂枝去芍药，加麻黄、附子，以通胸中阳气者，阳主开，阳盛则有开无塞，而水饮之阴可见觇耳。其治胸痹心痛诸方，率以薤白白酒为君，亦通阳之义也。若胸中之阳不亏，可损其有余则用枳术汤足矣。用枳必与术各半，可过损乎？识此以治胸中之病，宁不思过半乎？人身神脏五，形脏四，合为九脏，而胸中居一焉。胸中虽不藏神，反为五神之主，孟子之善养浩然，原思之歌声若出金石，其得全于天，不受人损为何如。今人多暴其气而不顾，迨病成，复损其气以求理。如本草云枳壳损胸中至高之气，亦有明言，何乃恣行无忌耶？总由未识胸中为生死第一关耳。特于辨息之余，补大气论以明之。

律一条

凡治病，伤其胸中正气，致令痞塞痹痛者，此为医咎。虽自昔通弊，限于不知，今特著为戒律，不可获罪于冥冥矣。

（《医门法律》）

张璐

取法《金匮》论胸痹

张璐（1617~1699），字路玉，号石顽，清代医家

《金匮》云：师曰：夫脉当取太过不及，阳微阴弦，即胸痹而痛。所以然者，责其极虚也。今阳虚知在上焦，所以胸痹心痛者，以其阴弦也。

阳微在胸中气分上看，故曰阳微知在上焦，阴弦在阴脉上看，如阴寒之脉，上于胸中气分，则为胸痹，如阴脉上乘于心，则为心痛也。

平人无寒热，短气不足以息者，实也。

上条是言不及，此则言太过也。平人，盖言无内因虚劳、外因感冒，而患短气不足以息者，当是胸中邪气窒塞，肾中阳气不得上通于胸中，故为实也。

胸痹之病，喘息咳唾，胸背痛，短气，寸口脉沉而迟，关上小紧数，瓜蒌薤白白酒汤主之。

寸口脉沉迟者，阳气衰微也。关上小紧者，胃以上有阴寒结聚，所以胸中喘息咳唾，胸背痛而短气。瓜蒌性润，专以涤垢腻之痰；薤白臭秽，用以通秽浊之气，同气相求也；白酒熟谷之液，色白上通于胸中，使佐药力上行极而下耳。

胸痹不得卧，心痛彻背者，瓜蒌薤白半夏汤主之。

心痛彻背者，胸中痰垢积满，循脉而溢于背，背者胸之府，故于前药但加半夏，以祛痰积之痹逆也。

胸痹心中痞痛，气结在胸，胸满，胁下逆抢心，枳实薤白桂枝汤主之，人参汤亦主之。

痰气结聚于胸中，胸满溢于经脉，故从胁下逆上以抢心也。二汤一以治胸中实痰外溢，用薤白桂枝以解散之。一以治胸中虚痰内结，即用人参理中以清理之。一病二治，因人素禀而施，两不移易之法也。

胸痹胸中气塞，短气，茯苓杏仁甘草汤主之，橘皮枳实生姜汤亦主之。

夫短气不足以息者，实也。故二方皆利气之剂，一以疏利肺气，一以疏利胃气也。

胸痹缓急者，薏苡附子散主之。

胸中为阳气所居之位，今胸中之阳痹而不舒，其经脉所过，非缓即急，失其常度，总由阳气不运故也。用薏苡舒其经脉，附子复其胸中之阳，则大气一转，阴浊不留，胸际旷然若太空矣。

心中痞，诸逆心悬痛，桂枝生姜枳实汤主之。

心中痞者，心气逆于上也，上气逆，则中下亦逆，气逆则经脉亦逆，故为诸逆也。上下气逆，脉不交通，心主孤悬于上，不得营气以和之，故心悬痛也。桂枝行心气以散痞，姜枣疏中焦以通经也。

心痛彻背，背痛彻心，乌头赤石脂丸主之。

心痛彻背，背痛彻心，乃阴邪厥逆，而上干胸背经脉之间，牵连痛楚，乱其血气，紊其疆界。此而用气分之药，则转益其痛，势必危殆。仲景用蜀椒、乌头一派辛辣，以温散其阴邪。然恐胸背既乱之气难安，即于温药队中，取用干姜赤脂之涩，以填塞厥气攻冲之经隧，俾胸之气自行于胸，背之气自行于背，各不相犯，其患乃除。今人但知有温气补气、行气散气诸法，不知有填塞邪气攻冲之法也。

《千金》治胸痹达背痛，用细辛散。胸中逆气，心痛彻背，少气不食，用前胡汤。胸中愊愊如满，噎塞习习如痒，喉中涩燥唾沫，服橘皮枳实生姜汤。不应，用治中汤。胸痹腹背闭满，上气喘息，用下气汤。胸背疼痛，用熨背散。足补《金匮》之未逮。

病人胸中似喘不喘，似呕不呕，似哕不哕，彻心中愦愦然无奈者，生姜半夏汤主之。《千金》加橘皮、吴茱萸，名通气散，治胸满短气而噎。此即胸痹一门之证，必编者之差误，入于呕吐哕中，今并论于此。

盖阳受气于胸中，以布气息。今阴乘阳位，阻其阳气布息，呼吸往来之道，若喘若呕若哕，心舍神者也。聚饮停痰，则炎炽不宁，彻心愦乱，无可奈何，故用半夏、生姜之辛温，以燥饮散寒，则阳得以布，气得以调，而胸际始旷也。其用橘皮、吴茱萸，及加竹茹、人参，皆此例也。喻嘉言曰：按胸痹之证，人所通患，《金匮》出十方论治，然未明言其故。盖胸中如太空，其阳气所过，如离照当空，旷然无外，设地气一上，则窒塞有加，故知胸痹者，阳气不用，阴气在上之候也。然有微甚不同，微者但通其上焦不足之阳，甚者必驱其下焦厥逆之气。通胸中之阳，以薤白、白酒，或瓜蒌、半夏、桂枝、枳实、厚朴、干姜、白术、人参、甘草、茯苓、杏仁、橘皮。择用对证三四味，即成一方。不但苦寒不入，即清凉尽屏。盖以阳通阳，阴分之药，所以不得预也，甚者，则用附子、乌头、蜀椒大辛热，以驱下焦之阴，而复上焦之阳。补天浴日，在医之手眼。奈何后世总不知胸痹为何病耳。

（《张氏医通》）

李用粹

心痛证治汇补

李用粹（1662~1722），字修之，号惺庵，清代医家

大　　意

心为君主，义不受邪。其厥心痛者，因内外犯心之胞络；或他藏邪犯心之支脉，非真心痛也。谓之厥者，诸痛皆气逆上冲，又痛极则发厥。然厥痛亦甚少，今人所患，大半是胃脘作痛耳。《汇补》

内　　因

其络与府之受邪，皆因怵惕思虑，伤神耗血是以受如持虚。而方论复分曰痰，曰食，曰热，曰气，曰血，曰棒曰虫曰疰曰饮者亦常见之候均宜力辨。《汇补》

痰　　痛

肺郁痰火，忧恚则发。《入门》
心膈大痛，攻走胸背，发厥呕吐。《丹溪》
嘈杂不宁，如饥如饱，快快欲吐，吐则稍宽此皆痰火为患也。《指掌》

食　痛

因气而食，卒然发痛。心胸高起，按之愈痛，腹胀嗳气，不能饮食。《机要》

痛时如有物阻碍，累累不得下，《指掌》

大便或闭，久而注闷。《机要》

热　痛

纵酒嗜辛，蓄热在胃，偶遇寒气热郁而发。大便不通，面带阳色，痛必作止不常，甚则躁渴吐酸，额上有汗《指掌》

手足温暖或身虽热而手足寒谓之热厥。《汇补》

寒　痛

如身受寒气，口伤冷物，因而心痛。面冷唇白，口吐清水，手足厥逆，遍身冷汗，便溺清利口和不渴气微力弱痛必绵绵不已。《机要》

欲近暖处，得热则缓，此因寒作痛也。《指掌》

气　痛

因恼怒而发，痛时隐隐闷结，胸臆相引得暖觉宽为忧郁所致。《指掌》

甚则痛连胁肋，呕逆恶心，吐不得出，坐卧不安奔走狂叫均宜枳壳、木香以开其气。《汇补》

血　痛

若跌扑损伤，或平日喜食热物，以致死血留于胃口。时痛时止，或饮汤水，下咽即呃。《心法》

痛时从上而下，自闻唧唧有声，搔抓无措，眠卧不稳心下如刮上连胸臆乃积血不消为火所载非虫症也。《指掌》

又有妇人经行未尽，偶触恚怒，气郁不行，血亦留积上攻心痛而成薄厥者。轻则开导，重则攻下。《汇补》

悸　痛

内因七情，心气耗散，心血不荣。轻则怔忡惊悸，似痛非痛，《入门》

肢体懒怠，或欲揉按。《指掌》

重则两目赤黄，手足青冷，亦真心痛之亚欤。《入门》

虫　痛

湿热生虫，上攻于心，痛发难当，痛定能食饥则呕沫。《入门》

痛极如咬，时吐清水，或青黄绿水涎沫，面清白而少光彩《指掌》

或乍青乍赤《脉经》

或兼见白斑。又有蛔虫作痛，因胃气虚寒，入膈攻心而吐蛔者，宜安蛔为主。用香油葱汁呷之，或花椒、乌梅入药同煎。

疰　痛

卒感恶忤尸疰，素虚之人，挟肾经阴气上攻，神昏卒倒痛则引背

伛偻。素实之人，挟肾经阴火上冲，心痛彻背,《入门》
昏愦妄言。《汇补》

饮　　痛

水停心下，心火畏水，不能自安惕惕然引痛。或如针刺，恶心烦闷，时吐黄水，按之有声。《汇补》

死　　症

有心痛者，卒然大痛，如有刀割，汗出不休舌强难言手足青至节。旦发夕死，夕发旦死。《医统》

心 痛 分 辨

心痛在歧骨陷处。胸痛则横满胸间。胃脘痛在心之下。《准绳》

脉　　法

心痛者，脉必急；痛甚者，脉必伏。又热则数。痰则滑。瘀则涩。虚则濡。外寒则紧。内寒则迟。沉细者生，弦长者死。

大凡痛甚者，脉必伏，且有厥冷昏闷自汗寒热之症。切不可疑为虚寒，即投温补。宜究病因而施治，方为无失。

治　　法

久病无寒，新病无热。初病宜温宜散。久痛宜补宜和。《机要》

治 分 寒 热

外因寒气郁遏元阳，初宜温散久则寒郁成热治宜清解。内因郁气者，始终是热，只宜苦寒泻火，辛热行气为向导也。《入门》

治 分 虚 实

心痛满闷拒按便闭者，宜利。痛随利减，所谓通则不痛也。如病后羸弱，食少体虚，因劳忍饥而发，手按痛缓者，治宜温补。然喜按属虚，拒按属实，乃论其常耳。往往有阴寒凝结，亦令胀闷难按，必当温散，无任寒凉。《汇补》

急 救 法

凡心腹痛，仓卒无药，急以盐置刀头烧红淬入水中温和饮之探吐。若痛攻走腰背，欲呕，诸药不效者，二陈加苍术、川芎、山栀探吐之；或用明矾三钱为末，以生熟水调服探吐痰涎亦愈。《汇补》

用 药

主以二陈汤。痰加枳实、南星。食加山楂、麦芽。热加黄连、山栀。寒加干姜、厚朴。气加乌药、木香、香附。瘀加韭汁、桃仁、延胡索。虫加槟榔、楝根。痓加沉香、木香。虚加干姜、炒盐。饮加猪苓、灯心。便闭久结，加玄明粉。古方治九种心痛，痰用导痰汤，食用保和丸，热用清中汤寒用温胃汤气用调气汤血用手拈散悸用妙香散虫用万应丸痓用苏合香丸。属虚者，加味归脾汤。认证投之，无不捷效。

附：胃脘痛

内因　胃之上口曰贲门，与心相连。故胃脘当心而痛，亦由清痰食积郁于中，七情九气触于内，是以清阳不升浊阴不降妨碍道路而为痛耳。《正传》

外候　或满或胀，或呕或吐，或噫气，或吞酸或不能食或大便难或泻痢不止或面浮面黄本病与客邪必参杂而见也。《必读》

治法　大率气食居多，不可骤用补剂。盖补之则气不通而痛愈甚。《医鉴》

若曾服攻击之品，愈后复发，屡发屡攻，渐至脉来浮大空虚者又当培补。盖脾得补而气自运，痛自缓。此虚实之分也。《汇补》

用药　用药与心痛相仿，但有食积满痛者，用大柴胡汤攻下之。余参心痛用药。如克伐过多而痛者，宜六君子汤加木香。《汇补》

附：胸痛

胸中引胁下空痛者，肝虚也。引小腹病痛者，肾虚也。引背膊臂臑皆痛者，心火盛也。引胁肋髀外皆痛者，胆木实也。有痰结者，有停饮者，有血瘀者，有气滞者此皆实症也。惟作劳之人，胸痛引背，食少倦怠，遇劳频发，此为脾肺俱虚宜培补元气。若夫怯弱咳嗽，引痛胸中云门、中府者，须防肺痈之患。《汇补》

心痛选方

二陈汤　统治心痛诸症。

导痰汤　治痰痛心痛。

即二陈汤加枳实胆星。海蛤丸丹溪治痰饮心痛。海蛤烧为末，研极细，过数日，火毒散用之。瓜蒌仁带瓤同研，以蛤粉入瓜蒌内，干湿得所为丸。每服五十丸。

保和丸　治食积心痛。

清中汤《统旨》 治火症心痛。

黄连　山栀各一钱　陈皮　茯苓各一钱半　半夏一钱　甘草七分　草豆蔻五分　生姜一片

水煎。

术桂汤　东垣　治寒湿所客，身体沉重，胃脘心痛，面痿黄。

桂枝　草豆蔻　半夏　炒曲各五分　白术八分　陈皮一钱　炙甘草二分

水煎服。

温胃汤　东垣　治服寒药过多，致脾胃虚弱，胃脘作痛。

白蔻仁三分　益智仁　砂仁　厚朴　甘草　干姜　姜黄各二分　人参三分　陈皮七分

水煎服。

调气汤　治气逆心痛。

香附　乌药　陈皮　青皮　砂仁　甘草　木香　藿香

水煎服。

手拈散《奇效》 治血瘀心痛。

延胡索　五灵脂　没药　草果等份

为末，每服三钱，热酒调下。

失笑散　治妇人心痛气刺不可忍。

五灵脂净好者　蒲黄等份

为末，每服二钱，用醋一勺熬成膏再入水一盏煎七分服。

妙香散《良方》 治心虚十季痛，精神恍惚。

人参　茯苓　茯神　山药　远志　黄芪各一钱　桔梗　甘草各五分　木香二分　辰砂三分　麝香一分

为末，每服温酒调下。

万应丸　治虫积心痛。

黑牵牛　大黄　槟榔各八两　雷丸　木香各一两　沉香五钱

糊丸。

苏合香丸　治痋心痛。

归脾汤　治虚心痛。

大柴胡汤　治心脾胃脘积热，壅滞作痛而便闭者。

连理汤　即理中汤加黄连。

一法：用香附醋炒为末，高良姜略炒为末，俱各收贮。因寒作痛者，用良姜二钱、香附一钱。因气心痛者，香附二钱、良姜一钱，和匀。以热米饮，和姜汁一匙，盐一捻，调服即止。

治九种心疼《家秘》

木香　生矾　胡椒各一两

共为末，捣黑枣肉为丸。每服一钱，姜汤下。地腊日合。

又方

玄胡索　荔枝核等份

焙燥为末，每样一钱二分，砂糖汤下。

（《证治汇补》）

程国彭

心 痛 心 悟

程国彭（1662~1735），字钟龄，清代医家

　　当胸之下，歧骨陷处，属心之部位，其发痛者，则曰心痛。然心不受邪，受邪则为真心痛，旦暮不保矣。凡有痛者，胞络受病也。胞络者，心主之宫城也。寇凌宫禁，势已可危，而况犯主乎？故治之宜亟亟也。心痛有九种：一曰气，二曰血，三曰热，四曰寒，五曰饮，六曰食，七曰虚，八曰虫，九曰疰，宜分而治之。

　　气痛者，气壅攻刺而痛，游走不定也，沉香降气散主之。血痛者，痛有定处而不移，转侧若刀锥之刺，手拈散主之。热痛者，舌燥唇焦，溺赤便闭，喜冷畏热，其痛或作或止，脉洪大有力，清中汤主之。寒痛者，其痛暴发，手足厥冷，口鼻喜冷，喜热畏寒，其痛绵绵不休，脉沉细无力，姜附汤加肉桂主之。饮痛者，水饮停积也，干呕吐涎，或咳，或噎，甚则摇之作水声，脉弦滑，小半夏加茯苓汤主之。食痛者，伤于饮食，心胸胀闷，手不可按，或吞酸嗳腐，脉紧滑，保和汤主之。虚痛者，心悸怔忡，以手按之则痛止，归脾汤主之。虫痛者，面白唇红，或唇之上下有白斑点，或口吐白沫，饥时更甚，化虫丸主之。疰痛者，触冒邪祟，卒尔心痛，面目青暗，或昏愦谵语，脉来乍大乍小，或两手如出两人，神术散、葱白酒、生姜汤并主之，此治心痛之大法也。

或问：久痛无寒，暴痛无火，然乎？否乎？答曰：此说亦宜斟酌。如人宿有积热，或受暑湿之热，或热食所伤而发，则暴痛亦属火矣，岂宜热药疗之。如人本体虚寒，经年累月，凭发无休，是久痛亦属寒矣，岂宜寒药疗之。且凡病始受热中，末传寒中者，比比皆是。必须临症审确，逐一明辨，斯无误也。又或谓：诸痛为实，痛无补法。亦非也。如人果属实痛，则不可补，若属虚痛，必须补之。虚而寒者，则宜温补并行，若寒而不虚，则专以温剂主之。丹溪云：温即是补。若虚而兼火，则补剂中须加凉药。此治痛之良法，治者宜详审焉。

沉香降气散　治气滞心痛。

沉香细锉，三钱　砂仁七钱　甘草炙，五钱　香附盐水炒，五钱　延胡索酒炒，一两　川楝子煨去肉净，一两

共为末，每服二钱，淡姜汤下。

手拈散　治血积心痛。

延胡索醋炒　香附酒炒　五灵脂去土醋炒　没药箬上炙干，等份

共为细末，每服三钱，热酒调下。血瘀者，用红花五分，桃仁十粒，煎酒调下。

清中汤　治热厥心痛。

香附　陈皮各一钱五分　黑山栀　金铃子即川楝子　延胡索各八分甘草炙，五分　川黄连姜汁炒，一钱

水煎服。

姜附汤　治寒厥心痛。又真心痛，手足青至节，宜用本大剂饮之，或救十中之一二。若痛时喜手紧按，更加人参。

小半夏加茯苓汤

保和汤　治伤食心痛。

麦芽　山楂　卜子　厚朴　香附各一钱　甘草　连翘各五分　陈

皮一钱五分

水煎服。

归脾汤　治气血虚弱，以致心痛。

黄芪一钱五分　白术　人参　茯神　枣仁　当归各一钱　远志七分
木香　甘草炙，各五分　元眼肉五枚

水煎服。若挟肝火，加柴胡、山栀、丹皮各一钱。

化虫丸　治虫啮心痛。

芜荑去梗　白雷丸各五钱　槟榔二钱五分　雄黄一钱五分　木香　白
术　陈皮各三钱　神曲炒，四钱

以百部二两，熬膏糊丸，如桐子大，每服一钱五分，米饮下。如
取下虫积，加大黄五钱（酒炒）。

（《医学心悟》）

叶天士

胸痹案绎

叶天士（1667~1746），名桂，清代医家

叶氏治疗胸痹的方法比较多，而治疗心痛的方法显得较少，但其中《种福堂公选良方》一例用苏合香丸，已被目前临床证实，足见其治法之妙。实际上，胸痹是轻症，心痛是重症，两者密切相关，可以互参合一。叶氏对此治疗，往往以辛温通阳、活血通络、化痰理气三法用得最多，对心痛尤重视温络，如官桂、丁香、桂枝、川椒等。他还认为胸痹欲呕便结，"久延怕成噎格（膈）"。

辨治规律

一、实证

1. 清阳失展

中阳困顿，浊阴凝滞，症见胸痛彻背，甚至呼吸不通，必捶背稍缓，午后为甚，或胸脘痹痛欲呕、便结、脉弦。治宜仿仲景用辛温微通阳气，用瓜蒌薤白白酒汤加味（薤白、瓜蒌皮、桂枝、半夏、茯苓、生姜）；如见欲呕便结，气机不降者，可加杏仁、厚朴、枳实。

2. 肺气窒痹

症见胸膈痹痛、咳嗽痰黏，治宜苦辛宣肺开郁为主，用瓜蒌桃仁方（瓜蒌、桃仁、冬瓜子、桔梗、紫菀、川贝母），或杷叶半夏方（枇杷叶、半夏、杏仁、桔梗、橘红、姜汁）。如悲伤郁伤，症见前后痛欲捶摩、喜其动稍得流行，用杷叶川贝方（川贝、杷叶、松子仁、柏子仁、苏子、麻仁）。如有肺痈之兆，症见日久嗽痰，胸中痹痛，用杷叶苏子方（枇杷叶、苏子、杏仁、冬瓜仁、旋覆花、米仁）；肺痈，用千金苇茎汤（冬瓜仁、苡仁、桃仁、芦根）。

3. 寒湿郁痹

症见胸痹如闷、短气咳甚、不饥不食、呕吐、便溏泄泻、脉沉，治宜和胃降逆，用小半夏汤加茯苓、姜汁，或白术益智方（白术、益智仁、茅术、厚朴、茯苓、荜茇、木香、陈皮）。如中焦脾胃阳虚，兼以寒温，症见胸痹、发时必呕吐甜水黄浊、七八日后渐安、每发于秋季，治宜辛化中焦寒湿，用半夏干姜方（半夏、干姜、杏仁、茯苓、厚朴、草蔻、姜汁泛丸）。如脾寒夹湿，症见心痛引背、口涌清涎、肢冷、气塞脘中，治宜辛香开通，温脾化湿，用良姜姜黄方（高良姜、姜黄、茅术、丁香、草果、厚朴）。

4. 痰饮停滞

症见胸痹、阳气微弱、下午痛甚，治宜温化寒饮，用苓桂术甘汤，或苓、桂、姜汁、白蜜。如果痰气交阻、胸中不爽，治宜开太阳，用小青龙汤加减（五味、炙草、茯苓、杏仁、泡姜、白芍）。如气郁痰滞于中，症见胸痹不舒，治宜理气导痰，用四磨汤加减（枳壳、槟榔、檀香、乌药）。如果寒痰壅遏，症见脘膈上部痞胀格拒、仅饮米汤可下咽，气逆气壅，自觉热，脉沉如伏，治宜吐法，以木郁达之，火郁发之，用《外台》桔梗白散（巴豆霜0.3g，川贝0.9g，桔梗0.6g，为细末服，吐后服凉水即可止吐）。

5. 冲气逆上

过劳伤阳，冲气上逆，症见冲气至脘则痛、散漫高突、气聚如瘕，治宜辛甘化阳，平抑冲气，用苓桂味甘汤加减（薤白、桂枝、茯苓、甘草，白酒冲服），于原方中减去五味收敛，加薤白、白酒通阳散结，豁痰下气。

6. 气火升腾

症见嗔怒后，气塞填胸阻喉、不饥不食、寅卯病来、上午为剧、临晚病减，治宜舒气清热，用瓜蒌栀皮方（瓜蒌皮、黑栀皮、薄荷梗、神曲、新会皮、青蒿梗）。

7. 血络痹阻

症见痛久入络，胸痹引痛，治宜活血通络，用桃仁延胡方（桃仁、元胡、川楝子、木防己、桂枝、青葱管）。如积劳损伤阳气，瘀血痹阻，症见心下痛甚、不能食谷、下咽阻膈、痛极昏厥、舌白、脉左涩伏，治宜温通血脉，用鹿角当归方（鹿角、归须、姜汁、官桂、桃仁、半夏）。如情志内郁，症见心痛如绞、形瘦液枯，不可用气燥热药，用桃仁柏子仁方（炒桃仁、柏子仁、元胡、炒丹皮、小胡麻、钩藤）。

8. 秽浊蒙闭心包

症见心胸痛呕、每欲昏闭，治宜辟秽恶，用苏合香丸。

二、虚证

1. 肝郁脾虚

症见闻雷被惊、心下漾漾作痛、脉细数，或胸膈不舒、饮食不快，治宜疏肝和脾，用逍遥散加减。一方去柴胡加钩藤、丹皮，一方用人参、柴胡、茯苓、归身、炙甘草、焦术、广皮、丹皮、白芍。

2.心营阳伤

症见急心痛、重按痛势稍衰，叶氏称"劫伤营络"，治宜辛甘化阳，用大建中汤加减（人参、桂枝、川椒、炙草、白蜜）。

3.营血不足

症见胸膺时痛时止、不饥、脉弦来去不调，治宜养营和胃，用当归柏子仁方（当归、枣仁、柏子仁、半夏曲、茯苓、炙草、白芍、广皮）。风火内燃，营阴受劫，症见心痛彻背、胸胁皆胀、牙宣、遗精、痛而能食、色苍、脉小数，治宜柔剂息风缓急，用生地阿胶方（生地、阿胶、牡蛎、玄参、丹参、白芍、小麦、南枣）。

方 案 选 析

一、瓜蒌桃仁方

某，肺卫窒痹，胸膈痹痛，咳呛痰黏，治以苦辛开郁为主，当戒腥膻。

瓜蒌皮，炒桃仁，冬瓜子，苦桔梗，紫菀，川贝母。(《临证指南医案·胸痹》)

主治肺卫窒痹、胸膈痹痛、咳呛痰黏。

方中以瓜蒌皮、桔梗、紫菀宣通肺气为主，配以冬瓜、川贝化痰浊，桃仁通瘀凝。全方宣肺化痰通浊，为治胸痹另开一面的方法。

加减：气阻甚，加橘红、枇杷叶调降气机。痰多，加半夏、姜汁。

二、良姜姜黄丸

谭，心痛引背，口涌清涎，肢冷，气塞脘中，此为脾厥心痛，病在络脉，例用辛香。

高良姜，片姜黄，生茅术，公丁香柄，草果仁，厚朴。(《临证指南医案·心痛》)

主治脾寒夹湿，心痛引背，口涌清涎，肢冷，气塞脘中。

方中以高良姜、丁香辛香温运开通，茅术、草果化湿健脾，厚朴理气化湿，姜黄破血行气、通经止痛。方中的得力之药，是丁香、姜黄二味，以辛香通络为主。本方有温脾化湿开通之效。

加减：本方还可酌加半夏、茯苓、姜汁以辛开化饮。

三、瓜蒌栀皮方

粮船，气塞填胸阻喉，不饥不食，问病起嗔怒，寅卯病来，临晚病减，凡气与火必由少阳之木而升，故上午为剧。

瓜蒌皮，黑栀皮，薄荷梗，神曲，新会皮，青蒿梗。(《叶案存真类编·胸痹》)

主治气火升腾，嗔怒后气塞填胸阻喉，不饥不食，上午病甚，临晚病减。

方中以瓜蒌皮、新会皮理气宽胸，薄荷梗、青蒿梗舒肝解郁，山栀皮清解郁热，神曲消食开结。本方有舒气解郁清热之功。本方舒郁清热，而无逍遥散之健脾养血，又无越鞠丸之燥湿调血，实是独树一帜的解郁良方。

四、桃仁延胡方

某，痛久入血络，胸痹引痛。

炒桃仁，延胡，川楝子，木防己，川桂枝，青葱管。(《临证指南医案·胸痹》)

主治痛久入络，瘀阻络道，胸痹引痛。

方中以桃仁、延胡活血止痛，川楝子理气止痛，木防己祛风止痛，桂枝、青葱管温通络脉。本方由金铃子散加味而成，有活血温通之功，对胸腹疼痛皆可使用。

加减：活血化瘀，还可加入当归须。积劳伤阳，心痛昏厥，可加鹿角温阳。

五、生地阿胶方

安，脉小数色苍，心痛引背，胁肋皆胀，早上牙宣龈血，夜寐常有遗泄。此形质本属木火，加以性情动躁，风火内燃，营阴受劫，故痛能进食。历来医药治痛，每用辛温香窜，破泄真气。不知热胜液伤，适令助其燥热，是经年未能痊愈。议以柔剂，息其风，缓其急，与体质病情，必有合窍之机。

细生地，阿胶，牡蛎，玄参，丹参，白芍，小麦，南枣。(《种福堂公选良方·续医案》)

方中以生地、玄参养阴，阿胶、白芍、丹参养血，牡蛎平肝息风，小麦、南枣养心息风。全方有养营阴、平肝风之功，是治疗胸痹心痛属于营虚的方剂。

王，气逆自左升，胸脘阻痹，仅饮米汤，形质不得下咽，此属胸痹，宗仲景法。

瓜蒌薤白汤。

又，脉沉如伏，痞胀格拒，在脘膈上部，病人述气壅，自左觉热，凡木郁达之，火郁发之，患在上宜吐之。

巴豆霜一分（制），川贝母三分，桔梗二分，为细末服。吐后，服凉水即止之。(《临证指南医案·胸痹》)

本例为痰气痹阻于上的重症，叶氏先用瓜蒌薤白汤治疗，奈何病重药轻，效果不佳。于是，断然改用《外台》桔梗白散重剂，以涌吐发越为法治疗。桔梗白散，原治寒实结胸，以桔梗、贝母、巴豆三味为末组成。叶氏借以治疗涌吐痰证，使木郁达之，火郁发之。人皆谓叶氏处方轻灵而不用重剂，本例即是用重剂的一个实例。他还在方中介绍服冷水止吐方法，胆大心细，以防万一。

（陈克正主编《叶天士诊治大全》）

尤 怡

心痛方治，羽翼《金匮》

尤怡（1650~1749），字在泾，清代医家

方论心痛有九种：曰饮、曰食、曰风、曰冷、曰热、曰虫、曰悸、曰疰、曰去来。悸者动也，心虚则动而痛也。疰者住也，恶风所著也。去来者，作止不常，亦邪气也。但疰为阴而去来为阳耳。

心主诸阳，又心主血。是以因邪而阳气郁伏，过于热者痛。阳气不及，邪气胜之者亦痛。血因邪泣在络而不行者痛。血因邪胜而虚者亦痛。

五脏六腑任督支脉，皆络于心，是以各脏腑经脉，挟其淫气，自支脉上乘于心，皆能作痛，然必有各脏腑病形与之相应。经云：心痛引少腹，上下无定处，溲便难者，取足厥阴；心痛腹胀啬然，大便不利，取足太阴；心痛短气，不足以息，取手太阴；心痛引背不得息，刺足少阴，不已，刺手少阳。此之谓也。

胃居中焦，禀中和之气，为水谷之海，三阳之总司。凡饮食、寒热、气血、虫邪、恶气，亦如心痛有不一之因也。惟肝木之相乘者尤甚。其症胃脘当心而痛、上支两胁，膈咽不通，饮食不下，病名食痹。食痹者，食已心下痛，吐出乃已是也。其肾水上逆者次之。肾水上逆者，寒厥入胃也。

胃者，土气也，主乎痞。故胃病者，或满或胀，或食不下，或呕

吐吞酸，或大便难，或泻利，面色浮而黄者，皆是胃之本病也。其有六淫五邪相乘于胃者，大率与前所列心痛之形状相关，但其必与胃本病混杂而见之也。忧思忿怒之气，素蓄于中，发则上冲旁击，时复下注，若三焦无所阻滞，任其游行，则不能作痛，虽痛亦微；若有湿痰死血，阻滞其气而不得条达，两相搏击，则痛甚矣。

余家有治心胃痛丸方白胡椒，枳壳，白檀香，红花，五灵脂去砂，广木香各为末，于六月六日修合，水泛为丸。每用七丸嚼化，少顷痛即止。余因名之曰灵香丸。

此条宜注胃脘痛中，鹤年识。药共六味，五味各一两，五灵脂用五两。予忆昔年合药时，配分两仿佛若此。

热厥心痛

金铃子散《保命》

金铃子　延胡索各一两

上为末，每服三钱，酒调下，痛止，与枳术丸。

左金丸

川黄连盐水炒，六两　吴茱萸去闭口，盐水浸一伏时，一两

上为末，水泛为丸，或粥糊丸，每服三十丸，开水送下。

《机要》云：热厥心痛者，身热足寒，痛甚则烦躁而吐，其脉浮大而洪，当灸太溪、昆仑，谓表里俱泻之，是为热病，汗不出，引热下行，表汗通身而出者愈也。灸毕，服金铃子散则愈。痛止，服枳术丸，去其余邪也。

丹溪云：心膈痛，曾服香燥热药，复作复结，转深转癖，宜山栀炒黑二两，香附盐水浸炒一两，川芎一两，黄芩、黄连并酒炒，木香、槟榔各二钱五分，赤曲、番降香各五钱，芒硝二钱，为末，生姜

汁、童子小便各半盏，调二钱，痛时服。

心 寒 痛

大建中汤

蜀椒炒去汗，二合　干姜四两　人参二两

以水四升，煎取二升，去滓，内胶饴一升，微火煎取一升半，分温再服，如一炊顷，可饮粥二升，后更服，当日食糜粥温覆之。

扶阳益胃汤

附子炮，去皮脐，二钱　干姜炮，一钱半　草豆蔻　益智仁　官桂　白芍　甘草　人参各一钱　吴茱萸　陈皮　白术各五钱

上锉如麻豆大，都作一服，水二盏，姜三片，枣二枚同煎至一盏，去滓，温服食前。

罗谦甫治漕运使崔君长男云卿，年二十五，体本丰肥，奉养膏粱，时时有热证。友人劝进寒凉药，食寒物。至元庚张辰秋发疟，医以砒霜等药治之，新汲水下，禁食热物。疟病未除，反添吐泻，脾胃复伤，中气愈虚，腹痛肠鸣，时复胃脘当心而痛，不任其苦，屡医未效，至冬不瘥。延至四月，劳役烦恼过度，前症大作，请余治之。诊得脉弦细而微，手足稍冷，面色青黄不泽，情思不乐，恶人烦扰，饮食减少，激饱则心下痞闷，呕吐酸水，每发作，冷汗时出。

气促不安，须人与相抵而坐，少时易之。予思《内经》，中气不足，溲便为之变，肠为之苦鸣；下气不足，则乃为痿厥心悗。又曰寒气客于肠胃之间，则卒然而痛，得热则已，非甘辛大热之剂，则不能愈，遂制此方。经曰：寒淫于内，治以辛热，佐以苦温。附子、干姜大辛热，温中散寒，故以为君；草豆蔻、益智仁辛苦温，治客

寒犯胃为佐脾不足者以甘补之，炙甘草甘温，白术、陈皮苦温，补脾养气。水挟木势，亦来侮土，故作急痛，桂辛热以退寒水，芍药味酸，以泻木来克土；吴茱萸苦热，泻厥气上逆于胸中为使。三服大势去，痛减半。至秋先灸中脘三七壮，以助胃气，次灸气海百余壮，生发元气，滋荣百骸，以还少丹服之，喜饮食，添肌肉，皮肤润泽。明年春灸三里二七壮，乃胃之合穴，亦助胃气，引气下行，又以芳香助脾，服肾气汤加白檀香治之，戒淫欲，慎言语，节饮食，一年而平复。

《金匮》治心痛彻背、寒冷者方。

赤石脂　干姜　蜀椒各四分　附子炮，二分　乌头炮，一分

上为末，蜜丸梧子大，先食服一丸，日三，不住稍增之。

余尝治一香山人，心痛，何之则服药已一月矣，向左卧则右痛，向右卧则左痛，仰卧则痛在前，偃卧则痛在背，坐立则痛在上，无一刻稍安。余曰：此中虚，与以小建中汤重用饴糖、炙甘草，四剂而安。鹤年。

心　虚　痛

《良方》妙香散　治心气不足，时时痔痛，按之则止，虚烦少睡，夜多盗汗，常服补益气血，养心止痛。

黄芪姜汁炙　山药　茯神去皮木　茯苓去皮　远志去心炒，各一两　人参　桔梗　甘草炙，各半两　木香煨，二钱半　辰砂另研，三钱　麝香另研，一钱

上为细末，每服二钱，不拘时。

按：此方宜去茯苓、麝香。盖心气已虚，惟宜收养，有木香之通，不宜更益麝香之散；有茯神之淡，不必加以茯苓之渗也。昔人

云：按之痛止者为虚，宜以酸收之，勿食辛散之剂。又云：病久气虚血损，及素作劳羸弱之人，患心痛者，皆虚痛也。有服大补之剂而愈者，不可不知。

气 刺 心 痛

气针丸 治久积风壅，心胸筑痛，两胁心胸有似针刺，六脉沉伏，按之手不可近，此药屡试神验，常服疏滞气，止刺痛。

木香 槟榔 青皮 陈皮 大黄各四两 牵牛取头末，半生半熟，半斤

蜜丸桐子大，每服三十丸，姜汤送下，食前，量虚实加减。

新定乌附丸 治气刺攻痛，但忍气即发者。

天台乌药二两 白豆蔻五钱 沉香五钱 茯苓一两 香附四两 甘草一两

上为细末，炼蜜丸弹子大，每服一丸，食后淡生姜汤化下。

一粒金丹 治气痛。

鸦片二钱半 阿魏一钱 木香 沉香各五分 牛黄二分半

上将沉香、木香、牛黄为末，以鸦片、阿魏放碗内，滴水溶化，和蜜为丸绿豆大，金箔为衣，每一粒。热气痛，凉水下；冷气痛，滚水下。

神保丸 治诸气痃痛，心肠腹胁肾气皆治。

全蝎七个 巴豆去皮为霜，十粒 木香 胡椒各二钱半 朱砂内一半为衣，二钱半

上为末，蒸饼和丸麻子大，朱砂为衣，每五七丸，姜汤温酒任下。

血 瘀 心 痛

拈痛丸《奇效》。

五灵脂去净砂子　蓬莪术煨　木香　当归各等份

蜜丸梧子大，每服二十丸，食前橘皮汤送下。

手拈散

延胡索　五灵脂　草果　没药各等份

上为细末，每服三钱，热酒调下无时。

经验失笑散

五灵脂净好者　蒲黄等份

上为末，每服二钱，用黄醋一勺，熬成膏，再入水一盏，煎至七分，热服。

丹溪云：死血作痛，脉必涩。作时饮汤水下，或作呃，壮人用桃仁承气汤下之，弱人用失笑散和之。或以归尾、川芎、牡丹皮、苏木、红花、延胡索、桂心、桃仁泥、赤曲、番降香之属，煎成童便、酒、韭汁大剂饮之。

蛔 咬 心 痛

芜荑散　治大人小儿，蛔咬心痛。经云：虫贯心则杀人。欲验之，大痛不可忍。或吐青黄绿水涎沫，或吐虫出，发有休止，此是蛔咬心痛也，宜速疗之。

芜荑　雷丸各半两　干漆捶碎，炒令烟尽，一两

上为细末，每服三钱，温水七分盏调和，服不拘时，甚者不过三服。小儿每服半钱。

乌梅丸　治脏寒蛔虫动作，上入膈中，烦闷呕吐，时作时止，得

食即呕，常自吐涎。有此症候，谓之蛔厥，此药主之。

乌梅三百个　黄柏炙　细辛去苗　肉桂　附子炮，去皮脐　人参各六两　干姜末，十两　当归　蜀椒去目及闭口者，微炒出汗，各四两　黄连十六两

上各捣筛合治之，以醋浸乌梅一宿，去核蒸之五斗米饭熟捣成泥，和药令相得，内臼中加炼蜜，杵二千下，丸如桐子大：每十五丸，温米饮食前下。

化虫丸　治寸白虫。

黄丹炒，半两　锡灰罗，一两　定粉二两

上同研极细末，每服一钱，先烧猪肉五文，吃了，后以生油一口许调药服，至晚取下，妇人有胎不可服。

（《金匮翼》）

何梦瑶

心痛气滞病每多，瘀血痰饮亦别之

何梦瑶（1693~1764），字报之，号西池，清代医家

五脏及胆、心包络七经，筋脉俱至胸，是谓经之邪，皆得为胸痛。而胸者，肺之部，则其痛尤多，属肺可知。乃医书多以肝病为言，此举隅之论耳，勿泥。须知胸为清阳之分，其病也，气滞为多（实亦滞，虚亦滞）。气滞则痰饮亦停，宜行气除饮，此治在肺分。肺主气宜下降，不宜上壅者也（至气有余为火而属心，痰本于湿而属脾，其义可兼举矣）。若乃肝气实而上冲，因载血以上，或肝虚而清阳不升，浊阴不降，此则病在肝胆，痛必连胁矣（至肝火之上炎，由肾水之竭，肝气之虚寒，由肾火之衰，亦可推）。

治法于上下篇参之。经云：春脉如弦，其气不实而微，此谓不及，令人胸痛引背，两胁胀满，此肝虚也，补肝汤。《金匮》肝中寒者，善太息，胸中痛，不得转侧（则胁亦痛可知），食则吐（肝性条达，为寒所郁不得伸，故太息以舒之。食则吐者，气上逆也）而汗出也。又云肝着气着滞不行也），常欲蹈其胸（蹈者，按摩之谓），先未苦时，但欲饮热（寒则塞滞，热则流通，非喜饮热），旋覆花汤主之（方用旋覆花三两，葱十四根，新绛少许，水三升，煮一升，顿服。《金鉴》谓与证不合，疑误。愚谓此乃停饮，而阳气不宣，故用此逐饮通阳，加绛以和血也），此肝实也。《素问》曰：阳明所谓胸痛短气者，水气在

脏腑也。轻者五苓散（见伤湿），重者用张子和法取之。木香、郁金二味，气郁痛者倍木香，血郁痛者倍郁金，为末，每服二钱，老酒下。虚者加人参。痰饮痛轻者小陷胸汤，重者大陷胸汤丸治之。若痰唾稠黏者，则用控涎丹（见痰饮）甚合。

心为君主，义不受邪，若邪伤其脏而痛者，谓之真心痛。其证卒然大痛，咬牙噤口气冷，汗出不休，面黑，手足青过节，冷如冰，旦发夕死，夕发旦死，不治。不忍坐视，用猪心煎，取汤入麻黄、肉桂、干姜附子服之，以散寒，或可死中求生。如但见爬床搔席，面无青色，四肢不厥，声尚出外，即非真心痛，乃心包络受邪作痛也。而包络之邪，皆由各脏腑经脉传来，如从胸痛至心，是肺心痛；从胃脘痛至心，是胃心痛；从胁痛至心，是肝心痛；从腰痛至心，是肾心痛，可类推之。盖五脏六腑任督各支脉，皆络于心，其邪气自支脉而乘心者，不易入于心，而但犯其包络也。于是气血为邪所滞，邪正相击，故痛矣。

心包络痛，在胸下髑骬骨处，稍下即为胃脘痛。胃上脘名贲门，在脐上五寸，去髑骬骨三寸，而痛每相连，故世俗总以心痛呼之，且有九种心痛之说，曰虫、饮、食、风、热、悸、疰、去来痛。丹溪云：心膈痛须分新久，若明知身受寒气，口食寒物，于新得之时，当与温散或温利之（仲景九痛丸、洁古煮黄丸之类）。病久则郁蒸成热，若用温散温利，恐助火，须加山栀仁。气郁即痛，不必待成热也。而概以火郁言之者，以气属阳，即属火也，此义宜知。寒痛，寒气客于肠胃，卒然而痛，二陈（见痰饮）、草果、干姜、吴茱萸、扶阳助胃汤、草豆蔻丸之类。热盛，清中汤、黄连、龙胆草之属。痰积痛，星半安中汤、海蛤丸，或吐之。痰痛，湿痰嘈杂不宁，如饥欲吐，吐即宽，二陈加草蔻、苍术。清痰，流饮辘辘有声，攻走腰肋，胃苓汤见泄泻）。寒痰一月一发或两发，或二三月一发，发时痛极闷死，偶怒或劳，乘势涌起，平胃（见伤饮食）加干姜、草蔻、枳壳。咳逆上气，痰饮心痛，海蛤粉（煅）、瓜蒌实带穣）等份为末，米糊丸。气攻刺作痛，加味七气汤、沉香降气散、正气天香散（但忍气即发者是也）。死血作痛，脉必涩，发作时饮米汤下。或作呃有时，气逆腾如虫扰，唧唧有声，勿误作虫。壮人用桃仁承气汤，弱人用归尾、川芎、丹皮、红花、苏木、延胡索、桂心、桃仁泥、赤曲、番降香、通草、穿山甲之属，煎成入童便、韭汁，大剂饮之，或失笑散。虫痛如咬，面有白斑，又面色乍青乍白乍赤，唇红，吐清水或青黄水，时痛时止，能食或食即痛，以虫得食而动，故痛也，饱后痛即止。化虫丸、川楝子、苦楝根、使君子、槟榔、黄连、雷丸、乌梅。不可用花椒，太辣恐大惊跳，治详虫门。食痛，如有物碍，累累不下，时嗳腐气，略伤食，闷闷作痛，平胃散加枳实、半夏、槟榔。旧有酒食痰积，一遇触犯便痛，挟风寒者，参苏饮加葱、姜，挟怒气者二陈加青皮、山栀、曲蘖、山楂、草果，挟火热者二陈加枳壳、黄连（姜汁炒）、山栀。脉坚实不大便，心下满痛，不可按者，实也，用柴胡、三承气下之。痛不可按为实，可按为虚，虚则补而行之，或纯补。丹溪治许文懿公食积，痰饮往来如潮，升上则为心脾痛，降下则为胯痛，以制甘遂末入猪腰内煨食（即张子和煨肾散，方峻，勿轻用）。连泄七次，足便能步。然多年郁结，一旦泄之，徒引动其猖獗之势，仍以吐剂达其上焦，连用瓜蒂、藜芦、苦参等，俱吐不透，仍用附子尖三枚，和浆水以蜜饮之，方大吐胶痰一桶。然后治及中下二焦，以朴硝、滑石、黄芩、石膏、连翘等一斤，浓煎冷饮之，四日服四斤，腹微痛，二便秘，脉歇至，于卯酉时乃阳明之应，胃与大肠积滞未尽也。乃作紫雪三日，服至五日腹稍安。后又小便闭痛，饮以萝卜汁，得吐立通。又小腹满痛，以大黄、牵牛等份，水丸服至三百丸，下如烂鱼肠者二升许，脉不歇。又大便并痛，与前丸下秽物如柏油条尺许，自病至安，脉皆平常弦大，次年行倒仓法痊愈。此得于张子和，无胆识者敢乎？

（《医碥》）

沈金鳌

心痛源流，症治犀烛

沈金鳌（1717~1776），字芊绿，清代医家

包络病，实不在心也。心为君主，不受邪，或君火衰惫，大寒触犯心君，亦或汗血冲心，素无心病，卒然大痛无声，咬牙切齿，舌青气冷，汗出不休，手足青过节，冷如冰，是为真心痛，且发夕死，夕发旦死。若不忍坐视，或使心经寒散，亦可死中求活（宜用猪心煎汤去渣，煎麻黄、肉桂、附子、干姜）。如但爬床搔席，面无青色，四肢不厥，痛亦不至无声，即非真心痛，由包络捧心，或寒或痰，或虫或食，上干包络，脂膜紧急作痛，宜各从其类，审脉用药（总治宜必应汤）。

夫心主诸阳，又主阴血，故因邪而阳气郁者痛，阳虚而邪胜者亦痛，因邪而阴血凝注者痛，阴虚而邪胜者亦痛。其痛分九种：曰食，必饱闷，嗳败卵气，由食生冷，或食物过多也，宜青皮丸。曰饮，必恶心烦闷，时吐黄水，甚则摇身作水声，由伤水饮，痰涎积聚也，宜小胃丹、胃苓汤，热饮加黄连、甘遂，寒饮加肉桂、茯苓、苍术、半夏，水饮流注胸膈痛，宜三花神祐丸。曰风，因伤风冷，或肝邪乘心，两胁引痛也，宜羌活、荆芥等。曰寒，外受寒，当温散，内受寒，当温利，久则寒必郁，当疏解，总治宜术附汤，虚寒当温补，宜归脾汤加干姜、肉桂、菖蒲，肾寒乘心，痛则心悬如饥，泄利下

重，宜五积散，寒气客背俞之脉，则血脉涩，血脉涩则血虚，血虚则痛，其俞注于心，故相引而痛，宜桂枝四七汤、神效散。曰热，必身热，烦躁，掌热，口渴，便秘，面目赤黄，大热作痛，由积热攻心，或暑热入心也，宜金铃子散、剪红丸，甚者宜大承气汤，痛不止，热未清也，宜清中汤。曰悸，劳役则头面赤而下重，自烦发热，脉弦，脐上跳，心中痛，由心伤也，宜辰砂妙香散、加味四七汤。曰血，脉必涩，壮盛人宜下，宜代抵当汤，虚弱人须补而带行，宜四物汤加桃仁、穿山甲、肉桂心、蓬术、降香，饮下作呃，亦须行之，宜手拈散。曰虫，必面色青黄有白斑，唇红，能食或食后即痛，或痛后即能食，或呕哕涎沫，或吐青水，凡吐水者虫痛，不吐水冷心痛也。虫心痛小儿多有之（上半月虫头向上，易治，先以鸡肉汁或蜜糖饮之，随服妙应麴或剪红丸），曰疰，鬼疰也，必心痛，神昏卒倒，昏愦妄言，或口噤，由卒感恶也，宜苏合丸。此所谓九种心疼也。

顾经言心痛，未有不兼五脏者。经曰：厥心痛，与背相控，善瘛，如从后触其心。伛偻者，肾心痛也，宜保元、神圣复气汤。腹胀胸满，胃脘当心痛，上支两胁，咽膈不通，胃心痛也，宜草豆蔻丸、清热解郁汤。如以锥针刺其心，心痛甚者，脾心痛也，宜诃子散、复元通气散。色苍苍如死状，终日不得太息，肝心痛也，宜金铃子散。内外邪犯心之包络，或他脏之邪犯心之支脉，故心亦痛，此厥心痛。谓之厥者，诸痛皆肝肾二经气逆上冲，又痛极则发厥也。但分寒热二种，手足厥逆，冷汗尿清，不渴，气微力弱而心痛，则寒厥心痛也，宜术附汤；身热足冷烦躁，脉洪大而心痛甚，则热厥心痛也，宜金铃子散、清郁散。经又曰：阳明有余，上归于心，滑则病心疝；心痛引少腹满，上下无定处，溲便难者，取足厥阴肝；心痛腹胀啬然，大便不利，取足太阴脾；心痛短气，不足以息，取手太阴肺，心痛引背，不得息，取足少阴肾。以上皆他脏之病干之而作痛者，非心本经自病也，治法当兼用各脏药。经又曰：邪在心则病心痛，喜悲，时眩仆，此则包络受邪，痛在腑不在脏者也。

经又曰：手少阳三焦脉动，则病嗌干心痛，渴而欲饮。此则别络受邪，痛在络不在经者也。二者之痛，皆因怵惕思虑，伤神涸血而然，宜补心汤。而亦有卒心痛，脉洪数者，宜黄连一两，煎汤顿服。如按之痛减则为虚，宜酸收，不应辛散，宜归脾汤加干姜、肉桂、菖蒲。有心膈大痛，呕逆发厥，药不纳者，趁势以鹅毛探吐，痰尽而痛自愈，内服药宜南星安中汤。有蛔虫啮心者，痛有休止，或吐蛔，蛔动则恶心呕吐，宜乌梅丸、芜荑散。心痛之不同如此。

总之，七情之由作心痛，食积痰饮瘀血作胃痛，二语正是分明，曷言乎心痛由七情也。经云：喜则气散，怒则气上，忧则气沉，思则气结，悲则气消，恐则气下，惊则气乱，除喜之气能散外，余皆足令心气郁结而为痛也。然心痛亦有虚实，按之痛止者，虚也，宜参术散；按之痛反甚者，实也，宜栀萸丸。凡痛，多用温散之药，独不可用补气血药，以气旺不通则痛愈甚也。

（《杂病源流犀烛》）

孔继菼

胸痹每遵仲景法

孔继菼（1748~1820），字甫涵，号云湄，清代医家

姻戚某姓之女，病胸膈痞闷数年矣。甲寅之春病增剧，呼吸阻碍，时静时烦，甚则气不得息，奄然欲绝，如是月余，卧床不复起。延余往视，其脉阳微而阴弦，似结非结，谓其父曰：此胸痹病也，法当用瓜蒌薤白白酒汤。缘令爱久病之躯，阳气过微，瓜蒌所不任，而薤白一味，近处又不可得，从宜变通，但助胸中之阳而疏通其气，病亦可以渐愈，然非多剂频服不可。乃父讶曰：何谓胸痹？予曰：风寒湿三气为之也。其始感也，止在皮肉筋脉骨节之间，久而不愈，重感于风寒湿之邪，则浸淫内袭，脏腑受病矣。夫脏腑非受邪之地，而邪得袭之者，新邪与旧邪相踵，其气既盛而难御，脏腑与经气相通，其窍又顺而易入，故皮痹不已，复感于邪则入肺；脉痹不已，复感于邪则入心；肌痹不已，复感于邪则入脾；筋痹、骨痹不已，复感于邪则入肝、肾。邪之所凑，其气必虚。正虚邪盛，病势安得不剧？其所以呼吸阻碍者，寒主凝闭，气道本为不利，湿胜生痰，窍隧又被堵塞也。其所以时静时烦者，风有作止，止则气平而有似乎退，作则气上而复受其扰也。夫三气合邪，盘踞脏腑，如浓云密雾布覆太空，胸中空旷之地，安能当此填结？数年之胸膈痞闷，与近日之气闭欲绝，皆是此故也。此必胜以阳药，领以辛散，使由脏而返于经，由经而达

于表，方得邪从汗解，故非多剂频服，不能奏全功。书方与之。数日，复遇病者之父，殷勤致谢曰：前日断症不错，予检方书，果是痹症，乃心痹也。问：何以知为心痹曰：书云：心痹者脉不通，烦则心下鼓，暴上气而喘，嗌干善噫，厥气上则恐。数语悉与症符，是以知为心痹无疑。予曰：诚然。然"痹论"又云：肺痹者烦满，喘而呕。令爱之胸膈痞闷，呼吸不利，正是此病，亦可尽归之心痹乎？夫心与肺俱位胸中，而心主血，肺主气。心犹君主之职，坐镇而为；肺则相傅之官，治节所出。心犹阳中之阳，位离而属火，阴邪犯之不甚易；肺则阳中之阴，居兑而属金，浊阴投之则易合。故此病中于心者浅，中于肺者深，中于心者犹有忽进忽退之时，中于肺者并无暂解暂开之会。以其形症所现，心肺并有，故不言心肺，而曰胸痹，盖言胸则可以并赅心肺也。今君但以为心痹，势必舍肺而专责之心，肺病不除，气何以运？则邪之客于心包者，亦无由外散，药将日用而无功矣。且胸痹之名出于《金匮》，治法亦甚详细，非予一人之私言也。病者之父自谓知医，竟不用予言，而取方书治心痹之成方，连投数剂。及不效，则曰：痹入于脏者死，此死症也，药将奚为？噫！执泥如此，信不如无书之为愈矣。其后病者亦未尝死，出阁数年，但卧床不起，以旧病未痊也。而予生平治此症，则实未尝不效。有张姓妇，年可五十，胸膈烦满，喘息不利，兼之四肢懈惰，发咳呕水，腹满膜胀，胸痹而兼脾痹之病也。予以桂、附、参、苓、半夏、枳、橘之属愈之。又朱姓妇，年未三十，胸膈满疼，逆气上塞，兼之月事不顺，少腹有块，脉来弦紧，胸痹而兼血病之症也。予以桂、附、参、苓、枳、橘、芎、归之属愈之。又李太学冠瀛者，因冒甚风大寒，始患气逆，渐而胸中闷疼，渐而胁肋膜胀。予脉之曰：《金匮》云：阳微阴弦，胸痹而痛，即是症也。以姜、附、半夏、参、术、桂枝之属投之，亦就愈。独于此女之病，审之甚确，议之甚详，而竟不见痊，果药之无当欤？治之不专欤？抑其父之执拗自用而不相信欤？人非理所素谙，业所素精，慎勿强作解人，贻识者以笑柄也。

（《孔氏医案》）

王清任

血府逐瘀治胸痛

王清任（1768~1831），字勋臣，清代医家

胸疼在前面，用木金散可愈；后通背亦疼，用瓜蒌薤白白酒汤可愈；在伤寒，用瓜蒌、陷胸、柴胡等，皆可愈。有忽然胸疼，前方皆不应，用此方一付，疼立止。

血府逐瘀汤

当归三钱　生地三钱　桃仁四钱　红花三钱　枳壳二钱　赤芍二钱　柴胡一钱　甘草二钱　桔梗一钱　半川芎一钱半　牛膝三钱

水煎服。

（《医林改错》）

曹仁伯

胸痹痰瘀交阻案

曹仁伯（1767~1834），字存心，清代医家

胸痛彻背，是名胸痹。痹者，胸阳不旷，痰浊有余也。此病不惟痰浊，且有瘀血交阻膈间，所以得食梗痛，口燥不欲饮，便坚且黑，脉形细涩。昨日紫血从上吐出，究非顺境，必得下行为妥。

全瓜蒌　薤白　旋覆花　桃仁　红花　瓦楞子　玄明粉　合二陈汤

诒按：方法周到，不蔓不支，拟加参三七磨冲。胸痹证，前人无有指为瘀血者。如此证，纳食梗痛，乃瘀血阻于胃口，当归入噎膈证内论治矣。

（《曹仁伯医案》）

吴　麂

胸膈痛甚，连及胁背案

吴麂（1751~1837），字渭泉，江苏如皋人，清代医家

景，胸膈痛甚连及胁背，药不能纳，到口即吐。予曰：脉弦沉滑，由于过食肥甘厚味，痰食积滞上焦，气逆不通所致。药既不纳，即用萝卜子捣碎，以温汤和搅，徐徐饮之，因就其势探而吐之，服后吐出积痰甚多，痛亦大减，继加味二陈汤和胃调气而愈。

（《临证医案笔记》）

林珮琴

胸痹心痛治裁

林珮琴（1772~1838），号義桐，清代医家

胸痹，胸中阳微不运，久则阴乘阳位而为痹结也。其症胸满喘息，短气不利，痛引心背，由胸中阳气不舒，浊阴得以上逆，而阻其升降，甚则气结咳唾，胸痛彻背。夫诸阳受气于胸中，必胸次空旷，而后清气转运，布息展舒。胸痹之脉，阳微阴弦，阳微知在上焦，阴弦则为心痛，此《金匮》《千金》均以通阳主治也。《金匮》云：胸痹喘息，咳唾，胸背痛，短气，寸口脉沉迟，关上小紧数，瓜蒌薤白白酒汤。胸痹不得卧，心痛彻背，瓜蒌薤白半夏汤。胸痹气急胸满，胁下逆抢心，枳实薤白桂枝汤。胸痹气塞短气，茯苓杏甘汤、橘枳生姜汤。胸痹缓急者，薏苡附子散。心中痞，诸逆，心悬痛，桂枝姜枳汤。心痛彻背，背痛彻心，乌头赤石脂丸。《千金》治胸痹达背痛，细辛散。胸中逆气，心痛彻背，少气不食，前胡汤。胸中满，噎塞，喉燥唾沫，橘枳生姜汤。不应，治中汤。胸背闭满，上气喘急，下气汤。胸背疼痛，熨背散。大约阳微者用甘温，苓桂术甘汤。阴凝者用温通，理中汤。饮逆者用辛泄，吴茱萸汤。痞阻者用辛滑，瓜蒌薤白半夏汤。喘逆者用苦降，桂枝加朴杏汤。痹久者兼通络，旋覆花汤。只在旋转上焦清阳，疏利膈间痰气，不与胸痞结胸等症混治，则得之矣。

　　喻嘉言曰：胸中阳气，如离照当空，旷然无外，设地气一上，则窒塞有加。故知胸痹者，阳气不用，阴气上逆之候也。然有微甚不同，微者但通其不足之阳于上焦，甚者必驱其厥逆之阴于下焦。仲景通胸中之阳，以薤白、白酒，或瓜蒌、半夏、桂枝、枳实、厚朴、干姜、白术、人参、甘草、茯苓、杏仁、橘皮。选用对症，三四味即成一方，不但苦寒尽摒，即清凉不入，盖以阳通阳，阴药不得与也。甚者用附子、乌头、川椒。大辛热以驱下焦之阴，而复上焦之阳，补天浴日，独出手眼。世医不知胸痹为何病，习用豆蔻、木香、诃子、三棱、神曲、麦芽等药，坐耗其胸中之阳，其识见亦相悬哉。

　　心当歧骨陷处，居胸膈下，胃脘上，心痛与胸脘痛自别也。心为君主，义不受邪，故心痛多属心包络病。若真心痛，经言旦发夕死，夕发旦死。由寒邪攻触，猝大痛，无声，面青气冷，手足青至节，急用麻黄、桂、附、干姜之属温散其寒，亦死中求活也。若五脏之邪，干心包致痛，通用必应散。经云：邪在心则心痛，喜悲，时眩仆。此包络受邪，在腑不在脏也。经云：手少阴之脉动，则病嗌干心痛，渴而欲饮。此言支脉受邪，在络不在经也。经云：厥心痛与背相控，如从后触其心，伛偻者，肾心痛也，神祐丸。腹胀胸满，胃脘当心痛，上支两胁，胃心痛也，草豆蔻丸、清热解郁汤。如以锥针刺其心，心痛甚者，脾心痛也，诃子散、复元通气散。色苍苍如死状，终日不得太息，肝心痛也，金铃子散，加紫降香。卧若徒居，心痛，间动作，痛益甚，色不变，肺心痛也，七气汤加枳壳、郁金。肾厥心痛，由阴火上冲。胃厥心痛，由胃中停滞。脾厥心痛由中焦寒逆。肝厥心痛，由火郁血分。肺厥心痛，由上焦气分不清。经之论厥心痛，以诸痛皆肝肾气逆上攻致之，但分寒热两种。寒厥心痛者，身冷汗出，手足逆，便利不渴心痛，脉沉细，术附汤。热厥心痛者，身热足厥，烦躁心痛，脉洪大，金铃子散、清郁汤。凡暴痛非热，久痛非寒宜审。经又云：阳明有余，上归于心，滑则病心疝。生韭汁和五苓散，小茴香煎汤下。又心疝宜疝气门求治。心痛引少腹满，上下无定处，溲便者，取足厥阴肝。心痛腹胀啬然，大便不利，取足太阴脾。心痛短气不足以息，取手太阴肺。心痛引背不得息，取足少阴肾。以上皆他腑脏之邪，干心而致痛，须加各腑脏药治之。《金匮》云：九痛丸治九种心痛。《医通》曰：九种心痛，乃久客之剧症，即肾水乘心，脚气攻心等别名也。痛久血瘀，阴邪闭结，故用参、附、干姜温气散邪，加狼毒、巴霜、吴茱萸驱之，使从阴窍出。药虽峻利，而改汤为丸，取缓攻，不取急荡也。后人因分九种心痛：曰饮，恶心烦闷呕水，由停饮蓄注也。葛苓汤，甚则小胃丹。曰食：饱闷噫败卵气，由生冷食物过多也。青皮丸加砂、枳。曰寒：外受寒，宜温散，桂枝七气汤；内受寒，宜温利，术附汤加蔻、朴、枳、陈。寒久郁则成热，用山栀为热药响导，佐以生姜，多用川芎开之。虚寒宜温补，归脾汤加干姜、桂心、菖蒲。肾寒乘心痛，则心悬如饥，泄痢下重，五积散。寒客背俞，则血脉涩，注于心，相引痛，桂枝七气汤、神效丸。曰火：痛不时发，姜汁炒山栀，少加炮姜、甘草。若热郁痛，脉数，口渴便秘，清中汤。曰气：脉沉结或弦，胸中气壅，攻刺作痛，沉香降气散。中气虚，按之则痛定，二陈汤加炮姜，不应，理中汤。久服破气药太过，脉大无力，六君子汤加炮姜。曰血：好饮热酒，血留胃口，脉必涩或芤，饮作呃，手拈散加桔梗开提其气。虚人血瘀，四物汤加桃仁、穿山甲、桂心、降香。曰悸：心痛而烦，发热动悸，此为虚伤，辰砂妙香散、加味七气汤。曰虫：面有白斑，唇红口沫能食，剪红丸。因蛔动则呕，痛有休止，乌梅丸、妙应丸。曰疰鬼疰心痛，昏愦妄言，或猝倒口噤，由感恶也，苏合香丸。此为九种心痛。若心痛脉微欲绝，手足逆冷者，桂心三钱煎服。猝心痛，脉洪数者，黄连三钱煎服。若脉弦数，木克土也，小建中汤。取芍药酸收，于土中泻木。如脉沉细，水侮土也，理中汤。取干姜味辛，于土中泄水。大寒客心胸，呕逆不食，气上冲痛，不可触近,《金匮》大建中汤。寒痛绵绵不绝，术附汤加草果、厚朴。凡按之痛减者，气虚也，参术散。按之痛甚者，气实也，栀萸丸。又有心痈发胸乳间，一名井疽，状如豆大，发如蜂窠，系心热盛，宜疏导心火，凉血饮，缓则不救。小便涩者，清心散，或凉膈散去硝黄，加白花、天花粉、木通、瞿麦。大便秘者，内固清心散，凉膈散去硝黄，加白芷、花粉、生地。

蒋　胸右偏痛，呼号欲绝，日夕不能卧。医初疑胃气，疏香燥破气方，不应，改用乳香、当归、延胡、灵脂，由气分兼入血分，乃益痛，更谓心痛彻背。予问曾呕吐否，曰未也。予谓痛不在心胃，乃胸痹耳。症由胸中阳微，浊阴上干。仲景治胸痹喘息短气，用瓜蒌薤白白酒汤通阳豁痰，复加半夏，正合斯症，仍加橘红，一啜遂定。

赵　有年，胸痹食阻，由举重伤气所致。脉小弱是阳结欲闭之候，述数月前膈痛，饮糜粥辄阻，自谓膈噎已成。今作胸痹治，通其脘中欲闭之阳。参《金匮》法，瓜蒌、薤白、桔梗、杏仁、橘白、丁香，用辛滑温通，胸脘俱爽，食入不拒，竟进粥饭，然病初愈，恣意粉团干饭，非高年膈噎所宜。

糜氏　中年脘痞，食减不饥，吐沫，渐成胸痹。乃上焦气阻，腑失通降。治者以为噎膈，专用术、附、蔻、朴，燥脾破气劫津，渐致阴伤液涸，大便不通，下焦壅则上焦益加胀满，恐延关格重症矣。宜辛通苦降法。蒌仁、杏仁、郁李仁、贝母、枳壳、苏梗、郁金汁、薤白汁，五七服胸膈舒，大便润而食进。

（《类证治裁》）

费伯雄

胸 痹 三 案

费伯雄（1810~1885），字晋卿，清代医家

某　肝肺气逆，胸痹膺痛，食入作梗。理气畅中。

杏仁　象贝　香附　佛手　当归　白芍　瓜蒌　薤白头　石
斛　郁金　甘草　橘红　蒺藜

某　胸痹因寒怒而致，痰气逆而凝结，卧睡不得，胸痛彻背。

瓜蒌　半夏　薤白　头石斛　郁金　甘草　橘红　桂枝　茯
苓　生姜　枇杷叶姜汁炒、包

某　胸痹木失所制，肝气将升。

白蔻仁打冲服，三分　生於术米泔水炒，一钱半　旋覆花包，三钱　赭
石三钱　炒白芍四钱　石决明四钱　沉香屑四分　青皮醋炙，一钱半　焦山
栀三钱　通草一钱　泽泻三钱

（《费伯雄医案》）

许　琏

胸痛呕逆喉痹带下头痛案

许琏，清代医家

董妪　年四十余，患胸痛、呕逆、喉痹、带下、头痛，病非一端，诊其脉沉细而涩。余曰：脉法云：下手脉沉，便知是气。病由情怀不畅，郁怒伤肝，木邪犯土，心脾气结，法当疏气平肝。先用归、芍、香附、橘红、郁金、蔻仁、柴胡、丹皮、鲜橘叶、佛手花、瓦楞子、牡蛎等，以水先煮生铁落，然后煎药。服三剂，诸症俱减八九，后以逍遥散加丹栀、香附、海螵蛸、牡蛎，服二十余剂而愈。又徐妪，年近五十，患胸痛。月信虽少而尚未断，体肥，脉弦而虚。余谓此属血虚气郁。与丹参饮而愈。此二证虽同为气郁，而却有肝旺血虚之分别焉。

（《许琏医案》）

李 铎

肾心痛案

李铎，字省斋，清代医家

高彦卿上舍 夙有气痛，近日复发，发时胸膈气胀，沉心如上升状，并牵引背脊骨节痛，是肾心痛也。其胸膈气胀，必由膻中气不舒展，膻中者，臣使之官，又为气海，其大气之搏而不纡，积于胸中而不散，则窒塞之状已若绘矣。又胸中本属阳位，诸阳脉咸附于背，肾俞穴在背脊，肾气由背脊而升，上则与心系通而为一，所谓坎北离南，水火相感者也。按：此足见肾中阳虚，而中阳尤乏，浊阴上干，为胀为痛，决非心胀而痛也。心者君主之官，一痛则手足青至节，为不治，此为明辨耳。据述每胀痛时，必须尽力努挣，其痛则差缓，是挣则搏聚之气稍舒，故痛亦稍缓矣。诊脉沉迟，《脉诀》云：沉迟冷结。法当理中阳兼通肾气，仿辛通温散之剂以进。又细审面色沉黯带黄，每饭必呕清水数口，腹中汩汩有声，小水黄浑，是阴瘅兼发，与三年前病候相似，此方亦可兼治也。

附子　干姜　肉桂　智仁　澄茄　吴萸　金铃子　丁香

此方服四剂，痛渐止，去金铃子，加茯苓、白豆蔻，令其多服，兼吞丁桂硫附丸十余两，而诸病皆痊。

宿病复发，非草率定方所能绝其根株，必如是方尽善尽美。吾兄凡遇气痛一症，煞费苦心，余眼见的确。

《医案偶存》）

陈廷儒

虚寒心痛重用甘草案

陈廷儒，字菊生，清代医家

心痛一症，《灵枢》有肾心痛、胃心痛、脾心痛、肝心痛、肺心痛、真心痛之分。盖五脏之滞，皆为心痛。《金匮》用九痛丸治九种心痛，后人以饮食、气血、寒热、悸、虫痓别之。虽祖此义，实未尽《内经》之旨。约而论之，要不越阴阳虚实。然实而属阳者易瘳，虚而独阴者难愈。庚寅冬，余至山东，有友朱汉舲患心胸痛，或数日一发，或一日数发，如是者六七年。余切其脉，濡数少神，知是肝脾心痛，既寒另虚，与以温补重剂服之，有小效，无大效。因思症系中空，甘草可满中，并能缓急止痛，仍前方加炙甘草至壹两，痛果大愈。但此症由境遇不遂所致，且患已数年，除根不易。其时有谓炙甘草一味，前方已用五钱，今又加至壹两，毋乃太多者？余曰："甘草，生用气平，炙用气温，其性能协和诸药，故有国老之称。昔仲景甘草汤、甘草芍药汤、甘草茯苓汤、炙甘草汤以及麻黄、桂枝、葛根、青龙、理中、四逆、调胃建中、柴胡、白虎等汤，无不重用甘草。惟遇呕吐肿满，酒客诸湿症，概禁不用，则以用药治病，有宜忌之分也。"世俗治病，不明宜忌，甘草一味，重用不敢，不用不能，凡立一方，但用数分，以为如此，乃两全之计也，不知其计愈巧，其识愈庸。汪切庵曰："时医用甘草，不过二三分而止，不知始自何人，相习成风，牢不可破，殊属可笑。"盖笑其庸耳。

(《诊余举隅录》)

郑寿全

剖判寒热论心痛

郑寿全（1824~1911），字钦安，清代医家

按心痛一证，有寒、热之别。他书有云心为君主之官，其可痛乎？所云痛者，实心包也，此说近是。余谓心、肝、脾、肺、肾并六腑、周身经络、骨节、皮肤，有形之躯壳，皆后天体质，全赖先天无形之真气以养之（真气二字，指真阴真阳也。真阴指母之精气，真阳指父之真气，二气浑为一气，周流上下四旁，主宰神明，即寓于中）。真气不足，无论在于何部，便生疾病，何得有心无痛证之说。夫岂不见天之日月，常有食乎？凡认心痛一证，必先判明界限方可。心居膈膜之上，下一寸即胃口，胃口离心不远，胃痛而云心痛亦多，不可不察。细思痛证一条，痛字总是一个逆字（气顺胃气流通，必无痛证。气逆则气血壅滞，不通故痛），无论逆在何处，皆能作痛，皆能伤心，其实非伤有形质之心，实伤无形中所具之真宰也。若执定有形质之心，是知其末也。心有心之界限，包络为心之外垣，邪犯心包，即是犯心章本，不必直云邪不犯心（犯心二字，是犯心君居处气也），试问犯心与犯包络，以何区分？诸书并未剀切指陈。余谓人活一口气，气盛则有余，为热邪（不独能致心痛），气衰则为不足，为阴邪（亦不独能致心痛之疾）。热与阴上逆，皆能致心痛，当以寒热两字判之便了。若邪热上干而痛者，其人必面赤，心烦热，小便短赤，口渴饮冷：法

宜养阴清火，如黄连木香汤、导赤散、当归散之类。若阴寒上干而痛者，其人多面青唇白，或舌青黑，喜热饮揉按，二便自利，法宜扶阳祛阴为主，如甘草干姜汤，加行气药姜、桂、吴萸之类。亦有阴寒已极，上攻于心，鼻如煤烟，唇口黧黑，爪甲青黑，满身纯阴，法在不救，急以回阳诸方，大剂投之，十中可救一二。近来市习，心胃莫分，一味行气破滞，并不察究阴阳，往往误事，一概委之天命，而人事之当尽，不又可废乎！

（《医法圆通》）

丁甘仁

胸痹脘痛案

丁甘仁（1864~1926），名字泽周，晚清民国医家

瞿左 胸痹脘痛较轻，呕恶亦觉渐止，屡屡嗳气，舌苔薄腻，脉象左弦右细，厥气升腾，浊阴上干阳位，再宜泄肝和胃，温通气机。

肉桂心研末饭丸吞服，四分　大白芍钱半　薤白头酒炒，钱半　瓜蒌皮二钱　云茯苓三钱　仙半夏三钱　陈广皮一钱　沉香片四分　春砂仁八分　熟附片四分　代赭石煅，三钱　金沸花包，钱半　陈香橼皮八分　炒谷麦芽各三钱

二诊：胸痹不舒，食入作梗，半月未更衣，苔薄白，脉沉细，此中阳不运，阴结于内。恙势尚在重途，还虑变迁，再宜温运中阳，而通腑气。

熟附块二钱　瓜蒌皮三钱　薤白头酒炒，钱半　仙半夏二钱　云茯苓三钱　福泽泻钱半　陈广皮一钱　春砂仁八分　炒谷麦芽各三钱　佩兰梗钱半　郁李仁研，四钱　大麻仁四钱半　硫丸吞服，钱半

三诊：腑气已通，纳谷少，脉象濡。再宜温运中阳而化湿浊。

熟附子块二钱　淡干姜六分　瓜蒌皮三钱　薤白头酒炒，钱半　云茯苓三钱　福泽泻钱半　新会皮钱半　仙半夏二钱　春砂仁研，一钱　炒谷麦芽各三钱　生熟苡仁各三钱　佩兰梗钱半　佛手八分

（《丁甘仁医案续编》）

胡宝书

胸 痹 三 案

胡宝书（1869~1933），名玉涵，浙东近代名医

王某

清阳失职，胸脘痹痛，得嗳旷达，辛以通之。

薤白头　姜半夏　茯苓各三钱　桂枝一钱　全瓜蒌四钱　淡干姜五分

按　清阳失职指胸中之阳气不展，因阳虚而浊阴上干。阳主升而阴主闭，开阖失司，窒痹而痛。病发于胸脘之间，系上焦之地也。所谓得嗳旷达，无非是痰浊停聚，气积在胸，客气动膈。嗳气者，机体生理自救之表现也。吴仪洛曰："胸痹之虚，本阳气微，非营气虚，阳无取于补，宣而通之，即阳气畅，畅则阳盛矣。"方宗《金匮要略》瓜蒌薤白桂枝汤加味以治之。

陆某

一身气化全在于肺。因胃热熏肺，肺职失司，气结痹阻，咽管似乎狭窄。法以薄味清肃，药宜气轻理燥。

鲜枇杷叶五片　苏梗　霜桑叶各一钱五分　薏苡仁四钱　降香末冲，六分　茯苓三钱

按　咽管狭窄，呼吸不畅，透气不松，虽有胃热熏肺所致，胡氏不治中焦而清上焦，旨在开咽管。其中降香一味，促使降气而辟秽，属佐使之品。临床对冠状动脉硬化性心脏病（简称"冠心病"）胸痹气

阻、呼吸不畅者以降香配丹参，有畅达气机、活血化瘀之作用，实因一理也。

王某

久痛入络，胸痹窒塞，用旋覆花汤。

旋覆花包　桃仁　当归须　川楝子　广郁金各三钱　川桂枝八分　青葱管三支

按　叶氏以"暴痛在经，久痛入络"来鉴别病之久暂。案叙胸痹窒塞由来已久。《金匮要略·五脏风寒积聚病脉证并治》曰："肝中寒者……胸中痛，不得转侧……"这一条与胸痹证之胸痛极相类似，但是两者的机制有所区别。由于肝脉上行，夹胃贯膈直达胸胁，亦能产生胸膺痹痛与胸痹证的胸阳失旷气塞，而痛截然不同，胡氏采用旋覆花之咸温、下气散结，直达肝经。因久痛入络，配合桃仁、当归须等药以活血通络。

（《近代浙东名医学术经验集》）

赵文魁

肝气湿饮，交结上逆，胸膈疼痛案

赵文魁（1873~1933），字友琴，晚清民国医家

闰五月二十三日酉刻，赵文魁请得端康皇贵妃脉息：左寸关弦数，右部沉滑。肝气郁滞，湿饮不调，以致水气凌心，胸膈疼痛。今拟调肝拈痛化饮之法调理。

醋杭芍四钱　元胡炙，三钱　醋柴胡一钱五分　香附炙，三钱　煨木香研，二钱　枳壳三钱　白蔻研，一钱五分　陈皮三钱　青皮研，三钱　防风二钱　丁香研，八分　泽泻三钱

引用腹皮子四钱，西瓜翠衣熬汤煎药。

按：肝气湿饮交结互阻，上逆胸膈，以致水气凌心，胸膈疼痛，法当调肝气、化湿饮而拈痛。方中白芍、元胡、醋柴、香附、青皮调肝，木香、枳壳、白蔻、陈皮、防风、丁香、泽泻理气和胃而化湿饮；大腹皮子辛温，归脾胃大肠经，能理气消滞而化饮，用之为引，旨在降气化饮。

（《赵文魁医案选》）

范文甫

阳虚阴乘，温阳宣痹

范文甫（1870~1936），名赓治，又字文虎，晚清民国医家

痹者，闭也。痹塞不通，不通则痛，故胸痹常见胸背引痛，痞结短气等症。先生根据《金匮要略·胸痹心痛短气病脉证治》"夫脉当取太过不及，阳微阴弦，即胸痹而痛。所以然者，责其虚极也。今阳虚知在上焦，所以胸痹、心痛者，以其阴弦故也"之论，认为胸中阳气不足，阴邪乘虚而居于阳位，导致胸中闭塞，邪正相搏，则发为痹痛。是故胸痹之病机，本虚标实为多。《金匮要略》曰："胸痹不得卧，心痛彻背者，瓜蒌薤白半夏汤主之"，"胸痹，胸中气塞，短气，茯苓杏仁甘草汤主之，橘枳姜汤亦主之"，"胸痹心中痞气，气结在胸，胸满，胁下逆抢心，枳实薤白桂枝汤主之，人参汤亦主之"等，对胸痹的证治，作了详实的记述。瓜蒌薤白半夏汤温阳下气，豁痰降逆，可用于痰涎壅塞胸中，胸阳不得展布，痛引胸背之证；枳实薤白桂枝汤则可用于痰浊壅塞，气滞不通，胸痹疼痛，胃脘痞满之证；橘枳姜汤则又为气逆痞满之轻证胸痹而设。先生认为，仲景所立以上三方均用于胸痹之实证。此病虽有偏气、偏瘀、偏饮之不同，胸痛胁满，心下痞闷之各异，但病发常相兼而作。正如先贤周禹载所谓"寒浊之邪，滞于上焦，则阻上下往来之气，塞其前后阴阳之位，遂令为喘息，为咳唾、为痛、为短气也"。故先生临床常熔《金匮》瓜蒌薤白半夏汤、

枳实薤白桂枝汤、橘枳姜汤为一炉，而成通治胸痹脘痛实证之"瓜蒌薤白方"。其中瓜蒌开胸中痰积；薤白、桂枝通阳宣痹；半夏、橘皮豁痰下气；枳实、厚朴消痞除满；生姜和胃降逆。不论气塞气短，气结气痞，或在心下，或在胁旁，凡偏于阴寒上乘，胸阳不舒之胸痹脘痛，俱可用之，俾上焦之寒邪得宣，三焦之痹塞自通。临床疗效颇著。

此外，若遇胸痹已久，症见四肢不温，倦怠少气，语音低微，脉来细弱，舌苔淡白而胸痛彻背者，此乃中阳不运，胸阳难振之虚证。先生则仿《金匮》人参汤法，以人参汤补气助阳而培其本，扶其元，使阳气振奋，则阴寒自消，胸痹自散。正如尤氏《金匮要略心典》指出的："宜急通其痹结之气，否则速复其不振之阳。盖去邪之实，即以安正，养阳之虚，即以逐阴。是在审其病之久暂，与气之虚实而决之。"且培本扶元，缓图根本，难见速功，所以先生以人参汤治胸痹，特别强调"守方工夫"，指出"药已对症，病有三日愈者，有迟迟十三日愈者，心急换法，反不愈矣！"此等经验，不仅是治胸痹，而且在杂病调治中也具有普遍的指导意义，值得重视。

沈右苦胸痹，痛不可忍，为日已久。阳气不运，复受寒邪所致，气机痹阻，故胸痛彻背。拒按是邪实，舌淡红，脉象沉迟，似可温化。

桂枝二钱　瓜蒌皮三钱　薤白三钱　炒枳壳三钱　生姜二钱　姜半夏三钱　厚朴二钱　陈皮一钱

二诊：药后胸痹痛好转多。

桂枝二钱　薤白三钱　瓜蒌皮三钱　炒枳壳二钱　半夏三钱　厚朴二钱　陈皮一钱　生姜二钱

按：《金匮》云："胸痹不得卧，心痛彻背者，瓜蒌薤白半夏汤主之"。"胸痹心中痞气，气结在胸，胸满，胁下逆抢心，枳实薤白桂枝汤主之"。"胸痹,胸中气塞,短气,茯苓苡仁甘草汤主之,橘枳姜汤亦主之"。先生融合上述三方而成瓜蒌薤白方。不论气塞短气,气结气痞,或在心下,或在胁旁,凡偏于阴寒上乘,胸阳不舒之胸痹脘痛,俱可用之。俾上焦之寒得宣,三焦之痹自蠲。

俞云章 胸痹痛,喜按喜暖,四肢不温,舌苔淡白,阳气虚故也,当以温药补之。

党参三钱　生冬术三钱　炙甘草三钱　炮姜一钱半　淡附子三钱　归身三钱　生白芍三钱

按:本方为《金匮》人参汤加味,用治胸痹偏虚寒者,是为"塞因塞用"之法。先生仿人参汤法又不泥于人参汤,此师古而不泥也。

沈某 苦胸痹,痛已久。历检前方皆是,何生君于《金匮》书中几乎试遍,惜乎无守方工夫,一方服后不即效,即换法试治。殊不知药已对症,病有三日愈者,迟迟有十三日愈者。心急换法,反不愈矣。

人参　白术　干姜　甘草

按:久痛属虚,故适用温补之法。所处方药是《金匮》治"胸痹,心中痞气,气结在胸,胸满,胁下逆抢心"之人参汤。药既对症,自应持之有恒,守法守方。不然,杂药乱投,反致延误病机,变症百出

忻某 胸中嘈杂,寸口脉涩。

旋覆花二钱　青葱管三条　茜草二钱　桃仁泥一钱　当归须一钱

按:此案所用为《金匮》旋覆花汤去新绛加茜草、桃仁、归尾,是消瘀通络之法。叶天士《临症指南医案》胁痛门中有类似病案记载,"……胁肋脘痛,进食痛加,大便燥结,久病已入血络。旋覆花汤加桃仁、归须、柏子仁"。

刘师母 热痦,胸痛老病又作。

山羊血三钱

按：查山羊血为散瘀和血之品，用治胸痛，当为留瘀之患。方案未详脉舌，当见脉涩，舌淡而边青黯之征，故用山羊血以逐瘀止痛。唯本品家养者效果不显，而野产者又很难办到。

（《范文甫专辑》）

顾景琰

虚实错杂识特征，标本缓急觅规律

顾景琰（1920~　），女，江苏省中医研究所研究员

胸痹、心痛同中有异

胸痹，常为胸闷、胸痛并见，而以胸闷为主。《金匮要略》云："心中痞气，心结在胸，胸满，胁下逆抢心""胸中气塞""短气""心中痞，诸逆心悬痛"。可见胸痹多为；闷痛而不甚，相当于冠心病轻度或非典型心绞痛或某些急性心肌梗死（如无痛型心梗，多见于老年患者）。

心痛，常以胸中痛为主症，其痛有定处，多在胸膺两乳间，即膻中周围，亦可涉及肩背与两臂内侧等处。《素问脏气法时论》有云："心病者胸中痛，胁支满，胁下痛，膺背肩间痛，两臂内痛。"其痛较着，甚则"心痛彻背，背痛彻心"或"痛如锥刺心"。又因疼痛发作有时，乍间乍甚，经久不瘥，尚有"久心痛"之名。凡此均与稳定型心绞痛相似。

其疼痛较甚，常伴手足厥冷或汗出者名曰"厥心痛"。《灵枢·厥病》载有"痛如锥刺心，……去真心痛一间耳。手足逆而通身冷汗出，……气微力弱，……亦主旦发夕死"。甚者类似真心痛，大多相当

于不稳定型心绞痛，部分则属急性心肌梗死。

"真心痛"为心痛之甚者，常卒然大痛，易于猝死。《灵枢·厥痛》云："真心痛，手足青至节，心痛甚，旦发夕死，夕发旦死。"其描述与急性心肌梗死颇为相符。

虚实错综，知常达变

冠心病所致胸痹心痛之辨证特点属本虚标实的观点，在国内基本趋于一致。至于本虚与标实之具体含意与临床证型类别等尚有不同见解。我们曾根据 1980 年 5 月全国冠心病辨证论治座谈会通过的本病中医辨证试行标准。对不同临床类型冠心病（心绞痛、心肌梗死、心力衰竭与心律失常为主，猝死除外）333 例进行辨证分析，发现虚证以气阴两虚证居多，占呈虚证表现者 328 例（包括虚实并见与单纯虚证）之 48.17%，依次为气虚证、阴虚证、阳虚证与阴阳两虚证。具阴虚表现的 208 例中伴阳亢证者 115 例（55.3%）。结合脏腑辨证，气虚证以心气虚居多（66.5%），阳虚证以心阳虚为多（60.5%），阴虚证以肝阴虚最多（75.1%）。实证以血瘀气滞证最多见，呈实证表现 331 例（包括虚实并见与单纯实证）之 98.19%（血瘀与气滞两证常并见），各临床类型中本证比例均在 90% 以上。呈痰阻表现者占实证之 41.08%，大多兼夹血瘀等其他实邪，纯属痰阻者为少数（1.81%）。综上分析，我们认为冠心病之胸痹心痛（心绞痛）以肝肾阴虚（或伴阳亢）、心气亏虚、血瘀气滞（部分兼痰阻、寒凝）为常见类型，而虚实、气（阳）阴之孰主孰次，常因人而异。

其辨证特点为：

心气虚衰转重，甚则可见心阳或心肾阳虚之证；血瘀证更明显，且常夹痰浊，而以痰热证居多；心阴同受耗损，病程后期常见明显气阴两虚之证；基本证型轻症多属气虚（或气阴两虚）血瘀证，重证多为气虚（或气阴两虚）血瘀痰热证。

病情多变易变而出现多种变证。由于心气虚衰转重，气血失调加甚，可致心悸怔忡（心律失常如因心病甚而及于肺肾脾，由气阳及于营阴，可使诸脏俱病，阴阳气血均趋失衡（心力衰竭）；心气心阳耗损尤甚者，常可骤然出现心阳暴脱之险证（心源性休克）。因此，辨证需作动态观察。

判定预后，重视舌诊

舌象常随病情演变而呈现规律性变化，对判断预后有一定意义，应予重视。

1. 观察舌苔变化有助于了解实邪为患之轻重深浅。病之初，轻症（心梗部位局限于前间壁或为局灶性者，范围不大，无严重并发症或合并病）常见薄白苔。重症（心梗范围较广，有严重并发症或合并病）虽仅发病数小时或1~2天，即可出现薄黄苔或白腻苔，甚至黄腻苔（须排除吸烟之影响）。病情进展中，轻症一般演变顺利，舌苔变化较少，可以始终为薄白苔，亦可在病程第3、4天时出现黄苔或白腻苔，经治常能较快地化为薄白苔，病情随之好转而进入恢复期。因此，凡病初舌苔不厚不腻，病程中变化不多，治疗后恢复较快者，大多提示病情较轻，预后较好；而重症一般较早出现黄腻苔，若经治疗而腻苔易化者，常有转危为安之机；腻苔持久不化或日见加重者，常伴恶心、呕吐、呃逆、便秘等脾胃证候，预后多险恶。

2. 观察舌质变化有助于了解心脏功能与正气盛衰程度。冠心病人之舌质以暗红或淡暗、紫气、紫斑等紫舌多见。心肌梗死初起胸痛剧烈时，舌质紫气加重或转晦暗少泽。经治疗疼痛缓解后，舌紫可减轻。如心肌梗死前原为红舌者，随病情进展可加深，尤在腻苔经治化薄后，常可出现红绛或光红舌者，反映正气进一步受损，已由气阳亏虚及于营阴耗损，提示病情转重。红绛舌而苔黄腻厚者，病情多较复杂严重，治疗多有矛盾，预后多差。若淡暗舌渐转轻度红舌，多属正气渐复，乃好转之兆，常见于急性心肌梗死恢复期。

治标治本，缓急轻重，探求规律

一、治法方药选用原则

1. 治法当按病情之缓急轻重而定

胸痹心痛发作较甚时多以治标为主。为求速效，首选芳香温通剂作临时治疗，继之可按辨证选用活血化瘀或／和宣痹通阳剂以控制其反复发作。症状缓解或控制后，欲图巩固，或胸痛不甚而伴心悸、气短等其他症状者（多见于冠状动脉慢性供血不足），则以标本兼治为宜。

2. 方药与剂型选用适当与否可以影响疗效

速效芳香温通剂以成药为宜，市售之冠心苏合丸、苏冰滴丸、麝香保心丸与速效救心丸等均可使用，见效较速，持续时间不长，不宜作为防治本病之基本药物。本病发作期，口服复方煎剂或／和丹参静脉滴注之效果较成药为佳；缓解期则宜以复方煎剂或／和成药合用以巩固疗效，预防再发。

二、对本病不同发展阶段辨证论治的体会

鉴于本病的病机与辨证特点，其治则可以"补虚祛邪，标本兼顾"概括之。然而，在本病不同发展阶段，本虚标实的缓急轻重不一，加

之禀赋有别，心肌受损与功能减退之程度与速度亦不尽相同，且因邪正相干，病情多有变异。

临床表现虽有共性之处，但亦需慎察其错综变化而辨证施治，非执一法一方能获全效。因此，在应用已确认有效之成药制剂治疗外，在本病不同发展阶段，发挥辨证论治之优越性，仍属必要而且是有益的。

1. 心绞痛发作期：丹参静脉滴注的疗效固然较为显著，但不能持久应用，亦不如口服治疗方便，应以中药复方煎剂为主，酌情配合丹参静脉点滴或中成药口服，相辅相成，常可取得较好疗效。

如以心痛为主症者，多以活血化瘀为主，我们常选用丹参、赤芍、川芎、失笑散、当归、红花、郁金等为基本方药。如兼见寒凝或阳虚证候，当选加通阳或温阳之品，如桂枝、仙灵脾、细辛、附子、肉桂等。一般通阳温经用桂枝、薤白、仙灵脾、细辛已可，寒重痛甚者需附子、肉桂等大温大热之品始效，其剂量宜随证增减，而以由小量递增为妥。曾治 1 例老年男性冠心病患者，胸痛胸闷反复发作已 10 多年，日趋严重，且伴窦房功能不全，呈现一派心肾气阳两虚，痰瘀交阻之证候。1982、1983 年两次住院治疗，予以丹参与低分子右旋糖酐静脉滴注，消心痛与中药益气通阳活血宣痹剂等综合治疗，症状得以缓解。数年来症情乍轻乍重，1986 年冬心痛又加重，以上治法已不甚效，经在原用中药复方中加用温热药物，先后加用附子、细辛与肉桂后始得控制，持续服药，历一冬未作大痛。如伴阴虚阳亢，血压增高等证候（临床多见此类病人），常配合滋阴潜阳平肝之品如生地黄、制首乌、桑寄生、钩藤、豨莶草、夏枯草、珍珠母、牡蛎等；如伴胸闷而舌苔不太厚腻者，常加全瓜蒌 1 只而重其量（30g，脾虚便溏者酌减量）以宽胸理气化痰而见效。

若以胸痹为主症者，多予宣痹通阳剂主治，常取《金匮》胸痹方化裁，以全瓜蒌、法半夏、桂枝、薤白、枳壳或枳实等为基本方药，酌加当归、丹参、红花、郁金、香附等和络理气之品。痰浊化热而见痰热证候者多仿黄连温胆汤意，用黄连、山栀、竹沥、半夏、竹茹、陈胆星、菖蒲、郁金、枳壳、丹参等药。

桂枝与薤白两药均具辛温通阳之性能，前者温经通络之力较强，药理研究提示该药具舒张外周血管，调整微循环等作用；后者主要为行气止痛，其舒张冠状动脉作用不太强。然其气味亦有不耐受者，我们喜用前者，惟当寒痰浊阻较著，胸闷较甚时常两药同用。

临诊所见，冠心病患者兼具心痛胸痹两病证候者，并非鲜见，可参照以上治法配合变化为治。果能明辨心痛或胸痹，则宜分别按上述法则治疗，较之一概治以活血化瘀的效果为佳。如曾遇一女性患者，主诉胸闷痞塞，入夜显著，间或隐痛，在外院据心电图轻度缺血性 ST 段改变而诊断为冠心病，已予硝苯吡啶治疗，症状稍减轻，夜间胸闷依然。分析患者饮食素丰，形体肥胖，舌胖质淡暗，苔白腻罩黄，胸闷痞塞，大便多溏等证候，乃脾虚湿浊内蕴，痰阻气滞，胸阳不运，血脉失畅所致，属胸痹病，故先后以二陈汤、黄连温胆汤、瓜蒌薤白半夏汤与枳实薤白桂枝汤等加减为治约 2 月，取得满意疗效，胸闷消失，心情舒畅，精神振奋，心电图 ST 段亦有改善。为方便病人，即试以成药舒冠片（养阴益气活血剂）治之，仅服数日即感不适，胸闷复现，舌苔又转白腻，再转服原方煎剂而获效。

2. 心绞痛改善或缓解期：多属冠状动脉慢性供血不足治宜标本兼顾，通补兼施，按辨证或以补为主，或以通为主，灵活变化。补虚重在心肾，以肝肾阴虚为主者多取六味地黄丸意化裁，伴阳亢且有血压升高者，杞菊地黄丸加减，常合桑寄生、钩藤、豨莶草、夏枯草、石决明、珍珠母、怀牛膝等。心气虚衰者当养心为治，主用生脉散与天王补心丹化裁；伴心阳不振，心功能不全者则以生脉散合附子、玉竹、葶苈子等益气温阳、强心利水之剂为治。心肾同病，当以上述诸法方药，随证配伍化裁。不拘有无心痛发作，均需酌情合用治标通络之剂。

临证所见，属于本阶段类似久心痛之冠心病患者，为数不少，如能长期服药，将有助于预防心痛复作或病变进展。然而，复方煎剂常服，不易为患者所接受，以成药为宜。为此，曾以首乌、黄精、仙灵脾等补益心肾，调和阴阳之品，合丹参、川芎、五灵脂等活血化瘀药，配药制成片剂（命名舒冠片，已经省级技术鉴定，并已投产供应），取得较满意的疗效。100 例持续用药 1~2 个月后，抗心绞痛总有效率 82.35%，显效率 44.12%，心电图好转率 60%，并具改善心脏功能、降低血液黏度、抑制血小板聚集、改善外周微循环流态与形态，以及降低血清总胆固醇与升高高密度脂蛋白－胆固醇等作用，可能有利于抗动脉粥样硬化。

3.急性心梗（真心痛）时，症情易变多变，常因凶险变证而致猝死，故一般多取中西医结合治疗。对本病重症险症之救治，固然西药势在必用，但在其病情演变过程中，及时辨证论治，服以中药，亦确有裨益。

急性心肌梗死与心绞痛既然同属心痛，源于同一病因病理，其治则方药必然基本相同，但前者由于心脉瘀阻与心气心阳耗伤益甚，加之痰热困扰，阻遏胸阳，与血瘀交相为患，常见多种变证，因而必须善于掌握虚实主次，阴阳气血盈亏变化之征兆，谨慎辨证，及时施治。我们根据临诊常见证型归纳五种治则，简介于下，方药与前述雷同者不再赘叙。

（1）益气（或益气养阴）活血法适用于发病之初或病情始终较轻者。症见胸痛、胸闷，神疲倦怠，气短汗出，舌质淡暗或暗红，苔薄白，脉细弱或细数。

（2）通阳化痰法（或清化痰热法）适用于发病 2~3 日后出现浊阻

或痰热证时。症见胸闷、纳呆、腹胀、便秘、或恶心呕吐，舌苔白腻或黄腻。常见病情益重，痰热益甚，腑气不通，邪实可以伤正，此时运用中药治疗，倍觉需要。盖因中医从整体辨证，或泻热泄浊，或芳香化浊，或消痞导滞，或润肠通便，在黄连温胆汤与小陷胸汤化裁基础上，加用大黄、桃仁或麻仁丸等治之，每使浊阻痰热得化，腑气通利，心脉瘀阻改善，邪去正复而使病情转危为安。

（3）益气养阴复脉法适用于病程中后期或恢复期或出现心气虚衰、心悸怔忡（心律失常）之变证时。症见神疲乏力，头昏心慌，胸闷气短，舌质红绛或光红，脉沉细或结代。以生脉散、复脉汤等方加减，参以活血通络之品。对严重心律失常者需治以西药。

（4）回阳救逆法适用于心气虚衰、心阳衰微，出现阳虚欲脱（心源性休克）之变证时。症见头晕气促，汗出心慌，四肢厥冷，神疲乏力，甚至神志朦胧，面色㿠白，唇色淡白或青紫，脉微欲绝。以独参汤、四逆汤、参附汤、桂枝甘草龙骨牡蛎汤等方加减为治。抗休克主要用西药，对神志清醒，能够服药者，配合中药治疗则可较快改善虚寒症状，并有利于稳定血压。

（5）益气温阳肃肺利水法适用于心气虚衰，心肾阳虚，本湿内泛，肺失清肃（心力衰竭）之变证时。症见气喘咳嗽，面浮肢肿，脘腹痞胀，胃纳欠馨，面色少华虚浮，唇舌青紫，脉沉细数。治以参附汤、真武汤、生脉散等方加减。急性左心衰竭，病情多危急，应以西药为主救治，中药仅作配合治疗。对慢性心衰应用人参、附子、玉竹、麦冬、五味子、连皮茯苓、紫丹参、酸枣仁等药治之，常能改善症状与心脏功能。

朱进忠

勿泥病名，辨证是凭

朱进忠（1933~2006），山西省中医研究院主任医师

冠状动脉硬化性心脏病，中医没有与此完全相应的独立病名。根据临床表现的不同特点，分别将胸部憋闷疼痛者，称为胸痹；胃脘部偏心窝处疼痛者，称心痛或胃脘痛；朝发夕死，夕发旦死者，称真心痛；胸满，气短者，称短气；浮肿，气短而喘者，称痰饮；心悸不安者，称怔忡；胸胁苦满，窜痛，心烦心悸者，称郁证；阵发性逆气上冲，胸脘满胀，心悸汗出者，称为奔豚。

若论治法的确立，必须首先进行认真的辨证。根据经验，其辨证的要点依次是：一脉象，二症状，三面色，四舌苔。而脉是关键中的关键。其中沉脉，主气郁、里证；滑脉，主痰和食积；虚脉，主气虚、脾虚、气血俱虚；微脉，主气血俱虚；细脉，主气血虚衰；濡脉，主阴虚、湿盛、胃气虚、气阴俱虚；弱脉，主阴阳俱虚；紧脉，主寒盛；弦脉，主肝胆经病、寒、痛、积。面色㿠白者，主气阴俱虚；萎黄者，主湿热、血虚、脾虚湿盛；青色者，主寒盛，瘀血；紫黯者，主瘀血、寒盛。

在治疗时，要分别按照肺、心、肝、肾、脾的不同而筛选药物，例如：肝郁气滞者，当舒肝理气；肾阳亏损者，当温补肾阳；脾胃虚寒者，当温中健脾；肺气不足者，当补益肺气。其次，要注意处方中

药物的配伍比例。

其常用的治、法大致有 11 种。

其一为瘀血阻滞证：症见胸部刺痛或心前区一片闷胀，舌苔有瘀斑，脉弦或沉细涩。治宜活血化瘀。丹橘汤：

丹参 15g　赤芍 9g　当归 9g　川芎 9g　降香 9g　青皮 9g　橘叶 9g

其二为痰气郁结，胸阳不振证：症见胸闷胸痛，尤以胸之上半部为甚，短气，脉沉细迟缓，关脉紧或沉涩。治宜温通心阳，蠲饮降逆。瓜蒌薤白半夏汤加味：

瓜蒌 30g　薤白 15g　半夏 15g　桂枝 15g　陈皮 12g

若舌质暗或有瘀斑者，加降香 9g，桃仁 9g，红花 9g，川芎 9g

其三为肝郁气结，痰热不化证：症见阵发寒热或无寒热，胸满心烦，头晕，口苦咽干，纳呆，脉弦稍滑。治宜舒肝解郁，清化热痰。柴胡陷胸汤加减：

柴胡 9g　半夏 10g　黄芩 10g　枳壳 10g　生姜 9g　瓜蒌 30g

若阵发性逆气上冲者，予奔豚汤。

其四为肝郁血虚，郁而化火证：症见胸满胸痛，心烦心悸，头晕头痛，肩背重痛，五心烦热，时时叹气，妇女月经不调，脉弦细稍数。治宜养血舒肝泻火。丹栀逍遥散加味：

柴胡 10g　当归 10g　白芍 10g　白术 10g　茯苓 10g　丹皮 10g　栀子 10g　薄荷 3g　生姜 3 片　甘草 6g　瓜蒌 15g　丹参 15g

其五为心阴不足，阳气不通证：症见心前区疼痛，并向左臂放射，心悸心烦，脉弦滑结代。治宜滋养心阴，兼以通阳。炙甘草汤加减：

炙甘草 15g　党参 10g　桂枝 10g　阿胶 10g　麦冬 10g　生地 30g　黑芝麻 9g　生姜 9g　大枣 10 枚

其六为气阴两虚，痰郁气结证：症见寒热往来，胸胁苦满，气短汗多，舌质红而少苔，脉虚大弦滑。治宜益气养阴，理气化痰。奔豚生脉合方：

当归 10g　川芎 10g　黄芩 10g　白芍 10g　葛根 15g　半夏 10g　桑皮 15g　人参 10g　麦冬 10g　五味子 10g　青皮 10g　陈皮 10g　紫菀 10g

其七为寒邪客于心脾证：症见胸脘憋痛，逆气上冲，手指厥冷，脉弦紧或沉细弦。治宜温中散寒。附桂理中汤加味：

附子 10g　肉桂 10g　人参 10g　白术 10g　干姜 10g　甘草 10g　枳实 10g

其八为寒邪直中少阴，阳气闭塞证：症见突然剧痛不止，四肢厥冷，脉沉微欲绝。治宜回阳救急。回阳救急汤加减：

人参 10g　白术 10g　茯苓 10g　炙甘草 10g　肉桂 10g　附子 10g　干姜 10g　五味子 10g　陈皮 10g　半夏 10g　麝香 0.3g

其九为阴阳俱虚证：症见心前区疼痛，气短乏力，心悸，口干，腿沉重或浮肿，脉细而促。治宜阴阳双补。十味地黄汤加减：

生地 24g　山药 12g　五味子 12g　茯苓 10g　泽泻 10g　丹皮 10g　附子 10g　肉桂 10g　麦冬 15g　白芍 10g　玄参 15g

其十为心肾阳虚，水饮上泛证：症见咳喘气短，平卧则咳喘加重，浮肿，指趾厥冷，脉沉细数促。治宜温养心肾，化饮利水。真武汤加减：

附子 3~6g　白芍 9g　白术 9g　杏仁 9g　人参 9g　茯苓 9g　生姜 3 片

其十一为气血俱虚，气滞血瘀，痰湿不化证：症见胸满或心前区憋痛，或憋闷，腹胀腹满，口干，脉虚大弦滑或沉缓。治宜益气养血，理气活血，燥湿化痰。参芪丹鸡黄精汤：

人参 10g　黄芪 30g　丹参 30g　鸡血藤 30g　黄精 10g　生地 10g　陈皮 10g　青皮 10g　苍术 15g　白术 10g　三棱 10g　莪术 10g　薄荷 3g　夜交藤 30g

朱锡祺

探讨思维决策过程，详明主次用药规律

朱锡祺（1917~1989），原上海中医药大学教授

朱氏认为冠心病患者大多虚实夹杂，而以"本虚标实"为多见，单纯属虚或属实者较少。从收集的128例冠心病患者的统计分析资料来看，也证实了朱氏的这种认识。

"本虚"，朱氏认为主要是气虚和肝肾两虚。患者或偏阳虚或偏阴虚，但每多兼有气虚。肝肾两虚在冠心病患者中也很常见。"标实"，多指本虚影响血液循环、津液输布而导致的气滞、血瘀、痰浊等病机。因此，朱氏治疗冠心病倡用"以补为主"、"以通为用"的原则。"补"，主要是补气、补肝肾；"通"，主要是理气、活血、化痰。

对临床上较常见的气滞血瘀型患者，朱氏认为仅用理气活血药还不够。根据朱氏的长期观察和体验，冠心病人的气滞血瘀，常与气虚有关。因心气不足导致的气血瘀滞，宜用七分益气，三分活血。

朱氏治疗冠心病，不仅着眼于"心"，而且常通过分析五脏之间的关系，进行整体治疗。肾为一身阴阳之根本，且心肾同属少阴，两者互相依存又互相制约；心肺分主气血，且同居上焦。故朱氏在整体治疗中尤重心肾、心肺并治。具体来说，在"本虚"，尤其是气阳、气阴和肝肾两虚为主时，常心肾同治；在"标实"，即表现为气滞、血

瘀、痰浊为主时，或对兼有老慢支、肺部感染的冠心病患者，常心肺同治。在胸闷胸痛与情绪或饱餐明显有关时，朱氏又常心肝、心胃同治。

<h1 style="text-align:center">治疗冠心病的思维决策过程</h1>

一、确定治疗对象主要矛盾的思维决策过程

朱氏首先根据病人的病史、主诉及各种实验室检查指标，判断患者是冠心病或可疑冠心病。如果不是，则按辨证所属的症证进行治疗。如果是，则进一步分析患者在就诊时的主要矛盾所在。朱氏的思维决策过程是：当冠心病患者就诊时，心力衰竭达到一定的程度（朱氏有自己的判别标准，下同），血压或血糖指标超过一定的限度，近期有中风史，或伴见老慢支继发感染、感冒发热、急性腹泻等，均按主要矛盾所在进行辨证论治，而暂不按冠心病进行治疗。虽兼有其他病证而尚未成为主要矛盾，则朱氏仍按冠心病治，而用药物的加减来解决兼证。朱氏在掌握上述病证的标准时，虽有一定的灵活性和模糊性（如掌握血压过高限度时，常要考虑患者有无高血压史等因素），但总的来说，仍有一定的法度可以遵循。

二、确定病机的思维决策过程

朱氏将冠心病分为心气不足、气阳两虚、气阴两虚、肝肾两虚、阴虚阳亢、血瘀气滞、痰浊壅塞、痰瘀交阻等8个基本证型，及由此组成的40个复合证型。从临床128个病例的统计分析资料来看，复合病机（亦即复合证型）占绝大多数。朱氏确定病机的思维决策过程大致分为三步：

（1）在确立病机前，进行初筛，即把无关的病机首先剔除，其余为候选病机。朱氏头脑中实际存在着判别气虚、阳虚、阴虚、血瘀、痰浊、肝肾虚等组成病机的核心单元是否成立的标准。举例来说，只有气虚、阳虚都达到一定的指标，气阳两虚作为候选病机才有可能被确定为病机。又如痰浊没有达到一定的指标，那么痰浊壅塞，痰瘀交阻的病机首先就被剔除。对于经验丰富，见多识广的老中医来说，这个思维决策过程，常常在极短的时间内完成，但不能因此否定这个筛选思维的存在。

（2）从候选病机到最后病机的确定，朱氏常常依靠抓"的症"来确立诊断。"的症"，常表现为特定的证候群。中医理论和临床经验表明，孤立的单个症状和特定的证候群，对于证型确立的意义是大不相同的。如患者有气短、畏寒、动则汗出、舌质淡胖的症状，这时确立气阳两虚的依据就显得非常充分。朱氏认为，这一证候群的意义要比四个孤立症状所表示的意义之和大得多。

（3）在复合病机（按朱氏习惯，多为两个）中确定主病机和次病机。朱氏的思维决策主要是结合构成两个病机成立的参数个数和严重程度这两方面来决定的。当两个病机为一虚一实时，除胸痛、胸闷程度严重，或虚证的参数依据相对很少外，朱氏一般将表示"本虚"的病机置前，而将表示"标实"的病机放后。

三、确定随症加减的思维决策过程

随症加减比较集中地反映了朱氏的经验和用药特点。他确定随症加减的思维决策过程主要是：

（1）兼证加药分别对待。即有些兼证一出现就考虑加药，有些兼证只有达到一定程度才加药，而有些兼证一般不考虑加药。如便秘这个兼证，只要病人主诉，即考虑加药，因朱氏认为冠心病患者保持大便通畅是十分重要的。头晕是冠心病患者常有的兼证，如只是轻微头晕，朱氏一般不加药，只有程度严重时，才考虑辨证加药。又如病家自诉健忘之类的症状，朱老一般不考虑加药。

（2）在兼证较多时，按经验有先加后加的决策。一般与冠心病关系密切的兼证及失血、疼痛等考虑先加，其余则后加，朱氏用药大多在 12 味药左右，一般不超过 15 味。

（3）朱氏加药，常有习惯的经验"药对"，此时要加就一定是一起加。如夜尿频数，每菟丝子与金樱子同加；肾虚头晕，常首乌合黑料豆并用。

（4）根据症状与药物之间的禁忌，确定若干减药规则。

四、复诊的思维决策过程

在复诊时，朱氏主要根据冠心病主症（胸痛、胸闷、气短、心悸、乏力等）的变化情况，大致分为好转、基本不变、加重三类。对于好转或基本不变的患者，原则上守方或随症略作加减。对于症情加重者，朱氏采取对策如下：

（1）首先辨察主要矛盾是否转移，若是，则按主要矛盾所在另行辨证治疗。

（2）如果主要矛盾没有转移，则通过问诊，判断症情加重是否与劳累、情绪、饱餐、受寒诸因素有关，或考虑是否与气候反常或交节等有关。若属上述因素所致，则仍守原方，随症加减，并加医嘱。

（3）如主要矛盾没有转移，又无上述诸因素影响，则根据症加情重辨病机，并确定相应的治则方药。

（4）针对症情加重的不同情况，变换方药或加大某些药物的剂量。

治疗冠心病的用药经验

朱氏治疗冠心病，积累了丰富的用药经验。他将冠心病大致分为八个基本证型，每一证型都有比较成熟和习用的基本药物。

心气不足，主用党参、黄芪、丹参、麦冬、益母草；

气阴两虚，主用太子参、麦冬、五味子、丹参；

气阳两虚，主用党参、黄芪、丹参、仙灵脾、附块；

肝肾两虚，主用首乌、黑料豆、女贞子、旱莲草、杞子；

阴虚阳亢，主用生地、首乌、黑料豆、珍珠母、钩藤；

血瘀气滞，主用丹参、益母草、苏罗子、郁金、旋覆梗；

痰浊壅塞，主用桂枝、瓜蒌、薤白、半夏、陈皮；

痰瘀交阻，主用丹参、益母草、半夏、陈皮、郁金、旋覆梗。

补气，朱氏每参芪并用。其中党参一味，在病重时换移山参，抢救用野山参，阳虚明显，常易以红参或高丽参，或配合附块同用。朱氏认为，附子乃温壮肾阳第一要药，能下补肾阳以益火，中温脾阳以健运，上助心阳以强心。治病窦综合征及心动过缓，常须配合参芪及麦冬等养阴药，方能作用持久，相得益彰而较少弊端。偏阴虚者，则以太子参、皮尾参或西洋参代替，或再配合麦冬同用。麦冬一味，朱氏不但用治阴虚者，在阳虚用大队温药时也常加用之，取其强心作用，既有相辅相成的意义，又可起到监制辛温太过的作用。

朱氏认为黄芪是补气要药，较之党参，作用更强，而且善补胸中大气，大气壮旺，则气滞者行，血瘀者通，痰浊者化，此即"大气一转，其结乃散"之谓。基于这种认识，朱氏不但对气虚表现明显者恒用黄芪，而且对血瘀气滞或痰瘀交阻表现为主的冠心病患者，也常以黄芪与它药配伍同用。因今药店配方之黄芪，枝细力薄，故用量常须至 15~30g，其功始显，甚者可用至 60g。

补肝肾，朱氏习用首乌、黑料豆、杞子、地黄等药。偏阳虚配合仙灵脾、附子同用，阴虚明显又常合女贞子、旱莲草并投。首乌和黑料豆，补益肝肾，并能降低胆固醇。延寿丹之类，常选首乌为君，说明其有抗衰老作用，而所用首乌，每与黑豆隔层铺垫，反复蒸制，可见两药合用，又有相须之性。临床还观察到，两药对肾虚肝旺的头晕有较好疗效，对改善神疲乏力的症状，也有较好效果。女贞子合旱莲草，即"二至丸"。补肝肾而不腻是其特长，长期服用，对动脉硬化有治疗和缓解作用。朱氏还发现，两药对眼底动脉硬化性出血，有促进吸收的效果。

朱氏认为，人之有生，贵在气血流通，所以无论属虚属实，均需运用或配合运用行气活血药。常用药有丹参、益母草、郁金、旋覆梗、赤芍、川芎等。丹参专入心经与心包经，不论寒热虚实，都可以用，并无禁忌。郁金配旋覆梗，以行气宽胸为长；川芎合赤芍，以活血止痛为优。益母草一味，养血而不滞瘀血，行血而不伤新血，又有降压利水之功，在冠心病伴见血压高时尤宜。胸痛较甚或心绞痛频发者，朱氏常加红花、留行子。对心绞痛发作病程历久，或心衰病人因血流受阻，引起心源性肝肿大或肝硬化者，则加配三棱、莪术两药。关于两药性能，朱氏推崇张锡纯之说，认为用于疼痛和瘀血"性非猛烈而建功甚速"，只要配伍恰当，用之并无流弊。

朱氏治冠心病善用桂枝，在痰浊和痰瘀壅塞胸膺，胸痛彻背或放射肩臂时，尤为常用。当心阳不振，浊阴弥漫，胸膺清旷之区顿成迷雾之乡，投以桂枝，犹如离照当空，阴霾自散。历来多以舌红为用桂枝之禁忌，但朱氏认为，只要舌上有津，具有桂枝适应证者，红舌亦可选用。此时常与赤芍相配，意在各展其长而又相得益彰。

在冠心病伴有肺部感染时，朱氏认为治肺常要先于治心，否则每易引起心衰。此时常在辨证施治的基础上加用鱼腥草、开金锁、山海螺。三药合用,药力较强,对长期使用抗生素已产生耐药性者,尤为适宜。若冠心病而见心衰,出现急性肺水肿征象时,朱氏则以益气强心配合泻肺利水法,如参、芪、苓、术配合附块、茶树根、万年青根、葶苈子、泽泻、槟榔等药。茶树根、万年青根均有强心利尿作用,但万年青根在心率慢于 60 次 / 分时即不用,而茶树根则不论心率过速或过缓,都可应用。葶苈子一味,泻肺利水作用颇佳,但过去多认为其药性峻烈,不可轻用,现证之临床并非如此。肺与大肠相表里,用槟榔旨在破大肠气而助泻肺行水之功。

朱氏的用药经验还有两个特点:一是选药针对性强,并尽可能发挥药物的多种作用:如同是胸痛,血瘀气滞为主的,主用红花、王不留行,而舌苔厚腻,或痰浊壅塞者,则换用白芥子、桃杏仁;同是便秘,一般习用瓜蒌仁、柏子仁,但若伴见高血压者,则换用决明子、大黄。二是既要药性平和,又要顾及脾胃。性味平和,则久服无弊;顾及脾胃,则化源不绝。

(陶御风 整理)

李斯炽

扶正为主顾护阴阳，补中兼通燮理五脏

李斯炽（1892~1979），原成都中医学院教授、院长

对心痛的治疗，李氏认为不可拘泥于某方某法，仍应辨证施治。如冠心病所并发的心绞痛，有瘀血者固为多见，但阴阳气血亏虚及气滞痰阻者亦属不少，若概以逐瘀之法治疗冠心病，则不能完全切中病情。

以扶正为主

临床中所见之心痛患者，多表现为阴阳气血亏虚，故治疗本病，应以扶正为主，使正气日充，则正能抗邪。在扶正的基础上，再加祛邪之品，则祛邪而不致伤正，可使患者的体质不断增强，病邪渐去，疼痛亦由是而缓解。若痰浊、瘀血阻滞较甚，心痛较剧，不攻逐不足以缓解其剧痛者，亦应用祛邪之法。然祛邪亦当顾正，适可而止。切不可屡攻屡逐，否则必将导致正愈虚而邪愈实，给后期治疗造成困难。特别是对久心痛的治疗更应注意扶持阴阳气血，纵然有瘀血、痰浊，亦应慎重处理。祛痰不宜用峻剂，如温胆汤、瓜蒌薤白半夏汤之类即可；逐瘀不宜用猛剂，如丹参、当归、郁金、鸡血藤、琥珀之类即可。

一、补阴顾阳，补阳护阴

心痛多为久病阴阳两损之证，在病变的发展过程中，有的以阴虚为主，有的以阳虚为主，由于阴阳互根，如见阴虚为主者，单纯补阴而不顾阳，则必导致阴盛阳衰；如见以阳虚为主者，单纯补阳而不护阴，则终必导致阳亢阴虚。故在用药中，要采取"补阴顾阳，补阳护阴"的方法，才能使阴阳逐渐归于平和，病情亦由是而缓解。李氏最喜选用阴阳兼顾的药物，如山萸肉、菟丝子、五味子、淫羊藿等，既可补阳，又兼护阴之用；当归、熟地、枸杞、龙眼肉等，既补阴血，又兼顾阳气；龙骨、牡蛎，育阴潜阳，摄纳精气，也可起到阴阳两补的作用。

二、补中兼通，通而勿耗

补而不通则气壅，气壅不但恋邪，且使药力不能运达病所。但通利过甚则又使正气耗损，故应适当掌握。凡滋阴壮阳，益气养血之品均补；凡疏肝行气，通阳利水之品皆通。本病既以正虚邪实为多见，故应以补为主，以通为辅。补应随其阴阳气血之偏虚而分别补之，通则应多选通而不耗正气之药。如刺蒺藜、丹皮、金铃炭、瓜蒌、茯苓、茯神、泽泻等，其他如广木香、郁金、厚朴、香附等，亦可选用。至于薤白、石菖蒲、桂枝等，温通之力较强，则用量宜轻。

燮 理 诸 脏

心脏有病可以影响到其他脏腑，其他脏腑有病也可以干犯心脏，在临床上心痛往往都伴有其他脏腑的病变。故李氏主张治疗心痛病要有整体观念，注意燮理诸脏。

李氏治疗心痛，常兼治肝肾，而尤以兼治肾脏为多。认为对久患心痛病者治肾更为必要，指出古人"欲养心阴，必滋肾阴，欲温心阳，必助肾阳"之说，确为经验之谈。心与脾胃之间有三条经络相连系，故心痛常伴有消化道症状，在治疗中应分清两种情况：一种是以心痛为主伴有脾胃症状者，应以治心痛为主兼治脾胃；一种是以脾胃症状为主或先有脾胃症状然后波及心脏发为心痛者，以治脾胃为主，兼治心脏。脾胃病退则心痛亦自然缓解。

例1 林某，男，43岁，1976年2月13日初诊。

3年前即患心痛，经西医检查确诊为冠心病，长期未能治愈。近来验血后又诊断为合并高脂血症。现症：心痛彻背，胸闷气短，头晕头昏，心慌心跳，烦躁失眠，周身乏力，食少腰痛，膝以下肿。其人体态肥胖，诊得脉象细弱，两尺尤弱，舌体胖嫩，质红少苔。

据上述脉症分析：舌体胖嫩、脉弱、气短、食少、乏力，为阳气不足之征。舌质红少苔，烦躁失眠，脉象细涩，又为阴血衰少之候，气血不充则致头晕头昏。心之阴气不足则发为心慌心跳。心阳不宣，心脉失养则发为胸闷、心痛彻背等胸痹心痛症状。故应以补心之气阴，安神镇静，兼顾其肾为法，补心丹颇为对证。

党参 9g　柏子仁 9g　炒枣仁 9g　茯神 9g　远志肉 9g　天冬 9g　生地 9g　当归 9g　元参 9g　丹参 12g　五味子 6g　甘草 3g

2月20日：服上方4剂，心痛胸闷大减。近日来睡眠颇为安稳，饮食稍有增加，但仍乏味，心悸、头昏、腰痛、水肿等症仍在。最近又感眼胀，两尺脉仍沉弱。此心气得养，心阳稍得开豁。但心肾气阴仍属不足，拟心肾两补法，用生脉散合六味地黄丸加味。

党参 9g　朱麦冬 9g　茯神 9g　生地 9g　泽泻 9g　山萸肉 9g　丹皮 9g　五味子 6g　怀山药 12g　丹参 12g　龙骨 12g　牡蛎 12g　桑寄生 12g　炙甘草 3g

3月10日：上方续服多剂，晚来未觉心痛，腰痛好转，水肿渐消，精神转佳，睡眠稳定，每餐能吃200g左右，但食后胃中微感饱胀。最近喉中堵气，胸闷，性急，头微昏，眼微胀，有时仍有心慌，脉象细涩。心肾虽得调养，但肝气又稍有郁滞，于上方中稍加疏通之品。

太子参 9g　朱麦冬 9g　茯苓 9g　薤白 9g　全瓜蒌 21g　怀山药 12g　百合 12g　丹皮 12g　刺蒺藜 12g　牡蛎 12g　五味子 6g　甘草 3g

3月17日：服上方4剂后诸症均有好转，胸闷、胃胀、喉间堵气等症状消失。自觉心情舒畅，脉象亦稍转有力，睡眠安稳，心痛一直未发，但尚微觉心慌，头晕，腰痛，眼胀。仍本两补心肾气阴之法。

党参 9g　麦冬 9g　当归 9g　丹皮 9g　泽泻 9g　怀山药 12g　茯苓 12g　丹参 12g　菟丝子 12g　五味子 6g　炙甘草 3g

4月21日：上方续服12剂，诸症若失。最近能爬两千米山峰进行锻炼，只微觉心累，但又出现足微肿、眼微胀等症，鼻中并有轻微出血。拟原方出入，并加茅根止鼻衄。

处方：

太子参 9g　朱麦冬 9g　山萸肉 9g　茯苓 9g　丹皮 9g　续断 9g　牛膝 9g　泽泻 9g　车前子 9g　五味子 6g　怀山药 12g　茅根 12g

上方续服数剂，已无明显症状，6月14日到医院检查心脏，运动试验阴性，心率85次/分，随访年余未复发。

例2 李某，男，51岁。

平时觉心中苦闷不舒，背部有发紧感，常令人用力捶打，借以缓和痛苦。长期患心痛，气候环境、生活起居及思想情绪稍有不适，即能引起心痛，痛甚则昏倒。精神萎靡，视力减退，用脑则头晕，睡眠欠佳。脉来极缓。血压18.7/15kPa。曾经西医诊断为冠心病。精神萎靡、脉来迟缓，知为阳气不足。肝失所养则视力减退，心气虚则心神不敛而致失眠，心阳不宣发为心痛，气虚则留气结于胸中而发为胸中苦闷不舒。背为阳，阳气不足，气机不畅，故背部有发紧感；用力捶打以助其阳气运行，故痛苦得以缓解。应以补气通阳开痹为主，用党参、甘草以补气，枸杞以补肝明目，茯神、龙骨以补心安神，山萸肉、菟丝子以补肾培元。再本《金匮》治胸痹方意，用法半夏、瓜蒌、薤白、桂枝、广皮、厚朴以通阳开痹。"血为气之母"，故再加当归、白芍补阴血以生阳气。

党参 9g　茯神 9g　龙骨 9g　山萸肉 9g　菟丝子 9g　枸杞 9g　白芍 9g　当归 9g　法半夏 9g　全瓜蒌 9g　薤白 6g　桂木 6g　广皮 6g　厚朴 6g　甘草 3g

二诊：服前方 10 剂，诸症即减缓，历时月余胸痹心痛未见复发，其他症状也有显著好转，但脉气尚不充实，至数不甚明晰，总由营气尚未恢复。仍按前法处理，加重充实营气，调养血脉。

党参 9g　天冬 9g　枣仁 9g　柏子仁 9g　龙骨 9g　丹参 9g　白芍 9g　当归 9g　生地 9g　菟丝子 9g　薤白 9g　茯神 15g　牡蛎 15g　五味子 3g　甘草 3g

三诊：连进 10 剂，诸症继续减退，胸痹心痛已基本告愈，眠食均佳。但脉象转见弦数，验舌无苔，心阳虽渐复而肾阴液又嫌不足。再以柔肝养肾兼宣通心阳之法，作丸药 1 料，进行调理。

党参 9g　甘草 9g　丹参 15g　柏子仁 15g　龙骨 15g　山萸肉 15g　菟丝子 15g　怀山药 30g　金钗石斛 30g　女贞子 30g　炙首乌 30g　牡蛎 30g　玄参 30g　白芍 24g　天冬 18g　茯苓 18g　丹皮 12g　泽泻 12g

上药共研细末，炼蜜为丸，每丸重 6g，每日早晚各服 1 丸。

例 3　罗某，男，40 岁，军人。1971 年 2 月 1 日初诊。

久患心痛，尤以下半夜发作较剧，并发心悸，发作时牵引背部，左肩亦痛，全身有缩窄紧张疼痛感觉，关节疼痛，足部微肿，表寒畏冷，胸中窒闷，咳嗽吐痰，虚羸乏气，食少腹胀，大便时溏时秘，头昏晕，睡眠甚差，夜间盗汗，舌苔干红，心脉浮弱。虚羸少气，形寒畏冷，显系阳气不足之证。脾阳不振，则食少腹胀。脾不行水，水饮内聚，或成痰而生咳嗽，或下流而发足肿。胸阳不宣则胸中窒闷。其睡眠甚差，夜间盗汗，舌苔干红，又为阴血不足之见症。血为气之母，气为血之帅，两者不足，交互影响，而成此阴阳气血俱虚证候。其头昏晕，大便时溏时秘，应属阴阳俱虚之象。气主煦之，血主濡之，关节疼痛，为气血不能煦濡所致。气血不能护养心脉，故见心脉浮弱。综合以上症状分析，本例心中痛悸，以阴阳气血俱虚为主，而致心脉失于通畅，复加痰饮内聚，使心脉更加痞塞。其发作在下半夜更甚者，以阴寒大盛之故。左肩是手少阴心经所过部位，故其疼痛亦向左肩放射。故本例应以久心痛名之，治法应以温阳开痹、行水化痰、补益气血、养阴安神为主。温阳用吴茱萸、桂枝；开痹用瓜蒌、薤白；化痰用法半夏、茯苓；补气用党参、甘草；补血用当归、白芍；安神用五味子、酸枣仁；养阴用麦冬、山药。

吴萸 6g　桂枝 6g　瓜蒌 6g　薤白 6g　五味子 6g　党参 12g　怀山药 12g　白芍 12g　当归 9g　枣仁 9g　麦冬 9g　茯苓 9g　法半夏 9g　甘草 3g

2月17日：上方续服 10 剂，心中悸痛大减，眠食均有改善，余症亦相应好转，最近因生气，微感两胁胀痛，性急易怒，心脉仍弱，肝脉微弦。宗前方意，稍加疏肝药，并拟丸方以缓调之。

太子参 12g　白芍 12g　牡蛎 12g　刺蒺藜 12g　金铃子炭 12g　瓜蒌 21g　薤白 6g　吴萸 6g　五味子 6g　玉竹 9g　麦冬 9g　茯苓 9g　法半夏 9g　甘草 3g

4 剂。

丸方：党参 30g　朱麦冬 30g　茯苓 30g　黄精 30g　玉竹 30g　浮小麦 30g　牡蛎 30g　白芍 30g　菟丝子 30g　刺蒺藜 30g　瓜蒌 30g　法半

夏 30g　薤白 15g　郁金 18g　杏仁 24g　酸枣仁 24g　柏子仁 24g　当归 24g　怀山药 24g　远志 9g　菖蒲 12g　吴萸 12g　炙甘草 12g

上药共研细末，炼蜜为丸，每丸重 9g，每日早晚各服一丸。

3 月 29 日：心痛又有改善，胸闷怕冷亦减轻，目前觉眼睛干痛，睡眠尚差，口中津液不足，大便时秘，晚间出汗，精神较前稍好，但仍觉乏力。此应重在育阴，兼以补气，再拟丸方调理。

苏条参 30g　黄精 30g　生地 30g　芡实 30g　厚朴 30g　玉竹 60g　麦冬 60g　茯苓 60g　牡蛎 60g　制首乌 60g　菟丝子 60g　女贞子 60g　旱莲草 60g　浮小麦 60g　大枣 60g　怀山药 75g　五味子 15g　丹参 15g　龙眼肉 15g　甘草 15g

上药共研末，炼蜜为丸，每丸重 9g，每日早晚各服 1 丸。

6 月 11 日：心痛、心悸等症已基本消除，目前只觉两胁时痛，食少腹胀，晨起有恶心现象，大便中夹气泡，不想说话。经检查肝功能正常，脉象弦细，舌质干，苔微黄。此为肝郁克脾，有化热之象，后用疏肝运脾法为主调理，续服 10 余剂，诸症即告消失，心痛一直未发，随访至 1977 年 2 月一直正常工作。

方药中

溯本求源首重扶正，平调阴阳治疗未病

方药中（1921~1995），原中国中医研究院教授

追 溯 病 原

方氏认为：中医学对冠心病心绞痛的认识，涉及到心痛、厥心痛、真心痛、卒心痛、久心痛、胸痹、心痹，以及九种心痛等，故可统称为心痛胸痹类证。因为这类疾病绝非一朝一夕之所成，故正确认识该病原发与继发的关系，就成为中医辨证论治的第一环节。

方氏指出：所谓原发，即从该病患者可追记的病中开始，直至目前存在的临床见证中，如某个病始终未愈地延续下来，那么它就是整个病程中的原发病，尔后的各种复杂病变，则都可认为是在此原发的基础上继发而来。尽管有时继发病的症状比原发病的症状更为突出，但就其实质而言，原发病的病机却始终是决定疾病发展变化的主要方面。所谓"原发"为本，即在治疗中应详尽分析病史，找出原发病，并重点地施治。

例1 李某，男，65岁。

因头晕心悸、胸痛腰痛而于1979年10月18日收住我院。查血压25.3/17.3kPa，心电图提示阵发性房颤，多发性房性早搏，胸透提示左

心缘丰满，肾图提示双侧肾功能中至重度受损。西医诊断为高血压、冠心病、心律失常、肾功能不全。中医辨证：患有腰痛已近20年，此后渐有畏寒乏力、头晕心悸、耳鸣便溏等，查舌质暗胖，苔白且润，脉沉弦而结，故考虑原发在肾，波及心肝脾，证属在气虚基础上，继发气阴两虚，夹有瘀血。根据原发为本的原则，应重点温肾，辅以补心、温肝、健脾、活血等，拟真武汤加减。

制附片 6g　茯苓 15g　白术 12g　赤芍 15g　桂枝 10g　炙甘草 10g　泽泻 20g　丹参 20g　郁金 10g　生龙牡各 30g

服30余剂后，胸痛心悸明显减轻，再投苓桂术甘汤、炙甘草汤、生脉散加减40余剂。出院前胸痛未作，诸症减轻，血压19.5/13.3kPa，心电图已大致正常。

疼痛虽是心痛痹证的主要临床表现，但只有伏其所主而先其所因，才能通过治本而达到治标的目的。张景岳说："五脏之靡，皆为心痛，刺治分经，理甚明悉。""但得其本，则必随手而应"。本例患者因胸痛心悸而入院，就定位而言，当主要在心。但分析全部病史，可知原发在肾，波及于心，以寒水上乘于心为主要病机，故治以真武汤等。方氏认为：临床上多数患者的发病部位、致病原因，乃至年龄、体型、季节气候特点等都与心肾两脏密切相关，故应特别重视心肾两脏的调治。

正气为本

方氏认为：心痛胸痹类证的发生，首先应责之正气虚损。即或兼有标实，亦属本虚所致。正如张景岳所说："若无六气之邪而病出三阴，则唯情欲以伤内，劳倦以伤外，非邪似邪，非实似实，此所谓无，无则病在元气也"。为此，在该病的治疗中，只有在治本的前提下治标，在扶正的基础上祛邪，即以正气为本，才能确实提高疗效。

例 2 郭某，女，60 岁。

因多饮多食多尿，手足麻木，腰酸腿痛 20 年，头晕失眠，胸中绞痛频作 4 年，伴有耳鸣耳聋、颜面抽搐等，而于 1978 年 11 月 12 日收住我院。查血压 20/12kPa，心电图提示陈旧性前壁心肌梗死、慢性冠状动脉供血不足，血糖 13.4mmol/L，四段尿糖全部 ++++。西医诊断为高血压、冠心病、糖尿病。中医辨证：患者久有三消、手足麻木、腰酸腿痛等，又渐次出现胸中绞痛，头晕失眠，耳鸣耳聋，面部抽搐等症。查舌质淡胖，有齿痕和瘀斑，苔白，脉弦细稍数，故考虑原发在肺脾肾，波及心肝，证属在气阴两虚基础上，继发气滞血瘀，风气内动。通过上述分析，可知胸中绞痛，面部抽搐虽然急重，但却皆因本虚所致，可根据正气为本的原则，以肺脾肾气阴两补为主，佐以疏肝。拟补中益气汤、增液汤、疏肝饮加减。

黄芪 25g　苍白术各 12g　青陈皮各 10g　升麻 10g　党参 30g　甘草 6g　当归 10g　柴胡 10g　姜黄 10g　郁金 10g　薄荷 3g　生地 30g　元参 25g　麦冬 12g　瓜蒌 30g　枳壳 10g

服 10 剂后，胸痛顿挫。再拟补阳还五汤、滋肾通关丸加减。

黄芪 45g　地龙 25g　当归 12g　赤芍 15g　桃仁 10g　元参 25g　红花 10g　川芎 12g　山药 25g　苍术 25g　知母 10g　黄柏 10g　肉桂 3g

又服 10 剂。出院前胸痛基本缓解，三消证明显减轻，体力有所恢复，心电图较前好转，血尿糖无明显变化。

方氏认为：所谓"痛则不通，通则不痛"，对于实邪致痛者固然颇为精当，但以此而概百痛之全，则有失片面。本例之胸痛颇为急重，但倘若只重标实而不顾本虚，就可能犯虚虚实实之戒。张景岳说："有曰通则不痛，又曰痛随利减，人皆以为不易之法，不知此为治实痛者言也"，"其有因虚而作痛者，则此说更如冰炭"。方氏还认为：因为心性属火，其主阳气，故"伤心者病在阳"的情况在心痛胸痹类证中最为多见，以温补之法治疗该病的经验也不乏记载。

平 调 阴 阳

阴精与阳气之间，不仅相互依存，而且相互转化，故气虚可以导致阴虚，阴虚也可造成气虚。心痛胸痹类证之初，虽然五脏所伤不同，在气在血各异，但久而久之，势：必阳损及阴，阴损及阳。为此，只有在"谨守病机，各司其属"的基础上，随时注意划清阶段，把握分寸，即不断于恒动中求得新的平衡，才可能使医者把握住整个治疗过程中的主动权。

例3 霍某，男，59岁。

因胃中冷痛40年，胸痛胸闷10年，以及逆气上冲咽喉，畏寒乏力，失眠盗汗，耳鸣如蝉，口干便燥等，而于1981年2月25日收住我院。查舌红有齿痕，苔薄黄，脉沉弦细弱。心电图提示冠状动脉供血不足，钡餐造影提示十二指肠走行后倾。西医诊断为冠心病、十二指肠球部溃疡。中医辨证：患者胃中冷痛久而未愈，故脾胃气虚为原发病。失眠盗汗，耳鸣如蝉，口渴便燥，舌红等阴虚之证，与胸痛胸闷、逆气上冲等气滞之证并存，故考虑继发在心肝肾，证属阴虚，兼有气滞。因为气虚在先，故应以补气为主，兼以养阴和理气，拟补中益气汤加生脉散、疏肝饮为治。

黄芪 30g　苍白术各 10g　陈皮 10g　党参 15g　柴胡 10g　升麻 10g　甘草 6g　当归 12g　麦冬 15g　五味子 10g　姜黄 10g　郁金 10g　荷叶 3g

10余剂后，胃中冷痛明显好转，遂酌减补气之品，增加养阴之味。改拟参芪丹鸡黄精汤加生脉散。

黄芪 10g　白术 10g　党参 10g　柴胡 10g　甘草 6g　当归 12g　天麦冬各 10g　五味子 10g　姜黄 10g　郁金 10g　薄荷 3g　丹参 30g　鸡血藤 30g　黄精 25g　生地 20g　夜交藤 30g　陈皮 10g

又服 10 剂。出院前胃痛消失，胸痛已月余未作，余症皆有减轻，心电图提示明显好转。

方氏认为：心痛胸痹类证以阴阳两虚最为多见，故治疗中不仅要针对原发之所在而取之，而且还要随时注意划清阶段，把握分寸。一旦原发病已有好转，就应避免偏执温补或滋养，可转而采用阴中求阳，阳中求阴的灵活治法。所谓甘药，即阴阳兼顾之剂。而所谓兼顾，又非等量齐观，无所侧重。阳为有生之本，阳旺则能化生阴血，故补气应在补血之先，扶阳应在滋阴之上。为此，方氏对阴阳俱损而其证急重者，往往先行补气，用补中益气汤之类。一旦病势趋于稳定，又根据阴为阳之根，阴虚不复则阳无化源的理论，再以养阴缓收其功，用丹鸡黄精汤、六味地黄汤之类。但是，不论先行补气，或继之养阴，都要随时注意兼顾阴阳，绝不妄投刚燥或阴柔之"至剂"，这也正是方氏每于补中益气汤中加生脉散、增液汤，以及丹鸡黄精汤中加参芪，六味地黄汤中合桂附之寓意所在。

治疗未病

五脏是不可分割的一个整体，任何一脏的病变都或多或少地会对其他脏器产生影响。心痛胸痹类证的发生，就是脏器虚损，由轻而重，久病不瘳，相互影响的过程。一旦病之既成，这种影响及其发展，还可能使病情越来越重。因此，方氏主张见微知著，未雨绸缪，以全局观点分析病机，判断转归，从而积极地"治疗未病"。

例 4　柴某，男，54 岁。

因素有眩晕失眠，自汗盗汗，近年来心悸气短，胸中闷痛，腰痛耳鸣，汗出淋漓等，而于 1978 年 11 月 27 日收住我院。查舌红苔黄腻，脉迟数不一而呈弦滑之象。心率 36~150 次／分，心律不齐，心电图提示交界性心动过速、完全性右束支传导阻滞。西医诊断为冠心病、心律失常、病窦综合征。中医辨证：因肝藏魂，胆主决断，肝胆不济则魂不守舍而决断不能，故出现眩晕失眠，脉数不均，其原发病在肝（胆）。心悸气短，汗出淋漓属气虚之证，腰痛耳鸣、舌红脉数属阴虚之证，胸中痛、脉滑、苔黄腻属痰湿之证，这些继发证又分别定位在心肾肺。根据五脏相关的理论，可知肝气不足时会导致肺乘和脾侮，故补肝时应佐以清肺清胃。遂拟十味温胆汤以养肝温胆为主，佐以心肺肾气阴两补和清泻肺胃。

党参 15g　生地 30g　菖蒲 15g　远志 15g　半夏 25g　陈皮 12g　茯苓 20g　甘草 6g　竹茹 12g　枳实 12g

服 30 余剂后，诸症减轻，又酌加生脉散、酸枣仁汤、生石膏等继服。经 4 个月治疗，临床症状明显好转，心率稳定在 62~80 次／分，心电图正常。

方氏认为：在温胆汤中，诸如陈皮、竹茹、茯苓、半夏、枳实等均有清肺胃之功。肝（胆）气不足可致肺乘脾侮，清泻肺胃则有利于肝气的恢复，故所谓温胆，此即在于治疗未病。本例的治疗一方面重用党参、生地等益气养阴以缓图其本，另一方面又重用温胆汤、石膏等清泻肺胃以温其胆，两者并行未悖，相得益彰。反之，在肝气有余而乘脾侮肺的情况下，又应配合补脾益肺、以制肝木的方法。肝脏如是，余脏准此。

（何正治　整理）

任应秋

益气扶阳养血和营，宣痹涤饮通窍宁神

任应秋（1914~1984），原北京中医药大学教授，著名中医学家

任氏认为心的功能，首先是主阳气，其次是主血脉，在罹患冠心病时，亦首先为阳气亏虚，其次才是血脉之损害。因此，任氏在临床上尝用"益气扶阳，养血和营，宣痹涤饮，通窍宁神"十六字诀来概括冠心病的治疗大法。现将具体的辨证运用，略述如下。

心 气 不 足

症状：心痛、胸闷、气短、乏力、易倦、心悸、自汗、食欲不振。脉沉细，舌淡，苔薄。

气不足则血行缓，血行缓弱，不足以濡养于心，则心痛、心悸、胸闷、脉细、舌淡等症随之而见；气虚不足以充实心机，则心短、乏力易倦、自汗、食欲不振等症亦相继出现。其心痛的程度虽不甚剧烈，但悠悠戚戚，发作频繁，并易于感冒。宜用益气宣痹之法，处方：

黄芪 18g　党参 15g　桂心 9g　白芍 9g　炙甘草 9g　生姜 6g　薤白 9g　川芎 9g　三七粉分两次冲服，1g　大枣 5 枚

水煎热服，日服 2 次。

方由黄芪五物汤加味而成。本为治血痹之方，组方的原意是：主要用黄芪以益气，桂、芍以和营，佐姜、枣以宣发其气，以使气充血滞，而痹因之以除。今再加党参助黄芪以益气，加川芎、三七助桂、芍以和营，加薤白助姜枣以宣痹，气充营和，痹着之病变自可改善。

阳 虚 阴 厥

症状：心痛、气短、汗出、肢冷、面色苍白，甚至昏厥。舌淡苔白，脉沉细，或见虚数无力，或见结代。

此为心阳衰竭，不能内煦于脏，则心作剧痛；不能温及四肢，则汗出肢冷；不能上供养于头面，则面色苍白而昏厥；不能鼓动血行，则脉见沉细、结代或虚数无力。因而对本证的治疗，应以扶阳救厥为急务。当剧痛难忍时，用乌头赤石脂丸加减方。

制川乌 9g　川椒炒去油，3g　干姜 9g　川附片 15g　生龙骨 12g　制乳香 3g　制没药 3g　五灵脂 9g

水煎热服，日服 2 次。

方用干姜、附子以扶阳，川乌、川椒以救厥，阳扶则心力可增，厥救则阴霾自散。再以乳、没、五灵脂以通营止痛。去原方赤石脂加生龙骨者，以其涩津、固脱、安神之用更强也。

如阳气虚惫，已进入昏厥，自当急饲苏合香丸，以回阳苏厥。亦可用苏合香 1.5g，细辛 3g，丁香 9g，冰片 0.6g，白檀香 9g，荜茇 3g，白人参 15g，煎成，趁热急饲。

如汗出不止，四肢厥冷，脉息微弱至极，宜防其虚脱，急用参附龙牡汤加味。

白人参 15g　川附片 15g　龙骨 15g　牡蛎 15g　麦冬 9g　五味子 9g

加入麦冬、五味子，即是生脉散，参附所以回阳，生脉所以救阴，龙牡所以固脱，实为标本兼顾，阴阳两救之方。

营 阴 失 养

症状：心痛、胸闷、心悸、四肢麻木、烦躁、口干、舌质红、脉细数。

营血虚少，不足以养心，则痛、悸频作；不足以营运于四肢，则发麻；不足以养神，则烦躁不安；不足以上承，则口干、舌红，宜用养营通络之法。

桂心 9g　当归 9g　白芍 9g　沙参 15g　干地黄 12g　地龙 6g　丹参 18g　川郁金 9g　鸡血藤 30g　炙甘草 15g

清水煎成，一日分 3 次温服。

方由人参养荣汤去黄芪、白术、茯苓，加地龙、丹参、郁金、鸡血藤组成。所去者，营虚当慎用温燥淡渗之品；所加者，皆借其有通络之功也。

如有心动过速，或心房颤动等心律失常的表现，则宜用养血安神法。

炒枣仁 9g　朱茯神 12g　炒知母 12g　川芎 6g　炙甘草 15g　柏子仁 9g　龙骨 15g　牡蛎 15g　炙远志 9g

清水煎成，一日分 3 次温服。

方由酸枣仁汤加味而成，原方以酸苦涌泄之功，益真阴，除虚烦，而神志得安。今再加柏子仁、龙骨、牡蛎、炙远志，旨在倍其养心安神之力也。

阴虚阳亢

症状：心痛、胸闷、烦躁不安、易于激动、头痛、头晕、肢麻、面赤、烦热、口干、舌质红或紫暗、苔薄黄，脉多见细弦有力。

营阴虚损，不能维持对心脏的濡养，则痛而胸闷；阴虚不能涵阳，阳失所养，则亢逆而成炎上的火热邪气，则头痛、面赤、烦热、口干、舌红苔黄诸症，随之而起。这时患者的血压亦往往升高。血少而神不安，故烦躁易激动；血少而脉失营，故肢麻而脉细弦急。宜用益阴制阳之法。

炒知母 12g　细生地 18g　炒玉竹 18g　泽泻 9g　茯苓 9g　牡丹皮 12g　苦丁茶 9g　降香 9g　丹参 18g　槐花 9g

清水煎成，日分 2 次温服。

方由知柏地黄汤化裁而成。地黄、玉竹、知母所以益阴之虚；丹皮、苦丁茶、槐花所以制阳之亢；茯苓、泽泻所以导心阳下行以归于肾；复用降香、丹参以辅益阴之品，通营活络，恢复其制阳安神的功用。

气滞血瘀

症状：心前刺痛、胸满、气短、烦躁不安，多为阵发性，舌质紫暗，苔略厚，脉弦。

气滞与血瘀，常互为因果。由于气滞不畅，常导致血行受阻而瘀蓄，虽血愈瘀蓄，气行愈滞，但毕竟仍以气滞为血瘀之先导。

血瘀则刺痛，气滞则胸满，气血的运行两有所碍，非惟气短，抑且神志不安而烦躁不宁。宜用行气化瘀之法。

延胡索 9g　金铃子 9g　丹参 18g　檀香 9g　砂仁 4.5g　制香附 9g

川郁金 12g　荜茇 9g　五灵脂 9g　三七粉分两次冲服，1.2g

清水煎成，一日分 2 次服。

方由金铃子散及丹参饮加味而成。加香附、荜茇配金铃子散以行气导滞；加五灵脂、三七粉、郁金配丹参饮以活血化振。滞行瘀消，诸症自当缓解。

痰 饮 阻 塞

症状：心痛，气短、胸部憋闷、痞塞不舒，咳嗽吐痰，甚或喘息，痰声辘辘，舌淡苔厚腻，脉沉滑有力。

痰饮之所以阻塞，皆由脾肾之阳虚，不能蒸发和散布水津，瘀留日久，渐变而为痰饮。既成痰饮之后，阳气仍不能克制之，以致痰浊水饮弥漫，阻碍其气血的运行，于是心痛、气短、胸闷、痞满诸症，相继出现。痰饮上干，肺气不能肃降，便咳喘咯痰，频仍发作。宜用导滞祛痰之法。

全瓜蒌 15g　薤白 9g　清半夏 9g　化橘红 9g　天南星 9g　茯苓 12g
生姜 9g　川芎 9g　桂枝 9g　苍术 9g

清水煎成，分 2 次热服。

此为瓜蒌薤白半夏汤、苓桂术甘汤、二陈汤复方。二陈汤所以健脾祛痰，苓桂术甘汤所以温肾祛饮，不用陈皮而用橘红，不用白术而用苍术，旨在倍其燥湿蠲饮的作用。瓜蒌薤白半夏汤　伍以川芎，主要在通阳宣痹，以顾护心脏的功能。

以上仅是从常见的冠心病证候，述其辨治大略。其中最关键的，总以扶阳通营为先务。在辨识许多复杂的证候过程中，都存在这一问题。

焦树德

辨析心痹病机，详明证治大法

焦树德（1922~2008），北京中日友好医院主任医师，国医大师

"心痹"即心受邪侵，致血脉、经络、脏腑、气血闭阻，不得宣行而发生的以心胸闷痛为主要证候的疾病。

可见凡是因为心气不宣，血脉不通畅，经络闭阻而致胸闷气喘，厥气心痛，心烦心跳，嗌干善噫，脘腹胀满，心痛引背（或痛串左臂内侧），心脉沉弦（或紧、或涩）者，即为心痹。现代仪器检查，可得到血压、胸透片、心电图等有关心脏不正常的指标。

心痹与胸痹的异同

心痹与胸痹，均为经络、血脉、气血闭而不通所产生的疾病；并且都可发生心痛的症状，所以说心痹与胸痹的病因、病机、症状均有相同之处。但胸痹主指胸中气血闭阻，经络、血脉不畅通而致的疾病，故胸痹轻者，仅有胸部气塞之症，重者才发生疼痛。胸中有肺也有心，肺主气，心主血，故胸痹重时，不但可产生心痛，而且也产生"喘息咳唾，胸背痛，短气"等肺的病症，据此来看，胸痹比心痹所涉及的范围更广泛，更复杂。胸痹可以包括心痹，心痹不能包括胸痹，这又是心痹与胸痹不同之处。但再深入分析其证候，胸痹中有"胸痹

心中痞气"、"胁下逆抢心"、"诸逆心悬痛"等，心痹中有"暴上气而喘"、"心痛引背"、"动作痛益甚，色不变，肺心痛也"等心肺相关联的证候。二者之严重者，均可发生真心痛这种"旦发夕死"的危证。据此又不难看出心痹与胸痹密切相关，不好截然分开，实属同中有异，异中有同之病。从而我们可以体会到《黄帝内经》中只谈到了心痹、心痛、厥心痛、真心痛等有关心痛的病证，关于胸痹只谈到此名，无症状描述。至汉代张仲景先师根据临床实践，密切结合《内》《难》诸经，才又提出了胸痹心痛之病，并且指出了治疗方药、辨证论治和随证加减的理法。

病 因 病 机

导致心痹发生的因素很多，无论内伤七情、外感六淫、脏腑诸病的传变转化等，都可发生心痹。但此证最多见的病因病机有以下几种。

气血虚弱、心阳不振年老体弱，气血不足，血不荣心，心脉血少，心阳不振，少阴气逆，阳虚阴厥而发心痛。心为阳中之阳，居于胸中，犹如离照当空，天朗气爽，阳气敷化，气血宣畅，则体壮无病。若心虚阳气不足，心阳不振，则如云雾阴霾，气血不得宣畅，血脉受阻，脉不通而心痹心痛（其痛有的波及咽喉之处）。一般说，正气虚弱时，邪气常来乘之，故又须结合以下诸种因素，综合分析。

寒邪乘心、血脉不通寒性凝涩，寒邪伤人，可使气血涩滞，血脉不通畅；心主血脉，不通则痛。

忧思伤心、气血郁滞，中医学所说的神明之心与血肉之心密切相联，分而言之可为二，合而言之则一。心主神明，过于悲忧、长久思虑则伤神，神伤则心虚，虚则邪易干之，致气血郁滞而发心痹。证之于临床，确有不少人，因过喜、过忧、过悲而发生心脏病。还有的心脏病人，因过喜、过忧、过悲而猝死。

痰浊积滞、脉道涩阻、膏粱厚味，油腻醇醴或体胖湿盛，易生痰浊；痰浊上犯，阴乘阳位，阳气不布，血脉痹阻；不通则心痹疼痛。我们从张仲景先师治疗胸痹心痛的方药中，也常看到用瓜蒌、薤白、半夏、橘皮、茯苓、枳实等降化痰浊之品，从而也可领悟到痰浊阻滞亦为心痹发生的重要病因病机。还须注意的是厚味入胃，胃属阳明，其性炅热，内生之痰浊，有的从阳化热，而形成痰热浊火，上蒙心窍。心窍不利，脉道涩滞，也可发生心痹疼痛。

久病入络、瘀血阻滞、跌打损伤，努责过度，食饮过热之物，急愤大怒，均可使人产生瘀血；久病不愈，也可因邪气深入血络而产生瘀血；或患血证（呕血、便血、咳血等）后，也可产生瘀血。

饮食壅滞、积气上逆《黄帝内经·素问》"平人气象论"说："胃之大络，名曰虚里，贯膈络肺，出于左乳下，其动应衣，脉宗气也。"可见胃与心有着密切的联系。故纵恣口腹，暴饮暴食，或中虚食滞，痞壅难消，胃失和降，积气上逆，虚里失畅，宗气不行，心血受阻，脉道不通，心气不得宣行而发心痹，出现上腹及心胸疼痛。所以临床上遇有胃疼呕哕，心胸痞塞堵闷之症，须详加辨认是否为心痹，切勿误诊为胃脘痛。

主证与脉舌

临床上进行辨证论治，首先要注意抓住主证和舌、脉的变化。

主证 胸闷，心跳，气短，咽干，嗳气，心胸疼痛，膺背肩胛间痛，甚则左臂内侧沿心经路线窜痛。见此证候，即可诊为心痹。再结合舌诊、脉象和后面所谈的虚、实、寒、热、痰、血、食积等证，四诊合参，进行辨治。

舌诊 心痹者，由于血脉不通畅，故可见舌质较暗。一般患者舌质无明显变化。有热象或阴虚者，可见舌质发红；瘀血所致者，可见舌有瘀斑。舌苔一般多为薄白。湿滞可见白厚苔；痰浊盛者，可见白厚腻滑难退之苔（兼热者黄腻）；饮食积滞者可见白厚垢积难化之苔；寒甚者，有的可见灰黑之苔；热盛者，可见舌苔黄褐少津。

脉象 寸脉沉者，胸中痛引背；关上沉者，心痛吞酸。沉弦细之脉，多为气痛证；见于寸，多为心痛；见于关，多为腹痛；见于尺，多为下腹、前后阴痛。心痛者中，脉沉而迟者易治；坚大而实，浮大而长、滑、数者难治。脉涩者有瘀血、死血。右手脉紧实为有痰积之证。

以上脉象为临床常见者，应熟记胸中，若遇有结、促、代脉者，证情多较重，应结合四诊全面分析，深入辨认。

常见证候和治法

在辨证时，抓住了主证，虽然可以辨出为心痹病，但尚不能进行论治，还须进一步辨出虚、实、寒、热、兼夹、转化等具体的证候，才能进行治疗。今把心痹最常见的证候和治法分述如下。

虚证 除见前述主证外，兼见形体羸弱，气怯神疲，倦怠乏力，语少声低，心痛绵绵，时发时愈，痛处喜按抚，心慌心悸，面色苍白。舌质偏淡，舌苔薄白，脉象沉细或虚软。此为气血两虚，心脉失养，少阴气逆，血脉痹阻之证。

治法：养血益气，助阳通脉。

方药：《千金方》细辛散加减。

细辛 3g　炙甘草 5g　干姜 3~5g　当归 10g　白术 6g　党参 10g　麦

冬 6g　茯苓 12g　瓜蒌 25g　薤白 12g　桂枝 9g　红花 10g　丹参 12g　元胡 9g

水煎服。每日 1 剂，分 2 次温服。

另用人参粉 0.3g，三七粉 0.6g，琥珀粉 0.3g，混合均匀，装胶囊，随汤药吞服，1 日 2 次。

如心痛不解者，可用苏合香丸 1 粒，温开水送服，1 日 2 次。心痛止，则停服。

虚证一般为气血两虚，但又有偏于气虚、血虚、阳虚、阴虚之不同，药物也要随证加减。

1. 气虚证

除一般虚证的表现外，还有明显的气短，乏力，倦怠嗜卧，说话先重后轻，渐渐少气无力，食少纳呆，舌质淡浮胖，脉虚。治法应加强补气，可在上方中改白术为 10g，改党参为白人参 6~9g，去丹参、麦冬，加炙黄芪 10~12g，另加木香、檀香各 6g，以防补气药之壅滞。

2. 阳虚证

在气虚证严重时，则可出现阳虚。阳虚证的特点是在气虚证的基础上，兼见喜暖畏冷，胸背部发凉，喜着厚衣，心胸痛处经热敷可减轻，手足不温，饮食亦喜热，舌苔薄白或白，脉虚而带迟缓。治法应加重补阳之品。可在虚证方中改干姜为 9~10g，桂枝改为 12g，或另加桂心 3~5g，可去掉麦冬、丹参。如手足兼现厥冷，精神不振，心中冷痛，脉沉细，出冷汗者，可在虚证原方中去瓜蒌、麦冬、丹参，加制附子 6~9g，白芥子 3~6g，人参 9~12g，改干姜为 9g，去掉党参。

3. 血虚证

在虚证中兼见面色㿠白，唇舌色淡，心悸动，月经量少，皮肤干燥，大便涩少，头昏目花，脉象细。治法中应加重补血，可在虚证方中加白芍 10~15g，阿胶珠 9g，熟地黄 10~18g，砂仁 6g。

4. 阴虚证

血虚进一步加重时，有的则出现阴虚证。如下午病情加重，手足心发热，心烦，夜间口渴，重者下午颧红，夜间盗汗，舌质红，苔薄白或无苔，脉象细数。治法中应加重益阴。可在虚证方中去干姜、桂枝，加生地 15g，元参 15g，沙参 9g，白芍 12g，改麦冬为 9g。

正虚之时，邪易乘袭，故在治疗虚证时，应注意辨认有无虚中夹实之证，如夹痰、夹寒、夹食、夹血等，与实证互相参看。

实证 辨出主证后，还要分辨虚实。虚证已如上述，实证则兼见形体壮实，心胸急遽绞痛，胸中窒塞，喜捶拍，疼痛难解，言语声音宏亮，舌苔略见发白，脉象弦滑或沉紧。此多为邪气乘心，心脉痹阻之证。

治法：宽胸开痹，活血通脉。

方药：《金匮》枳实薤白桂枝汤加减。

枳实 12g　厚朴 12g　瓜蒌 30g　薤白 15g　桂枝 5g　红花 10g　檀香后下，9g　蒲黄 10g　炒五灵脂 12g　茯苓 15g　丹参 18g　焦山楂 12g　元胡 9g　莪术 6~9g

水煎服，每日 1 剂，分 2 次温服。心痛甚者加服苏合香丸。

临床上实证比较多见，实邪又多种多样，故辨证要非常细致，常见者，有如下几种。

1. 寒盛证

除实证、主证的证候外，还兼见喜暖畏寒，胸中冷，痛处喜热熨，喜热饮食，遇寒病情加重，甚则手足发凉，舌苔白，脉紧或迟、或弦紧。治法宜加重散寒温阳，可在实证方中加干姜 6g，细辛 3g，白芥子 5~6g，紫肉桂 3~5g，减去枳实、丹参，桂枝加重，改为 12g。

2. 痰盛证

实证同时兼见痰涎壅盛，胸闷呕恶，或有头部昏晕，不喜饮水，体胖形实，舌苔厚腻，脉滑或兼弦。治法加强化痰祛湿。可在实证方中加半夏 12g，化橘红 12g，茯苓改为 18g。痛重者还可加莪术 6g，米醋 30~50ml。

3. 气滞证

兼见面青善怒，嗳气太息，长吁后较舒适，胸胁痛，胁下气逆抢心而痛，怒则加重。舌苔白，脉象弦。治法要加重疏肝理气。可在实证方中加青皮 6~9g，香附 10g，炒川楝子 12g，广郁金 10g。可去红花、丹参。

4. 血瘀证

痛处固定，痛如锥刺，大便发黑，夜间加重，舌质紫暗，或有瘀斑，脉涩。治法要活血化瘀。可在实证方中去厚朴，加桃仁 10g，苏木 15g，藏红花 0.3~0.6g，用黄酒炖化，分 2 次兑入汤药中服。

5. 食滞证

兼见脘腹膜胀，恶心欲呕，恶闻食臭，胃部痞满，嗳腐吞酸，舌苔垢厚，脉象右手弦滑，左手沉滑。治法也要加重消食导滞。可在实证方中去红花，加焦神曲、焦麦芽、焦槟榔、炒莱菔子各 10g，广木香 6~9g。

6. 热盛证

同时兼见烦热口渴，目赤面红，大结，数日不下，或有体温升高，舌苔黄厚，脉象滑数有力。治法应着重清热。可在实证方中去桂枝、蒲黄，加炒山栀 6g，炒黄芩、连翘各 12g，郁金 10g，川黄连 6~9g。

我在治疗急性心肌梗死时，遇有心痛数日不得缓解，大便干秘，数日不行，面红气盛，痛连胸脘，舌苔黄厚少津，属于实热证者，常用小陷胸汤合小承气汤加减，每获良效。

全瓜蒌 30~40g　川黄连 6~9g　半夏 10g　厚朴 12g　枳实 10g　生大黄 5~10g　红花 10g　檀香后下，6~9g　薤白 10g　丹参 15g　槟榔 12g

水煎服。

服药大便畅通后，则疼痛减轻，病情很快好转。大便畅通后，生大黄可减为 3g 左右，但不宜立即去掉，以保持处方中化瘀、导滞、和降、清热之作用。

在辨证论治时，要注意各种证候并不是孤立存在的，往往两三证同时兼见。例如痰盛证与热盛证兼见而成为痰热证；阳虚证与寒盛证兼见等。有的还可转化，例如食滞证发于阳性体质的人就可以从阳化热而渐渐转化为热盛食滞之证。反之，也可转化为食滞寒湿之证。还有的会影响到肾、肝、脾、胃等。另外，病程的初中末三期之变化，也要随时注意。例如急性心痹在初起时，多见实证；过 1~2 周后，有的可化热而出现热证；有的可不化热而或渐现虚象。过 5~6 周后，则有的出现虚证，有的则虚实证并见。疾病的恢复期，往往邪退正虚而出现虚象，在治疗上也要注意有所区别而随时变化治法，或随证加减药物。

步某　男，50 岁，军队干部，某县医院会诊病人，初诊日期 1978 年 5 月 18 日。病史与现症：素有高血压病，经常服用罗布麻片，血压控制在 17.3/12.0kPa 左右。近两三年来胸闷，胸背隐痛，心前区有时发生针刺样疼痛，有时出现耳鸣，二便正常，舌苔薄黄，脉象沉滑，左寸小。心电图检查有心肌供血不足表现，诊为冠状动脉硬化性心脏病、心绞痛。辨证：胸闷心痛为血脉闭阻之象，脉沉滑知内有痰浊，四诊合参诊为痰血阻滞，心阳不振所致之心痹。治法：助阳开痹，化痰活瘀。

瓜蒌 30g　薤白 9g　半夏 9g　化橘红 9g　茯苓 12g　檀香后下，6g　红花 9g　丹参 15g　五灵脂 12g　蒲黄 9g　远志 9g　磁石先煎，30g　蝉衣 6g

水煎服，6剂。

二诊（5月25日）：药后胸闷、心痛都未发生。已停服西药降压剂，血压能保持正常。舌苔白微黄，脉象沉滑，重按有力。上方加泽泻 9g。6剂。

三诊（6月1日）：已无自觉症状。停服西药降压药已两周，血压一直稳定。该日血压正常（15.7/10.4kPa）。舌苔薄白，脉象沉滑而带和缓之象。偶尔有耳鸣，已很轻微。

病已基本痊愈，嘱再配丸药服用，以善后。该丸药方为：

瓜蒌 120g　薤白 45g　半夏 36g　檀香 30g　丹参 60g　红花 36g　蒲黄 36g　五灵脂 60g　化橘红 45g　灵磁石 120g　蝉衣 24g　泽泻 39g　何首乌 75g　远志 39g　枳实 39g　茯苓 60g　地骨皮 75g　降香 30g　赤芍 39g　焦三仙各 75g　珍珠母 90g　苏合香 24g　麝香另研入，1.5g

共为细末，炼蜜为丸，每丸重 9g，每服 1丸，1日 2次，温开水送服。另用白人参粉、三七粉各 30g，混合均匀，每次服 0.6g，1日 2次。服完汤剂，应服丸药。

追访（1978年8月）：无症状，正常工作。血压、心电图均正常。

刘某　男，45岁，某县医院会诊病人，初诊日期 1972年6月19日。病史与现症：10个多月来，每日发生多次最少1次）心前区疼痛，不敢动，有"欲死"之感，同时还有头晕、气短、心跳，每发作约持续数分钟至数小时。发作时，自觉有一股"凉气"从小腹往上冲至咽喉，再至心脏，是时则心跳加快（180~200次/分），心中难受欲死。如"凉气"冲不到心脏，则腹胀、头晕、头胀、嗳气，矢气后则舒。食纳尚可，睡眠不佳，大便干，尿黄。曾住过4个医院，做心电

图 12 次，均诊为阵发性室上性心动过速。经多种西药治疗均未见效。1972 年 6 月 1~18 日，曾 3 次经中医治疗，服滋阴养血、安神宁心之剂，并以炙甘草汤加重镇安神药，连服 6 剂，未见好转，胸闷、腹胀加重，心动过速发作频繁。故是日特来求治。观其神情带有着急害怕之状，舌苔薄白，脉象弦。血压为 16.0/10.7kPa。辨证：心阳虚，肾气寒，心肾不能既济，寒邪乘虚上犯，心脉痹阻，发为奔豚心痹。治法：助心阳，暖肾气，温活经络。

桂枝 9g　白芍 9g　紫肉桂 6g　炙甘草 6g　生姜 9g　大枣 5 枚
水煎服，3 剂。

二诊（6 月 22 日）：药后自觉心脏舒服，没有"凉气"从下往上冲，仅感心脏处发凉。服此药后，没有发生过心动过速。舌苔薄白，脉弦。脉搏 80 次 / 分，心律齐。再投原方 3 剂。

三诊（6 月 27 日）：一直未再发生心动过速。胸闷、头胀、气短等症状均消除，仅偶有"凉气"从胃脘部上窜，但不难受。脉搏 76 次 / 分，心律齐。舌苔正常，脉象较为和缓，已不弦。上方加苏梗 6g，生龙骨、牡蛎（先煎）各 30g。3 剂。

四诊（6 月 30 日）：心动过速、心痛等均未再发生。要求上班工作，嘱再服中药 3 剂，即可上班工作。该方如下：

桂枝 9g　赤芍 9g　紫油肉桂 6g　生姜 9g　大枣 5 枚　生龙骨　牡蛎先煎，各 30g　紫石英 15g　苏子 9g

3 剂。1 个月后追访，治后未再犯病。

李介鸣

权衡标本兼施通补，调达气血贯彻始终

李介鸣（1916~1992），原北京阜外医院主任医师

对冠心病的辨证论治，先生强调首先要辨明标本虚实。本病多发于中老年人，皆因脏腑亏损，阴阳气血失调所致。其病理改变，多因气滞、血瘀、痰浊、寒凝等引起脉络痹阻不通。病为"本虚"而"标实"。临证辨清"标本"十分关键，所谓"知标本者，万举万当；不知标本，是为妄行"。扶正与祛邪是治疗本病的两大法规。一般治本宜补，治标宜通。患者心绞痛发作时，要"急则治其标"，多用通法止痛，即：气滞宜调；血瘀宜逐；痰浊宜豁；寒凝宜温。当病情稳定时，"缓则治其本"，多用扶正培本的补法，即：气虚者补气，阴虚者滋阴，阳虚者温阳。初病及年轻体壮者宜通宜散，久病及年老体弱者宜补宜和。根据辨证论治的原则，运用先通后补或先补后通等通补兼施，标本兼顾的方法，灵活运用，精心选药；做到：温而不燥，活而不破，补而不滞，滋而不腻。这样才能祛除病因，调和气血，畅达血脉，恢复脏腑功能，解除病痛。

调达其气血，贯穿始终

人之一身，不离气血。气血不调，则百病丛生。先生提出治疗心脏病要以"气血"为总纲。认为尤其是冠心病与气血的关系甚密。故特别重视气血的调理、调养与调和。《内经》云："心痛者，脉不通。"其形成，因正气内虚，加之六淫、七情、饮食劳倦等因素影响，使气滞血瘀，痰浊瘀阻，心阳不振，而致心脉痹阻不通。故欲止痛，先要解除不通，用"活血化瘀法。"但"活血不忘气"，因此，同时须结合"调气法"治疗，即"疏其气血，令其调达，而致和平"。根据正虚邪实的情况，补其不足，泻其有余，才能使气血调达，病痛减轻或消失。

一、活血化瘀法

本虚或标实，均可影响气血的运行，产生血瘀，引起心绞痛。临床上从冠心病人均见有不同程度的舌质暗紫或有瘀血点及瘀斑等现象看，说明"血瘀"为本病的基本病理。其疼痛特点多为压榨性或刺疼，痛有定处并突发突止，还伴有胸闷憋气等症状。治宜"活血化瘀"，用药根据病情轻重，选用"养血"、"活血"、"破血"化瘀三法。当患者症状不明显，仅有心电图改变，所谓"隐性冠心病"时，用"养血化瘀法"。方用"四物汤"加减，药如：丹参、当归、鸡血藤、芍药等。若心绞痛发作频繁兼有心电图明显改变者，用"活血化瘀法"。方用"血府逐瘀汤"加减，药如：川芎、桃仁、红花、蒲黄、益母草等。而"破血逐瘀汤"因其最易伤气血，除瘀血凝滞甚重者，如冠心病合并心源性肝硬化，非此法不能攻逐，多不选用。药物如：三棱、莪术、水蛭、虻虫等。

二、行气活血法

"气行则血行，气滞则血瘀"。气滞与血瘀，常互为因果，同时并见，仅为程度轻重不同而已。心绞痛特点多为闷痛或胀痛，痛无定处，可窜至肩臂及后背，时疼时止，并伴有胸闷憋气，善太息，心烦急，发作多与情绪有关，舌质暗苔薄或厚，脉弦。治宜"行气活血"，在活血药中加上行气药，寓行气于化瘀之中。方用"手拈散"加减。因行气药有脏腑病位的不同选择，临证须酌情运用。以胸闷憋气为主者，用行胸中之气的佛手、香橼；以疼痛为主，用行心脏之气的檀香、降香；以两胁胀满，嗳气心烦为主，用行肝胆之气的枳壳、川楝；以脘腹胀满，纳呆为主，用行脾胃之气的砂仁、蔻仁。而如何运用"活血"与"行气"药，当因人而异，侧重不同。以疼痛为主，痛有定处，用药比例以七分活血、三分行气为度。以胸闷憋气为主，疼痛不重者，用药以七分行气、三分活血为度。只要运用得当，有时仅一味亦能达到气血并行的目的。须注意的是，由于行气药性多温燥，易耗气伤阴，一般瘦弱体虚者少用，尤其厚朴、枳实类破气药物，只有当病人有腹部胀满，大便燥结，舌苔厚腻等实证时，方才选用。

三、益气活血法

"气为血帅，血为气母。"当气虚运血无力时则形成血瘀。其疼痛特点为隐隐作痛，时轻时重，多伴有心悸气短，倦怠自汗，劳累及活动后加重，舌暗淡体胖或有齿痕，脉沉细无力。宜益气活血，在"活血"药中加入补气药，通补兼施，寓补气于化瘀之中。方用"保元汤"加减。药如：黄芪、党参、玉竹、炙草等。取其保护气血、补而不滞、元气健旺更鼓舞活血药以祛瘀止痛且不伤正之优点。补气药中，党参虽作用较强，但最易满中，用量一般不超过 10g，若非大量不起作用，可配以砂仁、陈皮等一二味行气健脾药，既防滞气又有活血之功效。

先生认为：人体贵在气血流通。无论属实属虚，调达气血都是治疗冠心病的宗旨，并以此贯穿于治疗始终。先生最喜欢用的代表方为"丹参饮"。方中丹参入心经，活血止痛；檀香、砂仁行气止痛，砂仁又具养胃气之功，三药相伍，气血并调，通不伤正，不论何证、何法，均可选用，并无禁忌。

知常而达变，随证用药

由于引起气血不通的原因很多，除以上调达气血之法外，先生强调人的禀赋不同，病情变化多端，在遣方用药时要知常而达变，切忌生搬硬套。临证须视寒、热、虚、实不同，并注意其他脏腑与心脏的关系，调整用药，方能进一步提高疗效。常用合并法则有：

1. 宣痹活络法

用于因胸阳不振，痰浊瘀滞，痹阻血脉者。症以胸闷憋气为主，用"瓜蒌薤白半夏汤"加上活血药。若胸闷伴有烦热或心绞痛伴有灼热，用"小陷胸汤"加活血药。

2. 温通活络法

用于因寒邪痹阻经脉或遇寒则发心痛者。症状为肢冷恶寒，心悸气短，脉沉迟等，方用"桂枝汤"加活血药。

3. 健脾益胃活络法

用于因脾虚失运，不能化生精微，而生痰浊痹阻血脉者。症见胸闷憋气，脘腹胀满，苔白滑腻或饭后易诱发心痛，方用"香砂六君子汤"加入活血药,此乃心胃同治,通补兼施之法。

4.益肾活络法

肾为五脏之本,阴阳之根。先生认为本病"其位在心,其本在肾,补肾培本亦为重要治疗法则。此方可用于心绞痛缓解期、年老体弱者或似痛非痛者、用多种方法治疗仍不能缓解者。治疗时视肾阴或肾阳虚损情况,在补其阴或阳的基础上加上活血药,以助气血运行。肾阴不足者用"六味地黄汤"加减,药用:生地、山萸肉、枸杞子、玉竹、女贞子、丹皮等。肾阳不足者用《金匮》肾气丸加减,在上方的基础上加用:肉桂、附子、仙茅、肉苁蓉、紫河车等。但无论滋阴还是温阳都要注意"阴虚补阴而必兼顾其阳,阳虚补阳而必兼顾其阴",达到阴阳平和的目的。

辨证合辨病,总结规律

每一种疾病在其发生发展过程中都有一定的规律。在多年实践中,先生以辨证论治为基础,结合西医辨病,按照心绞痛的大致分型,总结出一些治疗规律。

1.初发劳力型心绞痛

患者年龄较轻,病程短(少于1个月)。此时以标实为主,多用通法,宜"行气活血"(活血药应多于行气药)。坚持服药,可稳定病情。

2.稳定劳力型心绞痛

病程较长,心绞痛相对稳定。此时多以正虚不足为主,药以补为主,通为辅,宜"益肾活血法",并根据肾之阴虚阳虚不同,或补肾阴或补肾阳。坚持服药,可巩固疗效。

3. 恶化劳力型心绞痛

心绞痛发作频、持续时间长，日常轻微活动亦可诱发。此时患者既本虚又标实，虚实错杂，但止痛仍为关键，治以通为主，在调达气血的基础上，根据阴阳气血盛衰情况，合用扶正培本的方法，通补兼施，提高疗效。成药可加苏合香丸止痛。

4. 自发性或变异型心绞痛

发作与劳累、情绪无关。

前者一天中均可发作，后者多发作于午夜及凌晨，疼痛较重，由冠状动脉痉挛所致。治疗在辨证的基础上加用"止痉散"，取全蝎、蜈蚣之搜剔、善于通幽、缓解痉挛的作用，疗效较好。

寻求止痛剂，增强疗效

冠心病的主要证候为"心绞痛"，故寻求有效止痛剂，为此证要策。先生在多年临证中，亦摸索出一些止痛效果较好的药物。

1. 单味药

荜茇：对遇寒则心痛效殊，用量 6g，但其味辛辣，久服易升火，有实热郁火者慎用。

麝香：此药香窜，止各型心绞痛疗效极佳。用量 0.15~0.3g，装胶囊吞服。唯此药奇缺且多为赝品，可用苏合香丸代之。

三七：专走血分，行瘀血止疼痛，适用于各型心绞痛，用量 3g，研末分冲。

2. 药对

元胡合冰片：元胡 3g，冰片 1g，研末冲服。元胡辛温，利气止痛，活血化瘀。古人谓"心痛欲死，急觅延胡索。"冰片辛苦微寒，通窍止心腹痛,患者服后觉凉入心脾,殊感舒快。

蒲黄合五灵脂:此为失笑散,生蒲黄 12g,五灵脂 6~10g,用于久痛不止以瘀血为主者。李时珍曰:"蒲黄与五灵脂同用,能治一切心腹诸痛。"

乳香合没药:各 6~9g,此均为树脂,取其香窜入心经,为气中之血药,止痛颇好。

蜈蚣合全蝎:全蝎 3g,蜈蚣 1 条,研末分冲,用于难治性心绞痛,其效甚佳。

檀香合丹参:各 10g,丹参量可大。张锡纯曾用丹参合降香治心痛甚效,先生临证将降香改檀香其止痛效果更佳。

人参合三七各 3g,研末分冲。人参大补元气,三七行瘀止痛。二者一气一血,一补一通,治气虚血瘀之痛疗效极好。

顾某 男,47 岁,干部。患冠心病 5 年。于 1988 年 8 月、1989年 11 月两次心肌梗死。因在当地医院治疗心绞痛控制不满意,于1989 年 12 月转入我院内科。入院诊断:冠心病,陈旧下壁、前壁心肌梗死;混合型心绞痛(恶化劳力加自发);心脏扩大,室壁瘤。入院后经扩冠西药治疗,心绞痛仍发作频繁,日数次至数十次,轻微活动甚至说话均可诱发心绞痛,只能整日卧床,苦不堪言,于 1990 年 2月 16 日请先生会诊。

主证:胸闷憋气,心痛彻背,伴咽堵出汗,舌暗苔薄,脉细弦。患者病程长,心绞痛频发,其正气已虚,但仍以"痛"为急,"急则治其标",先投以"行气活血通络"之剂,药用

丹参 20g 檀香 10g 砂仁 10g 生蒲黄 12g 五灵脂 9g 川楝子 10g元胡 10g 当归 15g 鸡血藤 15g 全蝎 6g 僵蚕 9g 三七粉分冲,3g

全方以丹参饮、失笑散、金铃子散三方合用,又伍当归、鸡血藤、三七养血化瘀止痛,全蝎解痉止痛,僵蚕解除咽堵,共奏调达气

血止痛之功。患者服药 3 剂，疼痛次数明显减轻，心绞痛每日发作仅一二次。患者再诊时先生根据其正气不足的情况，在前方基础上，加黄芪 20g，玉竹 15g，去僵蚕，益气养阴，患者服 20 剂后心绞痛基本控制，心电图亦有改善。

（范爱平　整理）

刘志明

本虚心脾肝肾，标实寒气痰瘀

刘志明（1925~　），中国中医研究院主任医师，国医大师

病 因 病 机

总体上属于本虚标实。但临床表现，多虚实夹杂，或以虚证为主，或以实证为主，兹将最常见的病因病机分述如下。

1.气血虚衰，胸阳不振

《金匮要略》云今阳虚知在上焦。"心为阳中之太阳，位于胸中，上焦阳虚即是心阳虚，心阳虚会影响到血液的正常运行，血运失常则血流受阻，致使前胸部猝然而痛；由于胸中阳微不运，久则阴乘阳位而为痹结，则临床上出现"胸背痛、短气"、"心痛彻背。"这些，都由于胸阳不宣、心气不足所致。本病又恒见于中老年人。年过半百，气血渐衰，如肾阳（气）虚衰，则不能鼓动五脏之阳，可致心气不足或心阳不振；肾精亏虚，不化气血，导致心气（阳）心血（阴）不足，心脉失于温煦、濡养而发心绞痛，即"不荣则痛"；肾脏阴阳不足，影响肝脾功能而生寒凝、血瘀、气滞、痰浊等阻滞心脉而发心痛，即所谓"不通则痛"，"不荣则痛"。因此，气血虚衰是冠心病心绞痛的重要病机，也是冠心病的重要病因学基础。

2. 寒邪内侵，气滞不宣

《诸病源候论》说："心痛者，风冷邪气乘于心也"。寒性凝滞，寒邪伤人，阴寒痰湿之邪易乘虚侵袭，以致阴寒痰湿搏结于阳位，使经络壅塞气滞不宣，痹阻胸阳，从而导致胸中气塞痞闷，胸痹心痛。

3. 饮食不节，浊气上逆

恣食肥甘，偏嗜厚味，或中虚食滞，痞壅难消，胃失和降，浊气上逆，宗气不行，心血受阻，脉道不通，心气不得宣行，则发胸痹心痛。

4. 情志失调，气机不畅

人的情绪波动太过，可以伤脏。如果精神刺激过度，发生过度的兴奋或急躁等，可导致阴阳平衡失调，气血不和，经络阻塞，脉络不利，气机不畅，而致气血瘀滞，或痰瘀交阻，宗气不运，心脉闭阻，不通则痛，而发胸痹心痛。又如《素问·举痛论》曰："百病生于气也。"肝主疏泄，条达气机。如七情太过造成气血悖逆，肝气郁结，畅达失职，心脉失调，筋脉拘急，血流受阻，亦胸痹而痛。

总之，冠心病病在心脉，根于肾，本虚在肾，因为，肾为五脏之本，阴阳之根，"五脏之阴气非此不能滋，五脏之阳气非此不能发。"心肾相交，心之阴阳气血总赖肾精肾气资生，心本乎肾。正如张景岳说：五脏六腑皆依赖肾气之温滋，"心赖之，则君主以明；肺赖之，则治节以行；脾胃赖之，济仓廪之富；肝胆赖之，资谋虑之本；膀胱赖之，则三焦气化；大小肠赖之，则传导自分"。所以，冠心病本虚在肾。

辨 证 论 治

冠心病的病理，有本虚标实两个方面，本虚为心、脾、肝、肾亏虚，功能失调；标实为气滞、寒凝、痰浊痹阻胸阳，阻滞心脉。治疗时，必须分清轻重缓急，标本虚实。余以为，冠心病的本质属虚，以虚致实，故治疗原则应以补为主，以补为通，通补兼施，补而不壅塞，通而不损正气。正如《金匮要略》胸痹篇所云，阳气虚于上，痰湿等阴邪乘虚干扰而成病。主张用瓜蒌薤白白酒汤、瓜蒌薤白半夏汤、枳实薤白桂枝汤、人参汤、茯苓杏仁甘草汤、橘枳姜汤、薏苡附子散、桂枝生姜枳实汤，共八方，临床上用于治疗冠心病确有很好的疗效。其治疗意义，主要是通阳宣痹。这里尤以薤白的通阳作用为重要。早在《灵枢·五味》篇就说："心病者，宜食……薤"。又说："辛走气，多食之令人洞心……辛入于胃。其气走于上焦，受气而营诸阳者。姜韭之气熏，营卫之气，不时受之，久留心下，故洞心。"清代王璞庄又作进一步的论述说："瓜蒌最清胸中之热，平人服之，能使心气内洞"。这里所指的"洞心"、"内洞"为开之意，即开痹通阳。吴仪洛说："瓜蒌薤白白酒汤，此上焦膻中药也"。因此，余在临床实践中常用瓜蒌薤白半夏等方，通阳宣痹化浊；如遇有脾胃症状，则用心胃同治之法，如上方合橘枳姜汤等。心绞痛缓解期，余重视肝肾之治，调补脏腑气血阴阳为主，常取得满意疗效。现将冠心病最常见的证候和治法分述如下，供同道参考。

1. 胸闷不宣

多见于冠心病心绞痛，即厥心痛、真心痛。临床主要表现为胸闷，心痛或胸痛彻背，心悸，面色苍白或黯滞少华，畏寒，肢冷，睡眠不宁，自汗，左寸脉弱或小紧。

治法：通阳宣痹，豁痰下气。

方药：《金匮要略》瓜蒌薤白半夏汤合枳实薤白桂枝汤加减。

瓜蒌 9g　薤白 12g　桂枝 9g　枳实 12g　厚朴 12g　党参 15g　生姜 6g　半夏 12g

水煎服，每日 1 剂，分两次温服。

方中用薤白、桂枝通阳宣痹散寒；瓜蒌、半夏、厚朴、生姜开胸中痰结，以行气豁痰。

加减法：若阳虚痛甚，"心痛彻背、背痛彻心"，再合人参汤，另加三七粉 1g。随汤药吞服，1 日 1 次；心痛止，停服三七粉。若心悸气短，脉迟或结代者，合用炙甘草汤，以通阳宣痹、复脉养心；若"胸痹不得卧"，即心痛不能平卧，并影响至胃，而出现胃胀痞结等症状，当心胃同治，从上方中加陈皮、茯苓等，以导滞行气，温中和胃，若偏虚者再加西洋参；若兼血虚失眠者合用四物安神汤或酸枣仁汤化裁。

2. 阳脱阴竭

多见于冠心病心肌梗死合并心源性休克。临床主要表现为持续性的剧烈心绞痛，精神萎靡，心悸气短，出冷汗，颜面苍白，四肢厥冷，或四肢出现青紫色，舌质紫暗，脉微欲绝，或见脉结代。

治法：回阳救脱，益阴复脉。

方药：《伤寒论》四逆汤合生脉散、保元汤加减。

制附片 12g　人参 15g　干姜 6g　麦冬 9g　五味子 9g　炙甘草 12g　黄芪 15g

水煎服，每日 1 剂，分两次温服。

方中用附子、干姜、炙甘草回阳救逆，人参、麦冬、五味子、黄芪益气养阴。

若心绞痛剧烈、持续不解，加苏合香丸 1 丸，温开水送服，1 日两次，心痛止，则停服。

3. 心肾阴虚

见于冠心病，但无典型的心绞痛史。临床常见于肾阴虚和心阴虚两型。肾阴虚：临床主要表现有头晕、耳鸣、口干、腰酸腿软、

131

夜尿频数，脉沉细或弦、或尺寸脉减弱；心阴虚：临床主要表现有心悸、气短、胸闷、夜卧不宁等，舌质红，苔薄白或无苔，脉细数无力。

治法：滋阴益肾，养心安神。

方药：《小儿药证直诀》杞菊地黄汤合首乌延寿丹加减。

菊花 9g 干地黄 12g 茯苓 9g 丹皮 12g 首乌 15g 桑椹 12g 牛膝 9g 桑寄生 12g 菟丝子 9g 草决明 9g 黄精 12g

水煎服，每日 1 剂，分两次温服。

方中生地、首乌、桑椹、寄生、牛膝、菟丝子、黄精滋阴益肾，茯苓健脾以助生化之源，配菊花、草决明养阴平肝清热。

若心阴亏虚见心悸、盗汗、心烦不寐者，可加麦冬、五味子、柏子仁、酸枣仁等以养心安神。

4. 阴虚阳亢

多见于高血压合并冠心病。临床主要表现为胸闷心痛间作，头晕、耳鸣、目眩，舌麻、肢麻、口干，心烦易怒，面部烘热、手足心发热，腹胀，舌质红，苔薄黄，脉弦等。

治法：通阳宣痹，滋肾平肝。

方药：《金匮要略》瓜蒌薤白半夏汤合天麻钩藤饮加减。

瓜蒌 9g 薤白 12g 半夏 9g 钩藤 9g 天麻 9g 石决明 18g 牛膝 12g 杜仲 12g 黄芩 9g 菊花 9g 首乌 12g 珍珠母 18g 桑寄生 12g

水煎服，每日 1 剂，分两次温服。

方中瓜蒌、薤白，宣痹通阳；天麻、钩藤、石决明平肝息风；黄芩、菊花清热泻火，使肝经之热不致偏亢；牛膝引血下行，配合杜仲、桑寄生、首乌补益肝肾。

鉴于胸痹心痛之证，由于脏腑阴阳气血失调引起并发各证，因此均可采用以上一种治则，或几种治则并用。

寻求止痛剂

治疗冠心病顽固性心绞痛，是临床医师的棘手问题，故寻求中医中药中有效止痛剂，是为要策。余在多年的临床实践中，逐渐摸索出一些有效的止痛药，兹介绍如下。

1. 麝香

此药辛香走窜，治疗各型心绞痛疗效显著。

常用量 0.3~0.5g，装入胶囊吞服。

2. 三七

专走血分，善行瘀血而止痛，适应于各型心绞痛。常用量 1g，研粉吞服。

3. 乌药

专走气分，善行气止痛，适用于阴寒痼结的心绞痛，即"心痛彻背，背痛彻心"。常用量 3~9g，煎水服，日服两次。

4. 西洋参三七粉

西洋参 6g，煎水，送服三七粉 0.5~1g，日服两次，用于各型心绞痛。此为益气行瘀之要药。

以上仅是余多年在临床实践中治疗冠心病的点滴体会和认识。余以为，在正确辨证的基础上，治疗宜灵活多变如调五脏即可治心，此五脏互为相使，隔一隔二之治法），为中医之特色治疗。故以上所论，只得其大纲，个体之差异及兼挟之不同，应加以仔细辨证论治，方能取得满意的疗效。

例 1　周某，女，56 岁，干部。因反复发作心前区绞痛 4 年，近 1 个月加重，于 1991 年 7 月 20 日初诊。

患者近 4 年来因劳累或情绪改变反复出现心前区绞痛。每次发作历时 3~5 分钟，放射至背部及左前臂，休息及含服硝酸甘油片可缓解。曾多次心电图检查，T 波改变，诊断为冠心病。近 1 月来，上述症状频发，每日至少发作 3~4 次，同时伴头晕、气短、心中痞塞、欲死等症状。经多方医治，心绞痛不能完全控制，故就诊于中医。

诊查：血压 16/12kPa，重病容，面色稍白，四肢欠温，舌质淡有齿痕，苔薄白，脉弦细。心阳虚，胃不和，遂致气机不畅，血脉瘀阻。通阳宣痹，心胃同治。瓜蒌薤白半夏汤合橘枳姜汤化裁。

瓜蒌 15g　薤白 12g　半夏 12g　枳壳 9g　党参 15g　生姜 5g　橘皮 12g　桂枝 9g　厚朴 9g　茯苓 12g

水煎服。

二诊：服药 7 剂后，心绞痛发作次数明显减少，症状也明显减轻，舌苔薄白，脉弦细。再投原方 15 剂。

三诊：心绞痛基本消除，欲死之症及头晕、气短、心中痞塞感完全消失，精神、食欲也明显好转。为巩固疗效，守原方再进 15 剂，病痊愈。

例2　丹某，男，63 岁，干部。间发心前区憋闷 9 年。近 1 个月加重，于 1981 年 4 月 23 日就诊。

患者近 9 年来常心前区闷痛。每次发作均与劳累有关，稍劳则心绞痛发作频繁，每次历时 5 分钟左右，放射至左前臂，休息及含服硝酸甘油片可缓解。近一月来因外出活动较多，故上述症状加重，发作次数也增加，同时伴气短、腰酸软无力、口干纳少，大便微干。患者素有高血压病及糖尿病史。

诊查：血压 17/12kPa（就诊前已服降压药），精神欠佳，左手握物发抖，舌苔薄，脉弦细沉无力。此属老年肾阴素亏，胸阳不振，血气不和。滋肾通阳，兼理气血。瓜蒌薤白半夏汤合首乌延寿丹化裁。

瓜蒌 15g　薤白 12g　首乌 12g　桑椹 15g　桑寄生 12g　当归 9g　太

子参 12g　牛膝 9g　枳壳 9g　赤芍 9g　川芎 4.5g　三七粉 1g

冲服。

二诊：服药 7 剂后，自觉精神好转，心胸憋闷减轻，再投原方 120 剂。

三诊：心前区疼痛完全消失，血压稳定，并恢复全日工作。为巩固疗效，后改服丸剂。

西洋参 30g　首乌 45g　桑椹 45g　茯苓 30g　生黄芪 30g　瓜蒌 45g　薤白 30g　枣仁 30g　桑寄生 45g　牛膝 45g　枳实 30g　三七 30g

共为细末，炼蜜为丸，每丸 10g，日服 2 丸。

1 年后，患者身体较健康，虽有时有劳累感，但不曾发生心绞痛。

（刘如秀　整理）

高泳江

证辨气血寒痰食，止痛三香通脉方

高泳江，甘肃名中医

先父泳江公业医 50 余载，曾执业于秦陇高原，在当地缺医少药的条件下，爱用中医药辨治冠心病心绞痛，积累了丰富的经验。他说："本病乃本虚标实之证，率以年老体弱者为多，复以不善摄生，而致脏腑功能失调，心脉痹阻不通，发为心痛之证。"在治疗上主张标本兼顾，辨证与辨病结合。他根据本病因心脉痹阻而致心痛的病理特点，恒用自拟验方"通脉散"通脉定痛，急治其标；又本着"因人制宜"的原则，将本病辨证分为五类七型，即气、血、寒、痰、食五类和气虚、气滞、血虚、血瘀、寒凝、痰阻、食滞七型。

通 脉 散

通脉散药物组成：沉香、檀香、制乳香、三七各等份。上四味研末，过罗备用。每服 3~6g，汤水冲服。方中制乳番、三七活血通脉，沉香、檀香芳香定痛，全方合奏通脉定痛之功，乃治冠心病心绞痛之良方。

一、气虚

本类病人心绞痛，每因劳累而诱发。临床多伴有面色㿠白，头昏，心悸，气短，乏力，纳差，舌边有齿印，脉微弱或结代等心脾气虚证。先父认为，气为血帅，血脉通畅，有赖气的推动作用，气虚则鼓动无力，血脉瘀阻，心失所养而发心痛。治疗多用归脾汤加减，冲服"通脉散"。二方合奏补气养心，通脉定痛之功。

例1 王某，男，62岁，1971年4月2日初诊。夙有"冠心病"史，近一月劳累后即觉头昏、乏力、心悸、气短，继则出现心前区疼痛，休息后能缓解。诊舌淡紫苔薄、舌边有齿印，脉结代。辨证为心痛证（气虚型），投以归脾汤加减，冲服"通脉散"。

黄芪 30g　党参 15g　当归 10g　茯神 10g　白术 10g　酸枣仁 10g
龙眼肉 10g　龙齿先煎，10g　远志 6g

每日1剂，水煎，分2次服，每服冲吞"通脉散"3g。汤散并服1个月，心绞痛未再发作，其他症状亦明显改善。遂停服"通脉散"以免耗气，单服归脾汤加减，追访月余，恙消症平。

二、气滞

本类病人心绞痛，每因情志不遂而发作。临床表现为心痛连胁，胸闷叹息，脉弦或沉弦等肝郁气滞证。正如《素问·藏气法时论》所云："心病者，胸中痛，胁支满，胁下痛"。清·陈士铎亦云："肝旺则心亦旺"（《石室秘录》）说明心与肝在生理病理上有密切联系。先父认为，肝气通则心气和，肝气郁则心气滞，血脉阻而发为心痛之证。临床每用逍遥散加减煎汤，冲服"通脉散"为治。二方合奏疏肝解郁，通脉止痛之功。

例2 钱某，女，54岁，1973年3月4日初诊。3个月前因邻里纠纷，心情郁闷而突发心痛欲厥，急送县医院，被诊断为"冠心病心绞痛"。此后稍有情绪波动，即觉心前区疼痛，连及两胁胀痛，平时胸闷不畅，叹息则舒。诊舌黯红苔薄白，脉弦。辨证为心痛证（气滞型），遂用逍遥散加减，冲服"通脉散"。

柴胡 7g　当归 10g　白芍 10g　茯苓 10g　绿梅花 10g　制香附 10g　郁金 10g　佛手 10g　合欢皮 10g

每日 1 剂水煎，分 2 次服，每服冲吞"通脉散"6g。用此汤散调治月余，患者心情开朗，心绞痛未再发作。

三、血虚

本类病人心绞痛，每于夜间或休息时发作。先父认为，人动则血运以营养脏腑经脉，人静则血聚以养肝，以致心脉缺血，不能荣心，则心痛作矣。临床多伴有面色无华，头晕眼花，心悸失眠，手臂麻木，舌淡，脉细弱或结代等营血亏虚证。治疗选用自拟验方补血六君汤。

黄芪 30g　当归 10g　丹参 10g　熟地 10g　阿胶烊化，10g　枸杞 10g

水煎，冲服"通脉散"。先父认为，方中黄芪配当归补气生血，丹参活血补血，对血虚心痛堪称良药，熟地、阿胶、枸杞均有益阴补血之效。二方合奏补血通脉之功。

例3　何某，男，69 岁，1975 年 2 月 4 日初诊。年届古稀，体弱多病，素有头晕眼花、心悸胸闷，寐而梦扰。1 年前发现有"冠心病"，近半月每天于夜间睡眠中发作，心痛难忍，甚则一夜再发，伴心悸、胸闷、气短，左上肢麻木感。诊见：面色苍白，舌淡紫，苔薄白，脉细弱。辨证为心痛证（血虚型），遂用补血六君汤加桑枝 15g，龙齿（先煎）10g，远志 6g，每日 1 剂水煎，分 2 次服，每服冲吞"通脉散"3g。药后心绞痛发作次数即有减少。守方调治 2 个月余，心绞痛完全控制，诸恙悉平。

四、血瘀

先父对叶天士"久痛入络"之说颇多推崇。他根据冠心病病程较长的特点，认为本病初为气滞在经，缠绵日久，血络之中，必有瘀凝，瘀甚则血脉闭阻，不通则痛矣。临床可见心前区或胸骨后剧痛，甚则如针刺样，痛点每次发作固定不移，伴心烦，胸闷，唇甲青紫，舌紫黯、舌下静脉瘀紫，脉沉弦或涩等血瘀络阻证。治疗喜用血府逐瘀汤水煎，冲服"通脉散"。二方合奏化瘀通脉之效。

例 4 沈某，男，51 岁，1977 年 1 月 3 日初诊。患"冠心病"2 年余。初始胸骨后疼痛，向左颈、肩、上臂部走窜，每发则自捶前胸，疼痛可得缓解。近 2 个月胸骨后疼痛固定不移，如锥刺样，伴胸闷如痞，心烦口干。诊舌紫黯、舌下静脉瘀紫，脉涩。辨证为心痛证（血瘀型），投血府逐瘀汤，冲服"通脉散"。

当归 10g　川芎 10g　赤芍 10g　桃仁 10g　红花 10g　枳壳 10g　牛膝 10g　生地 12g　柴胡 7g　桔梗 6g　甘草 6g

每日 1 剂水煎，分 2 次服，每服冲吞"通脉散"6g。药后心绞痛发作次数明显减少，如锥刺样痛感已消失。守方服药月余，瘀散痛止。

五、寒凝

本类病人心绞痛，每因感寒而发。临床多见心痛彻胸连背，手足厥冷，舌青紫苔白，脉沉紧或涩等寒凝脉阻证。先父根据《内经》"诸寒收引，皆属于肾"之说，认为本类病人多元阳式微，脏腑虚寒，致风冷邪气逆乘于心，胸阳不得舒展，血脉痹阻，发为心痛。非辛热重剂，不能温阳散寒，通达血脉。治疗多用重剂麻黄附子细辛汤合二仙汤加味水煎，冲服"通脉散"。二方合奏温阳散寒，通脉镇痛之功。

例5 赵某，男，50岁，1976年2月26日初诊。素体羸弱，罹患"冠心病"2年余。今晨赶路，触冒风寒，心痛大作，彻胸连背，伴面青唇紫、手足厥冷。诊舌青紫苔白，脉沉紧。辨证为心痛证（寒凝型），投治重剂麻黄附子细辛汤合二仙汤加味，冲服"通脉散"。

熟附子先煎，30g 薤白12g 麻黄12g 桂枝12g 仙茅12g 仙灵脾12g 巴戟天12g 细辛9g 高良姜9g

1日服2剂，每剂水煎2次混合后顿服，每服冲吞通脉散6g。1剂心痛减其大半，2剂心痛若失。其后，改温补剂善后调理。

六、痰阻

《玉机微义》尝云：痰之为患，"或心下如停冰铁，心气冷痛"。先父根据前贤经验，认为痰浊痹阻胸阳，心脉失其煦养，亦是导致心痛的重要因素。他说："其人中阳素虚，脾失健运，滋生痰浊，上泛胸中，痹阻胸阳，心脉失煦，而发心下冷痛"。临床除见心下冷痛、胸闷心悸外，还伴有纳差、恶心呕吐、苔厚腻等痰浊中阻证。在治疗上，先父认为关键在于温脾豁痰。他说："脾温土健，斡旋有力，升降得宜，则清阳腾胸，痰浊自降，胸阳振奋，心脉畅达，何心痛之有？"临床每用自拟验方温脾豁痰汤。

瓜蒌皮10g 薤白10g 姜半夏10g 陈皮10g 白芥子10g 苏子10g 茯苓10g 白术10g 桂枝10g 干姜10g 吴茱萸6g 远志6g

水煎，冲服"通脉散"。方中瓜蒌皮、薤白、姜半夏、陈皮、白芥子、苏子、远志宽胸豁痰，桂枝、干姜、吴茱萸、茯苓、白术温脾健中。二方合奏温脾豁痰，通脉止痛之功。

例6 石某，男，50岁，1978年7月4日初诊。形体肥胖，患"冠心病"约3年。近1个月频发心痛，时值盛夏，仍背心寒冷，伴胸闷心悸，恶心纳差。诊舌紫苔厚腻润滑，脉沉。辨证为心痛证（痰阻型），拟用"温脾豁痰汤"合"通脉散"为治，每日1剂水煎，分2次服，每服冲吞"通脉散"6g。药后心痛次数减少，胸闷背寒等症改善。守方共服2个月余，心绞痛未再发作，诸症亦瘥。

七、食滞

唐代孙思邈《千金要方》中有"食心痛"的记载。先父认为，饮食自倍，损伤脾胃，以致食滞中焦，不能化生营血，充养心脉，而发为心痛之证。正如《症因脉治·胸痹》所言："胸痹之因，饮食不节，饥饱损伤"，以致"中焦混浊，则闭食闷痛之症作矣"。临床可见心绞痛，每因过量饱餐而诱发，除表现为心胸闷痛外，尚可见脘满拒按、嗳腐恶食、苔垢浊、脉滑实等食滞中焦证。治疗用保和丸加减，根据食滞轻重，轻则加木香、砂仁行气消食，重则用熟牵牛荡积除滞，冲服"通脉散"。二方合奏化滞通脉之功。

例7 李某，男，60岁，1975年3月1日初诊。诉昨晚聚餐，恣食肥甘，夜归则心胸疼痛难忍，被家人抬至县医院。西医拟诊"冠心病心绞痛"而收住院。经用抗心绞痛药物治疗，心胸疼痛虽暂得缓解，但旋复加重，如次反复多次，遂邀中医会诊。追询病情，患者同时伴有脘满拒按，嗳腐恶食。诊舌紫苔垢浊，脉滑实。辨证为心痛证（食滞型），仿保和丸加减，冲服"通脉散"。

茯苓 10g　姜半夏 10g　陈皮 10g　厚朴 10g　熟牵牛 10g　山楂 15g　神曲 15g　炒麦芽 15g　砂仁后下，6g

1日服2剂，每剂水煎2次，混合后顿服，每服冲吞"通脉散"6g。1剂脘胀嗳腐缓解，心胸疼痛大减；2剂心痛消失，而思进食。

（高振华　整理）

高濯风

益气活血，唯求清灵

高濯风（1922~　），河北省人民医院主任医师

冠心病属中医学胸痹、胸痛、真心痛、厥心痛等范畴，多发生于40岁以后。中医有"年过四十，阴气过半"之说，认为本病的发生以正虚为本，尤以心脾肾的亏损突出。心气不足，鼓动无力，则出现血脉瘀阻；脾虚运化失常，痰浊内生，肾为先天之本，五脏六腑之根，肾虚则脏腑失于温煦濡养而气化不行，升降失常，浊阴因而凝聚为患，此瘀血、痰浊、阴寒为本病之标。胸为清阳之府，心体阴而用阳，浊邪内干（或瘀血或痰浊或寒凝），心脉不畅，甚或痹阻不通，不通则痛。气虚血瘀为其主要病机，临证施治当权衡标本缓急，急则治其标，缓则固其本，或标本兼顾，时时注重顾护元气。本病之治，最讲中庸之道，忌用大攻大补，益气与活血要恰到好处，以扶正而不助邪，攻邪不伤正为原则。要因人而异调整补益与化瘀的药味和剂量。防止活血太过反伤残存之气，更助瘀血；补益太过，因其气虚不能化生，反郁而化火，伤津耗气使瘀血不去。处方用药应力求清灵，临证少用熟地、杞果、首乌等多汁多液之滋腻，选用人参、黄芪、桂枝、丹参等清灵之味，使心气得以舒展，心脉得以疏通，则痹痛可止。

益气活血方：西洋参、黄芪、丹参、川芎、红花、三七粉、威灵仙、降香、甘草。全方组成，标本兼顾，益气活血，宣痹止痛。加减

运用：若见胸中痞塞、短气，属阳气不化，饮停胸膈者，加茯苓、杏仁；动则汗出、喘息，肾不纳气者，加山萸肉、淫羊藿；脉迟而无力，心阳不充者加桂枝；脉见结、代或三五不调，加桂圆肉、甘松。

临证若见面赤、体实、心痛频作，血瘀症状突出者，暂予行气活血，宣痹止痛，方用"血府逐瘀汤"减生地，加丹参、桂枝、薤白，急则治标之意，但中病即止，速当用益气活血方缓图之；先生也常随证选用"瓜蒌薤白半夏汤"、"小陷胸汤"，此皆权宜之治，瓜蒌、薤白之属不可久服，3~5 剂后复用益气活血方。

甄某 男，61 岁，1992 年 4 月 28 日初诊。胸痛时作已 3 年，长期服用扩冠药，病情尚平稳。近因情绪波动，胸闷痹痛发作频繁，且持续时间延长，伴两胁胀满，舌质暗、苔白滑，脉象沉弦。心电图示：下壁心肌缺血。证系气滞血瘀，拟行气活血宣痹法。血府逐瘀汤减生地，加丹参 30g，降香 10g，薤白 10g。1 周后来诊，胸痛减轻，胁胀已止，时有心悸，脉转沉缓，改用益气活血方，处方：西洋参 5g，杏仁 10g，红花 9g，再服 7 剂。药后胸痛已不再发作，偶有胸闷，无明显心悸气短，脉沉缓，复查心电图，较前明显改善，原方继服，月余而瘥。

吴德兴

从肺论治心绞痛

吴德兴（1920~　），九江市中医院主任医师

冠心病心绞痛归属于中医学胸痹、心病的范畴。心绞痛是冠心病常并发的一种症状，对本病的病因、病机、病位、治法，古代医家已有痰浊、血瘀、气滞、寒凝等理论，并认为其发病与心、肾、脾诸脏的盛衰有关。但近来因囿于心绞痛的病位在心，病因主要是心脉瘀滞不通的观念。临床遇见本病，常不辨虚实，滥用活血化瘀之品，反影响了疗效的提高。笔者受教于吴德兴主任医师，他认为本病宜从肺论治，主张"损其心者，着眼肺气"，"心痛不愈，调气通阳"，"祛痰化瘀，不忘肺虚"。兹将吴老经验整理如下。

损其心者，着眼肺气

从肺与心的生理而言：肺主气，心主血，肺气宣则心血行，血液之所以能循行脉管中，除依靠心脏之泵血作用外，更有赖于肺气之相傅和治节，肺气具有助心推动血液流向百脉的功能，故有"肺朝百脉"之说。从肺与心的病理而论：肺气滞则心血涩，心脉滞涩不通，症见胸痛彻背；肺气虚弱，无力贯心而朝会百脉，症见气短心悸；肺阳不足，胸中阳微，痰浊阻心，症见心痛胸闷。故肺失其相傅、治节，势

必损及于心，致使血脉瘀滞，出现肺心同病，气滞血瘀，痰瘀互结等一系列冠心病心绞痛病证。基于上述观点，吴老临证治本病，善用葛根、郁金之类，宣通肺气，行气止痛；喜用黄芪、益母草之属，补肺养心，益气活血采用全瓜蒌、皂角刺之品，宣肺行气、祛痰宽胸；多用代赭石、姜黄、九香虫等药通降肺气，活血止痛，临证屡奏良效。

例1 王某，男，54岁，1991年10月4日初诊。患冠心病4年，平素胸闷心悸，气短乏力，时有胸痛彻背，经服用丹参片、心痛定和活血化瘀中药，症状一度减轻。近日因情绪波动后症状突然加重，胸闷气逼，心胸痛者，伴肢冷汗出，烦躁不安，腹胀纳呆，舌质暗红、苔薄白腻，脉弦滑。查心电图提示：心肌受损、冠状动脉供血不足。中医辨病为心痛，证属肺郁气滞，痰浊阻胸，心脉瘀滞。治拟宣通肺气，祛痰宽胸，行气活血止痛。

葛根 30g　益母草 30g　郁金 15g　桔梗 15g　全瓜蒌 15g　皂刺 15g　代赭石 50g　姜黄 15g

每日1剂，分2次口服，心痛不减者可加服1剂。服药2剂后，胸痛彻背缓解，诸症减轻。继以上方加减投服2个月后，除劳累后偶有胸闷、心悸外，上述症状基本消失，复查心电图心肌缺血恢复，冠状动脉供血不足好转。为图其疗效巩固，本方去代赭石、九香虫，加黄芪 20g，麦冬以善其后，半年后随访，未见复发。

心病不愈，调气通阳

冠心病心绞痛以气机失调、胸阳不振为主要病机，心脉瘀滞为主要病理表现。气滞血瘀，理当行气活血，阳微阴弦，该当通阳宣痹，但用常规治法也尚有治心痛不愈而事与愿违者，乃未能见病治因之故。心痛虽然病位在心，气滞血瘀有证可循，若细究其病源，吴老则认为："由于脏腑相关，心与诸脏腑均有内在的关系，尤其与肺之阳气关系甚为密切，肺之阳气和心之阴血本相通，不仅在生理上一畅则俱畅外，而且在病理上一滞则俱滞。"肺之阳气虚可导致胸中阳微，痰浊上乘，气虚脉痹，出现气短、心悸、脸色苍白、脉细而结、心痛持续不减之证候；肺之阳气滞亦可造成心阳不通，酿痰生瘀，心脉瘀涩，出现胸闷、腹胀呃气、脉沉而代、心痛反复加重之症状。

吴老在临证时每重用葛根 20~30g，宣调肺气，畅达气机，葛根既能升提心肺之气，又能宣通心肺之血。对心痛持续者宜以细辛配桂枝同用，两药皆入心肺两经，具有温心肺之阳，通阳化气，温通经脉，活血止痛之功，止心痛作用颇佳，细辛用量一般为 3~4g，桂枝用量一般为 15~20g，比例为 1∶5，方可收理想之效；对心痛反复加重者，当以大黄伍皂角刺并用，大黄既可通腑气，又可利肺气，同时也可化心瘀，皂角刺宣肺通窍，除痰祛浊，两药合用，从而起到肺气宣通，通则不痛之效。

例 2 蔡某，男，56 岁，1992 年 3 月 6 日初诊。患冠心病 5 年，心痛、胸闷反复出现，需含服消心痛方能缓解。

近半月心痛频发，痛甚汗出，前医叠投宽胸止痛、活血化瘀之品，心痛不愈。吴老会诊：症见心痛持续不减，痛引胸背，伴心悸不宁，气短乏力，烦躁不安，腹胀嗳气，大便不通，舌暗红、苔白腻，脉弦滑而结。查心电图：频发室性早搏，心肌缺血。辨病为真心痛，证属肺气壅滞，痰瘀互结，阳微脉痹。治拟宣肺调气，通阳祛痰，益气化瘀通利止痛。

葛根 30g 桔梗 15g 细辛 3g 桂枝 15g 全瓜蒌 15g 皂角刺 15g 姜黄 15g 代赭石 30g 九香虫 8g 大黄 15g 黄芪 30g 益母草 30g

每日 1 剂，分 2 次口服。服药 2 剂后，心痛缓解，胸闷腹胀减轻，大便已通。守上方，大黄用量改为 6g，连服 15 剂后，心痛消失，复查心电图，心肌缺血改善，频发室性早搏消失。随证加减治疗1个月，除偶有胸闷不适外，未发生心绞痛。为巩固疗效，用上方研末制蜜丸，每次6g，每日2次，半年后随访，心痛未见复发。

祛痰化瘀，不忘肺虚

心痛一证多突然发生，忽作忽止，迁延反复，久病之后，肺气益虚，加之失治或治疗不当，或过用活血化瘀之药，肺气损伤，每寒病情加重。从临证心痛患者的症状分析，痰瘀互结见症虽多，而本虚标实之症更屡见不鲜，究其本虚之根，则源于肺虚。故出现少气乏力，脸色苍白，胸闷胸痛，心悸心慌，脉结或代等症。若肺之阳虚，营卫不和，阳微寒盛，则出现畏寒肢冷，胸闷多痰，胸痛彻背，腹胀纳呆，舌暗苔白，脉沉迟而滑等。心绞痛经治疗缓解后，众多患者皆出现身倦乏力、少气懒言、脉细弱等症，由此更充分印证了心痛日久则必伤于肺及肺气益虚之说。

吴老遵古人"扶正祛邪"之训，根据心痛患者肺虚与痰瘀的不同程度，把握病情的变化，以求症情缓解，杜其发展，采取补攻叠相为用，肺虚、痰瘀同治，虚多实少者，补虚为主兼治实证，实多虚少者，治实为主兼顾虚证，而不斤斤于祛痰化瘀。在治疗上若肺气虚兼痰瘀互结者，当以补肺益气，祛痰化瘀，行气止痛，药如太子参（或红参）、黄芪、白术、葛根、全瓜蒌、皂角刺、姜黄、郁金、九香虫等；若肺阳虚兼痰兼互结者，应温肺益气、祛痰化瘀、通阳止痛，药如黄芪、桂枝、细辛、仙灵脾、葛根、全瓜蒌、皂角刺、姜黄、郁金、九香虫、益母草等。如此攻补兼施，则补而不滞，攻而不伤，缓图效机，收效甚佳。

例3 温某，女，59岁，1991年11月8日初诊。患冠心病8年，经常出现胸痛、胸闷，自服速效救心丸，胸痛、胸闷减轻。近 1 周因家事劳累而心绞痛加重，发作频繁，每日 2~3 次。前来就珍：心痛持续，胸闷气短，动则益甚，头晕乏力，心悸汗出，下肢浮肿，舌质淡、苔白，脉细涩重按无力。查心电图：心肌缺血。中医辨病为真心痛，证属肺气虚弱，痰饮犯胸，心脉瘀滞。治拟补肺益气，祛痰化瘀，通阳止痛。

红参 10g　黄芪 30g　桂枝 15g　细辛 30g　葛根 30g　全瓜蒌 15g　麦冬 20g　益母草 30g　九香虫 6g　代赭石 20g

每日 1 剂，分 2 次口服。服药 3 剂后，心痛消失，心悸汗出好转，余症减轻，续守原方，红参改为太子参 20g，服药 1 个月心痛未出现，下肢浮肿消退，脉细有力。复查心电图大致正常，以上方加减调治月余，诸症消除，随访 1 年，未再复发。

（赵汉鸣　整理）

曹永康

药用清芬治心肺，法取温疏理脾胃

曹永康（1917~ ？），江苏省镇江医学院教授

胸闷心痛，当治心肺，法取清芬

冠心病临床以胸闷、心痛、心悸、腹胀四个症状较为常见。冠心病胸闷一症，当治心肺，法取轻灵。临证用生脉散为主方，加入升降气机清芬和血之品，组成解郁舒心汤治疗胸闷效果极佳。其方剂组成：

太子参 10g　麦冬 10g　五味子 6g　桔梗 5g　枳壳 5g　川芎 5g　香附 10g　丹参 10g　娑罗子 6g　佛手片 3g　玫瑰花 3g

同时考虑胸为清阳之府，胸闷的发生，不免有浊阴之邪上干阳位。若见苔腻脉滑者，则合瓜蒌薤白汤通阳化痰；苔色黄腻者，则合温胆汤泄热涤痰。依据"气为血帅"、"气行则血行"的原理，采取"轻可去实"之法，在清养心肺的基础上，加入少量和血理气之品，使心气舒展，气畅血行，则胸闷可除。对经常性胸闷患者，用生脉散小方加入玫瑰花（如阳气虚者加鲜姜 1 片，每日煎汤代茗，可收效于潜移默化之中。遇天阴胸闷加重时，可吞服诸葛行军散 0.3g。冠心病胸闷，其本在虚，故冠心苏合丸、复方丹参片等香窜破气之药，

宜暂用而不宜久用。尤其是脉象刚硬欠柔的患者，用药更应注意远刚取柔。如遇服硝酸甘油片而有头痛脑胀反应者，更须摒除窜透攻破之药物。

心痛甚者，当扶心阳，活血通络

心痛为冠心病常见的主要症状，最易引起患者心理上的不安。《金匮》指出心痛的病理机制是"阳微阴盛"。阳微乃阴盛的前驱，阴凝为血瘀之先导。故冠心病心痛，治当温扶心阳，活血通络，以通为主。临证采取扶阳消阴以增进血流动力，理气活血以疏通脉道阻塞的法则。自拟通阳蠲痛汤，以解痉镇痛。其方剂组成：

桂心 3g　炙甘草 6g　北细辛 3g　党参 10g　生地黄 12g　归尾 10g　川芎 10g　丹参 12g　片姜黄 6g　醋延胡 10g　白檀香 5g

以上为基本方，对心绞痛则加入白芍 10g，葛根 10g，磁石 20g，以解痉镇痛；对心肌梗死则加桃仁 10g，火麻仁 10g，五灵脂 10g，石菖蒲 5g，郁金 6g，以辛润通络。必须强调，制止疼痛，使症状迅速改善，以稳定患者情绪，是治心痛之急务。常以自拟止痛粉备临时急需之用：

参三七 1.5g　桂心 1.5g　五灵脂 1.5g　九香虫 1.5g　血竭 1g　琥珀 1g　黄连 1g　沉香 1g

研细末和匀，每服 2g，4 小时服 1 次。心痛缓解后日服 2 次。

另外，对心痛而又伴有其他兼症者，亦有不同处理方法：如用行军散治心痛而兼胸闷烦热，用苏合香丸治心痛而兼胸脘痞闷；用纯阳正气丸治心痛而兼心腹冷痛；用沉香化滞丸治心痛而兼腹胀便秘。这些方法，在辨证前提下，分别施用于心痛发作之时，较之煎剂，取用简捷，能使心痛缓解，为进煎剂创造条件。

心悸怔忡，燮理阴阳，调和气血

冠心病心悸以气血两虚，阴阳失调者为多。辨证上应重视阴阳气血失调的病理变化，治疗上主张燮理阴阳，调理气血，注意方药的双向调节而各有侧重，强调扶阳应在滋阴之先而寓以制约。处方以桂、甘、龙、牡为主药，取桂、甘助阳补虚，养血复脉，促进心脏活力；配以龙、牡之镇静，使心律得复而不致过于亢奋，是为有制之师。再辨其偏于气阳虚者，则合党参 12g，黄芪 12g，白术 10g，酒洗生地 12g，当归 10g，川芎 6g，制黄精 10g，制首乌 10g，生姜 10g，红枣 10g 等组方；偏于气阴虚者，则合太子参 10g，麦冬 10g，五味子 6g，生地黄 15g，百合 10g，白芍 10g，黄连 1.5g，炒枣仁 10g，淮小麦 12g 等组方。如伴有痰瘀见症，分别佐以丹参饮、温胆汤、瓜蒌薤白汤等活血化瘀、豁痰清心之品。处方遣药，扶阳必兼镇静，滋阴不忘助阳；亦可二方间日交替服用。旨在调节阴阳气血，以平为期。

治心悸，也习惯用小方常服法，如小量人参含服；或临睡时吞服珍珠粉以养心安神；或用枣仁配丹参；枣仁配朱砂拌茯神；枣仁配金器等煎剂简便方只要持之以恒，确能安神定悸，且有积渐除病之效。

脘腹痞胀，益气健中，法取温疏

部分冠心病患者，每兼有脘腹痞胀，饮食后易猝然心痛，其人多形体肥胖，舌苔黏腻，此乃心阳内衰，火不生土，痰浊内盛之证。当心胃同治，益气健中，理气疏滞，法取温疏。自拟建中行气汤。

清炙芪 12g　桂枝 5g　炒白芍 10g　制川朴 5g　制苍术 10g　川芎 6g　制香附 10g　片姜黄 6g　鸡内金 10g　砂仁 2g　陈皮 5g　山楂 10g

投之往往有效。如习惯性便秘患者，尝借用《金匮》当归贝母苦参丸加味，拟成冠心通幽汤治之。

苦参 10g　当归 10g　土贝母 10g　苁蓉 10g　生首乌 12g　全瓜蒌 12g　火麻仁 10g　桃仁 10g　血余 10g　生白术 10g　枳壳 10g　川楝子 10g

命火衰微之便秘，随药吞服半硫丸 3g。此方具有温润养液，利窍散结，行气通腑之功效。

补中寓通，补不壅滞，通不损正

冠心病多见于中、老年，尤以老年人为多。这在体质上有几个特定因素：一是"年四十而阴气自半，起居衰矣"；一是"五脏之滞，皆为心痛"（张景岳语一是"七情之伤，虽分五脏，而必本于心"（费伯雄语）。以上诸因素陈陈相因，有动于中，必摇其精，日久而心脏为之损害，仲景所说"阳微阴弦，胸痹心痛，责其极虚"，恰中病机。

但"极虚"言其本，气滞血凝为其标，标本虚实不容倒置。

治疗当以补为主，补中寓通，补不壅滞，通不损正。在平时症情稳定之时，宜重视体质辨证，注重调整机体功能，方选桂枝、甘草入心通心阳，人参、芪、术补气强心力，辛甘合用，阳气乃生，以增进血流动力。冬、地、归、芍、黄精、首乌、阿胶滋阴养血，桃仁、麻仁、决明子、槐米、血余、丹参、泽泻、鸡内金滑利泄浊，润滑相配，激浊扬清，以改善血流。龙、牡镇静虚阳，苓、神交通心肾。法取温养补虚，用阴和阳为基本方。再按脏腑相乘，七情内伤，辨析胆郁痰扰，胃气壅滞，肝阳偏亢，心肾失交，气滞血瘀在临床上出现的不同兼症及其在病机上的前因后果，相应取用温胆汤、涤痰汤、越鞠丸、丹参饮、鸡金散、交泰丸、珍珠母丸等方酌情加减。这一整体治疗法则，是振奋机能，滋养心血，鼓动血行与消除病因相结合的治疗措施，宜于冠心病平日调治。如心痛发作，则采取急则治标，在扶阳养血的基础上温通散瘀，以消除障碍，解除疼痛。

关于心痛血瘀，究其实际，毕竟是本虚标实，因虚致实；但也要看到"留而不去，其病为实"的一面，要注意攻与补的辨证关系。治冠心病用活血药是必要的，而祛瘀药最好少用于汤剂，而用片剂缓调，如以丹参片 1 片，三七片 3 片，首乌片 5 片，作为 1 日量吞服，这种小剂量久服之法，作为冠心病防治及心痛解除后的常规治疗，常年坚持服用，远期疗效甚佳。

沈炎南

本虚标实病，通补用八法

沈炎南（1921~1990），原广州中医药大学教授

宗气内虚为本，气滞痰凝血瘀为标

张仲景《金匮要略·胸痹心痛短气病脉证治》第一条就开宗明义指出："夫脉当取太过不及，阳微阴弦，即胸痹而痛，所以然者，责其极虚也。"沈氏认为，"责其极虚"四字就一语道破了胸痹病之根本所在，然而历代医家对此四字不甚重视。虚是胸痹之本，可以说，无虚不成胸痹。但到底是什么虚？沈氏认为应当是指宗气而言。气为阳，故上焦阳虚当是指胸中之宗气而言，宗气虚不足以行呼吸，故见气促短气；无力推行营血，则血脉瘀滞。气血不通，故胸痹而痛。由此可见，宗气虚是胸痹发病之始因。然上焦宗气之虚，进一步发展，可导致下焦阳气虚衰，从而出现肾阳虚的证候；另一方面，上焦宗气虚弱，每每影响到肺之宣布，津液失于敷布而亏乏，并影响营血之生成，如此则导致阴液亏虚。

沈氏指出，把胸痹笼统地归结为阳虚阴乘，是失之片面的。临床上属气阴两亏的胸痹患者就很常见。而阳虚患者中，亦以阴阳两虚者居多。纯粹的阳虚阴寒内盛患者相对就比较少一些。

胸痹是胸中之病，心肺居于胸中，故胸痹之病变脏腑是以心肺为主，心主血，肺主气，气行则血行，气滞则血瘀，心为君主之官，肺为相傅之官，两者相辅相成，相互为用。故治疗胸痹不能单独局限于心与血，而应心肺并重，气血同治。

胸痹虽为上焦之病，但与中、下焦之脏腑亦有关系，如脾气虚衰，失于健运，痰浊内生，上入于肺，可影响肺之宣布；内入血脉，可阻碍营血之运行。现代医学"冠心病"血脂增高者每与脾失健运有关。肾藏人之元阴元阳，故宗气虚进一步发展，可致肾阳亦虚；心肺之阴虚，进一步发展亦可致肾阴亦虚，故胸痹日久不愈的患者，每易见肾元阴元阳两亏之候。此外，心肺之阴虚，亦常可以引起肝阳上亢，从而导致头晕目眩，心悸不宁等证。从上述可知，胸痹一证，以宗气内虚为本，进一步可发展为气阴两虚，甚或阴阳两虚。病变脏腑以心肺为重心，而旁及脾、肾、肝三脏。

胸痹之本虽为虚，但胸痹决非纯虚之证，因宗气内虚，则气机不利，血行不畅。气机不利则滞，血行不畅则瘀。因此，气滞血瘀是胸痹一证之最为常见的病理变化之一。其次，由于肺气不能宣布津液，脾虚不能健运饮食水谷，致使痰浊内生。痰浊阻于肺，则阻碍气机之升降出入；痰浊滞于血脉，则阻碍营血之流布通行。故气滞、血瘀、痰浊是胸痹证的主要病邪，三者之间往往存在直接或间接的因果关系。宗气不足以行呼吸，必然引起气滞，气滞则必然导致血瘀；胸痹病中，气滞与血瘀往往是同时存在的，只不过有所偏重，或偏于气滞，或偏于血瘀。至于痰浊之产生，与气滞有直接关系，然痰浊形成之后，常常阻于气道，使气滞进一步加剧。痰浊若阻于血脉，常致血行不利而瘀滞；反之，血脉瘀滞不利，往往也会促使痰浊进一步停积。由此可见，气滞、血瘀、痰浊三者之间常常是互为因果，交互为病的。而这三者的产生均与宗气内虚有着密切的关系。故"虚"是胸痹病之本，气滞、血瘀、痰浊是胸痹病之标，胸痹病是本虚标实之证，这是胸痹病机的核心所在，认识到这一点，对胸痹病的治疗就能有的放矢，抓住根本。

补 通 八 法

由于胸痹的病机特点是本虚标实，因此，针对虚之本，就应当用补法；针对标之实，就应当用通法。通、补二字实为治疗胸痹之大法。沈氏根据多年经验，总结出治疗胸痹的"补四法"和"通四法"。

一、益气养阴法

适用于胸痹心肺气阴两虚之证。因宗气内虚，不足以贯心脉，行呼吸，故见心悸、胸闷气促，少气不足以息；气虚则津液不布，而致心肺阴虚，津液亏乏，心火偏亢，故症见心烦，口干，夜寐不安等。治之宜益气、养阴并举，再辅以养心安神，方用生脉散（党参、麦冬、五味子）加味，可酌情选加北芪、大枣、炙甘草之类以补气；北沙参、天冬、玉竹、百合、生地、白芍之类以养阴；酸枣仁、柏子仁、茯苓、灵芝之类养心安神。

二、健脾益气法

适用于胸痹心脾气虚之证。由于脾气虚弱，宗气生化乏源，故见气短、气促、体倦乏力；脾虚不运，故见纳少，便溏；水湿失于运化，湿浊留滞胸中，故见胸脘痞闷、作痛等。治疗应以健脾益气为主，兼以运湿。脾胃健运，水谷生化有源，则宗气充足，气道通利，而痰湿易去。方用五味异功散（党参、白术、茯苓、甘草、陈皮）加味，可酌情加北芪、山药、大枣之类以益气；薏苡仁、白豆蔻、神曲以行湿化湿。亦可用归脾汤加减。

三、温补肾阳法

适用于胸痹心肾阳虚之证。宗气内虚，进一步则损及阳气，久则下损肾之元阳，而致心肾阳气虚衰。心阳衰则鼓动无力，不足以运行血脉，故见心悸，心痛；肾虚不能纳气，故见气息喘促，不能接续；阳虚不能温煦，故见畏寒，肢冷。并可见腰膝酸软，头晕耳鸣，夜多小便等一派肾虚见证。由于肾阳为一身阳气之根本，故治之宜以温补肾阳为主，肾之元阳充足，则心阳自然振奋。方用右归饮（熟地、山药、山茱萸、杞子、杜仲、炙甘草、肉桂、附子）加减，可酌情选加巴戟天、肉苁蓉、锁阳、淫羊藿、桑寄生、怀牛膝之类。此法常常配合益气药使用，如党参、北芪之类。胸痹证见肾阳虚者，往往肾阴亦虚，而呈阴阳两虚之候，治之应扶阳养阴并举，上法加用生地、女贞子、旱莲草、白芍、天冬、玄参、龟甲、鳖甲之类。若阳虚阴盛，前胸剧痛，大汗出，肢体厥冷，面色苍白，脉微细欲绝或兼见结代者，则又当以回阳固脱为急务，方用参附龙牡汤（人参、附子、龙骨、牡蛎），再加大剂量的北芪、山茱萸，并可据情酌加田七、延胡索、丹参之类活血通络。

四、平肝柔肝法

适用于胸痹病心肾阴虚而并见肝阳上亢者。心阴虚则木火易炽；肾阴虚，水不涵木，则肝阳易亢。肝阳上亢，则症见眩晕，面红烦躁，易怒、惊惕、多梦，口干口苦等。方用天麻钩藤饮（天麻、钩藤、栀子、黄芩、生石决明、桑寄生、杜仲、益母草、茯神、夜交藤）加减，还可以据情选用桑椹子、稆豆衣、蕤仁肉、草决明、白蒺藜、杭菊花、夏枯草、女贞子、旱莲草之类。肝阳上亢较甚者，还可以酌加代赭石、龙骨、牡蛎、鳖甲之类以潜阳。由于肝阳上亢常与心、肾阴虚并见，故此法常与滋养心肾之阴的药物配合使用。偏于心阴虚者，合生脉散（党参还可改用太子参）；偏于肾阴虚者，合六味地黄丸。

五、行气解郁法

因宗气不足以行气道，气机必滞，故胸痹证往往伴有不同程度的气郁气滞的见证，如胸闷不舒，心中痞满，胸胁刺痛，气息短促等。当以行气解郁为治，方用枳实薤白桂枝汤（瓜蒌、薤白、枳实、厚朴、桂枝）加减，并可酌情选用枳壳、佛手、檀香、川朴花、陈皮、石菖蒲之类。应用此法应注意避免过于辛燥伤阴，方中宜佐以白芍、甘草、百合、麦冬、玉竹之类以柔肝和阴。

六、活血化瘀法

因宗气不足以贯心脉行气血，而致血行不利，甚而瘀血内阻，故胸痹病常见气滞血瘀之见证，如胸部疼痛，固定不移，持续时间较长，反复发作，舌质紫暗有瘀斑，舌下静脉曲张，脉细涩或结代等。治宜活血化瘀通络，方用丹参饮（丹参、檀香、砂仁）加减，选加郁金、延胡索、五灵脂、参三七、益母草、毛冬青之类；如血瘀较甚，心痛较剧，可酌情再选加血竭、乳香、没药之类。因气为血帅，气行则血行，故本法需与行气解郁法配合使用，其效方著。

七、祛痰化浊法

胸痹病由于气机不利，每易致痰浊内生。痰浊阻于气道则呼吸不利，气息短促，胸闷不舒；痰浊阻于血道，则血脉不利，胸痛彻背。治当祛痰化浊宽胸，方用瓜蒌薤白半夏汤（瓜蒌、薤白、半夏），可酌情选加石菖蒲、枳实、枳壳、郁金、陈皮、胆星、竹茹之类。如痰浊较盛，闭阻胸阳，胸痛气促较甚者，可同时吞服苏合香丸以化浊开窍。由于气滞为痰浊内生之先导，故本法常与行气解郁法配合使用。如痰浊阻于血道，与瘀血胶结，则本法又当与活血化瘀法配合使用。

八、消滞化湿法

适用于胸痹病脾失健运，食滞不化，湿浊内停者。因食滞湿阻，故见胸脘痞满，闷塞作痛，并常伴血中脂质升高，治当以消滞化湿为主，方用曲麦枳术丸（神曲、麦芽、枳实、白术），可酌情选加山楂、鸡内金、薏苡仁、泽泻、石菖蒲、木棉花、鸡蛋花、肉豆蔻之类。此法较少单独使用，常与健脾益气法或祛痰化浊法配合使用，或作为其他治法中的辅佐方法。

"通法"为治标之法，临床上常用于标证紧急之时。但在标急缓解之后，即当转求治本，"通法"作为"补法"之辅佐。

由于胸痹病是本虚标实之证，临床上常表现为复杂多变的见证，故上述治疗方法不能机械地套用，而应紧紧地抓住病机，分析其"本"与"标"的状况，选用适宜的"补"与"通"治法，可根据病情之不同，或先通后补，或先补后通，或通补兼施。可以一法为主，兼以他法，这就必须依靠临床细心的辨证分析，方可选择适宜的治法。这就是所谓"运用之妙，存乎一心"。

例 1　周某，女，47 岁。干部。1983 年 3 月 10 日初诊。

自诉 3 年前自觉心悸，心慌，心中常有抽掣样感，稍事活动则气促，胸闷痛。至本市某医院检查，血脂偏高，血压偏高，诊为"冠心病"，一直服中西药治疗。今年症状加重，时见左前胸阵发性刺痛，并放射到左肩部。查：血清甘油三酯 2.5mmol/L（190mg/dl），血清总胆固醇，8.2mmol/L（315mg/dl），血清 β 脂蛋白 5.86g/L（586mg/dl），血压 20.3/12.5kPa。诊见形体肥胖，面色红润，舌淡红而胖，边有齿印，苔薄白滑，脉细涩。中医诊断：胸痹。证以心脾气虚为本，气郁、血滞、食滞为标，兼有肝阳上亢之象。宜通补兼施。拟益心气健脾胃为主，佐以行气血，消食滞，平肝柔肝。以五味异功散合生脉散加味。

党参 15g　茯苓 15g　白术 9g　白芍 9g　麦冬 9g　陈皮 6g　五味子 6g　佛手 12g　郁金 12g　草决明 12g　山楂 12g　甘草 6g

日 1 剂，水煎服。同时服复方丹参片，每次 3 片。以上方为主，加减进退 3 月有余，胸痛消失，精神转佳，自觉症状大为减轻。复查血脂：血清甘油三酯 1.0mmol/L（90mg/dl），血清总胆固醇 5.7mmol/L（220mg/dl），血清脂蛋白 3.62g/L（362mg/dl）。血压 18.7/12kPa。上班工作，嘱继续服药调治。

例 2　陈某，男，47 岁。1984 年 6 月 12 日初诊。

患"冠心病"，前胸闷痛反复发作 4 年余，服中、西药治疗，时发时止，未见好转。1 个月前因突然左前胸剧痛，至广州第一人民医院急诊，诊为"心肌梗死"，经治疗后症状缓解。但仍感胸闷痞塞，时作刺痛，要求中药治疗。诊见患者除上症外，伴有短气，时咳唾白色稠痰，头晕，舌质淡红而暗，舌下瘀紫，苔白腻，脉沉紧。中医诊断：胸痹。为气血瘀浊闭阻胸中，目前以标实见证为主，急则治其标，当先以"通"为主治之，拟祛痰化瘀，行气活血之法。方选瓜蒌薤白半夏汤化裁。

瓜蒌 15g　薤白 15g　丹参 15g　郁金 12g　佛手 12g　枳壳 12g　法半夏 9g　延胡索 9g　石菖蒲 6g

水煎服，日 1 剂。另，苏合香丸每次 1 粒，日 2 次。

共服药 3 日，胸痛减轻，胸部较为畅快。药已对证，上方加田七末 3g（冲服），续服 7 剂，胸痛基本消失，时有胸闷气促，心悸，头晕，口干，夜寐不宁，舌质淡红苔薄白，脉弦细，标急已缓，当议治本，宜通补兼施，拟益气养阴，兼以活血行气，以生脉散加味。

党参 20g　茯苓 20g　丹参 15g　麦冬 20g　白芍 12g　佛手 12g　枳壳 12g　郁金 12g　五味子 6g　石菖蒲 6g　甘草 3g

水煎服，日 2 剂。另用复方丹参片，每次 3 片，日 3 次。

以本方为主加减进退，调理月余，诸症消失。嘱继续间歇服药调治，以资巩固。

（杜同仿　整理）

吴圣农

阳衰痰瘀，通补并用

吴圣农（1914~2006），上海中医药大学附属龙华医院主任医师

心阳不振，痰瘀痹阻

这类病人，一般都形体肥胖，过食厚味，嗜好烟酒，以致痰瘀聚积，脉络痹阻。临床可见心悸气短，脉沉细或滞迟，舌胖苔厚腻而灰白，表示寒湿痰瘀交结互阻，以致心阳不振，脉络瘀痹而不通则痛。临证常用桂枝、黑附块、瓜蒌、红花、枳壳、广郁金、降香、姜半夏、赤芍、当归、丹参、生山楂、广木香等温阳宣痹，化瘀散结，即使高血压者，亦不避忌。

例1 刘某，男，48岁，住院号24613。

心前重压闷痛，下肢浮肿，有高血压史已3年，形体肥胖，面浮色苍，平卧气促，血压22.7/14.7kPa，脉沉细而不均，舌胖边有齿印及瘀斑，苔腻。心电图示：不完全左前束支传导阻滞和完全性右束支传导阻滞。眼底动脉硬化Ⅰ~Ⅲ级。证属胸痹，痰浊瘀聚，心阳不振，脉络不利，而致血瘀气滞，湿郁痹阻。治当温心阳以通脉痹，化痰浊而利水湿。

桂枝 9g　降香 6g　广木香 6g　枳壳 9g　瓜蒌皮 15g　红花 4.5g　当

归 12g　川芎 9g　丹参 15g　茯苓 12g　泽泻 15g

此方加减治疗 4 周，心前区闷痛减轻，面足浮肿消失，但头胀痛不减，苔薄黄，脉细弦。原方酌加山楂 15g，荷叶半张，苦丁茶 12g，茺蔚子 12g 等，共治疗 2 月，体重由 80.5kg 减到 71kg，血压、血脂降至正常。心电图检查左前束支阻滞消失而出院。5 年后随访，病情稳定，并能从事一般劳动。

心脾阳虚，气血不足

本证常见心中空虚，心前隐痛，时或心悸，胸闷太息，倦怠乏力，纳呆腹胀畏食，面色萎黄不华，苔薄白，舌淡而胖等。病由思虑过度，劳伤心脾，或久病中气受戕，影响生化之源，而致气血两亏，心失所养则怔忡不宁，怵惕不安。常用党参、黄芪、白术、炙甘草、茯苓、山药、当归、白芍、远志、枣仁、蔻仁、仙鹤草等益气健脾，补血养心。

例 2　吴某，女，52 岁，住院号 48143。

频发胸前闷痛 6 年，心悸出汗肢冷，呕吐泛酸胃痛 3 小时而入院。心电图检查：心肌损害 ST-T 变化，不完全右束支传导阻滞，面色㿠白，脉濡细偶有结代，舌淡胖，苔薄腻。心脾阳虚，饮食不化而为痰浊，阴邪内盛则阳气益虚。

治以通阳必先化浊，化浊必先运脾，运脾尤须益气。

炙黄芪 12g　党参 9g　白术 9g　茯苓 12g　当归 12g　炙甘草 6g　路路通 9g　广木香 6g　檀香 1.5g　砂仁后下，3g　谷芽 12g

投药 7 剂后，心悸脘痛、心前区闷痛均有好转，夜寐不甚安。原方去路路通、檀香、谷芽，加远志、山药、丹参，再进 7 剂。纳增神振，诸症渐消，继续巩固治疗一月。复查心电图，除部分 ST-T 段稍有压低外，余无异常。

心肾阳衰，气逆血郁

症见胸闷心痛，气息喘促，动则尤甚，怔忡不宁，形寒肢冷，面色苍灰，面部虚浮，小便频数。脉沉细结代，舌淡、苔薄白。常用党参（红参）、炙黄芪、黑附块、葶苈子、五味子、煅龙牡、桂枝、炮姜、炙甘草、附桂八味丸等助阳纳气，敛阴养心。

例3 俞某，男，52岁，住院号44095。

胸闷喘促，动则更甚，被诊断为冠心病已数月，阵发胸痛，肢冷汗出，小便淋漓。舌淡紫，苔薄白，脉细濡不均。心电图检查：左前束支传导阻滞，室性早搏。肾阳不足，上则心气不充而心脉不利，下则元气失纳而肺气难降，治节失司，则心血瘀滞。先宜救阳敛阴，用参附龙牡汤加减出入，以防阳亡阴竭之变。

党参30g　黄芪30g　黑附块15g　煅龙牡各30g　炙甘草6g　丹参20g　泽泻12g　五味子9g　局方黑锡丹包，12g

服药7剂后，肢温汗出，脉、舌无明显改变。原方出入，服14剂，胸闷十去五六。原方去附子、龙牡，加桂枝、淮小麦。又服半月，早搏消失，自觉无何不适，生活能自理而出院。

年高正虚，气弱血涩

年高体衰以致气失鼓动之力，血失流行之常，形成气滞血瘀，症见神疲体倦，心悸失眠，闷痛短气，自汗盗汗，面色苍白，稍事活动则悸喘不支，脉细数而结代，舌胖尖红。常用炙黄芪、孩儿参（白参）、麦冬、当归、制黄精、生地、首乌、白芍、丹参、红花、炙甘草，益气养阴，活血化瘀，推行气血，濡养心脉。

例 4 刘某，女，70 岁，住院号 51258。

形羸，神情萎顿，心悸不宁，虚烦少眠，自汗阵阵，胸痛而闷，有高血压史 10 多年。舌紫红，脉沉细不均。心电图检查：心肌缺血。高年之体，气血两衰，故虚损与瘀滞并见。治以益气养阴为主，活血化瘀为辅。

炙黄芪 15g　太子参 30g　麦冬 9g　生地 15g　炙甘草 6g　红花 4.5g　丹参 15g　赤白芍各 12g

另用生晒参 6g，每日代茶。

治疗半月，诸症渐减，偶有心前闷痛，舌边有瘀点，原方加白术 12g，失笑散 12g，石菖蒲 9g 等治疗 2 个月，胸闷心痛消失。心电图检查：心肌缺血改善。

心气不足，心脉不利

心气不足，血运不畅，或痰湿内盛，心阳被遏，形成气滞血瘀而发生心悸闷痛。症见心前区闷塞，短气心痛，乍间乍甚，舌瘀甲紫，脉结代或细弱不匀。系本虚标实之证。常用桂枝、黄芪、附子、广木香、甘草、桃仁、赤芍、红花、丹参、郁金、降香等温阳补气，活血通络。

例 5 王某，女，55 岁，住院号 57535。

高血压史已 13 年，近日心前憋闷刺痛，四末不温，心悸自汗。面色苍灰，脉无力，舌淡青紫暗。血压 22.7/12kPa，血脂偏高。心电图检查：房性早搏伴差异性传导，窦房阻滞，结性逸搏。曾用脉安冲剂、苏冰滴丸、丹参等药，病情反复，近日加重而住院，予以温阳补气，活血通络。

川桂枝 6g　川郁金 9g　降香 3g　丹参 15g　红花 6g　白芍 12g　生黄芪 20g　朱远志 4.5g　紫石英 先入，30g

另服红参 6g 代茶。

服药 10 剂后，闷痛肢冷汗出等日渐减轻；但仍脉细、舌淡青、洒洒恶寒。原方去川郁金、白芍、红花，加当归 12g，黑附块 9g，炙甘草 9g。治疗 1 月余，自觉症状基本消失。心电图示：窦性心动过缓、窦性心律不齐，乃带药出院。

心阴不足，肝阳上亢

情志内伤，气郁化火，而致心肝阴虚，虚火内扰，阴不制阳，头晕目眩，急躁易怒，心悸烦闷，心前阵发刺痛，夜寐烘热盗汗，口干咽燥，颧红目胀涩，便坚溲赤，舌红少津，苔薄黄，脉弦细数。常用生地、赤白芍、甘杞子、黄精、远志、怀牛膝、黄柏、生石决、生首乌、青黛拌黑栀、益元散等，滋阴潜阳，清肝泻火。

例 6　龚某，女，48 岁，住院号 34906。

有高血压病史近 10 年，6 年前患脑血栓而右半身瘫痪，近期胸前闷痛或伴有放射性肩背部隐痛，口干苦，心悸烦热盗汗，寐不安卧，大便难，尿灼热。脉细弦，舌红苔薄黄。心肝之阴不足，则阳亢火盛，诸症蜂起。治予养阴泻火，使相火不燔则心神自安。

生地 12g　甘杞子 9g　制黄精 12g　制首乌 12g　怀牛膝 12g　知柏各 9g　生牡蛎 先入，30g　朱远志 4.5g　益母草 15g

服药 7 剂后，除口苦心悸、夜寐不安外，余症皆减。原方去知柏、益母草，加麦冬 9g，磁朱丸（先人）12g。又进 14 剂，心胸闷痛消失，口干烦热盗汗时轻时重，仍是阴不足而阳有余，守育阴潜阳，安神宁志为法，续治 40 天，除自感烦热外，均明显好转而出院。

吴氏认为：对胸痹心痛古人责之痰瘀，实是脾肾阳虚，肾阳虚则心气不足，同时脾失温煦，脾阳虚则痰浊从而滞聚。仲景论胸痹心痛，脉见阳微阴弦，责其极虚，是有道理的。故其治疗心痛的原则以温阳益气或滋阴养血为主，化瘀通络为辅。或先补后通，或先通后补。用药则温不辛散，补不腻滞。可见吴氏治疗本病的指导思想，是本虚标实，以阳虚为主，常用黄芪合桂枝补气以通络祛瘀，散寒宣痹。严重者桂、附、干姜同用，佐以白术、甘草、山药健脾化湿以杜痰湿之本。

偏阴虚者常以太子参、当归配黄精、麦冬、阿胶等益气滋阴。同时在各类病人中，常配以丹参、红花、茺蔚子、益母草等活血化瘀，潜阳通络，常起到相辅作用。

（毛月雨　徐正福　整理）

邓铁涛

病多气虚痰瘀，治宜通补兼筹

邓铁涛（1916~　），广州中医药大学教授，著名中医学家

邓氏认为气虚乃冠心病的病机共性之一。由于气为血帅，阴阳互根，有些患者亦可因心阴不足而致病。而胸闷、心痛、眩晕、肢麻，舌质暗红、苔腻等，皆是气滞血瘀、痰浊内阻心脉的表现，这些因素，在病理上共同形成了一个正气虚于内、痰瘀阻于中的正虚邪实病机。正虚（心气虚和心阴虚）是本病的内因，此为本，痰与瘀是本病继续发展的因素，此为标。前者属虚，后者属实，说明冠心病是一个本虚标实之证，而气虚、阴虚、痰浊、血瘀构成了冠心病病机的四个主要环节。

"心阳，阳中之阳也"。邓氏在病机上十分重视心阳，心气又是心阳的具体体现。冠心病患者大多以心痛、胸闷、气短为主要症状，联系到临床，邓氏认为：仲景关于胸痹心痛短气病的有关论述和治疗经验是至关重要的。仲景论胸痹着重于阳虚和痰湿，所列方剂大多也是以除痰、宣痹、通瘀、益气为主。又因为气虚痰瘀皆与脾胃有密切关系，故临床治疗，选方用药，邓氏喜用东垣从脾胃论治的思路。在治疗大法上，痰瘀痹阻应该着重于"通"，如芳香开窍法，宣痹通阳法，活血化瘀法等。正气内虚（包括气虚、阴虚）应该着眼于"补"，如补气法、温阳法、滋阴法等皆是。实践证明，补法和通法是治疗冠心

病不可分割的两大原则。临床究竟是先通后补，或是先补后通，通多补少，或补多通少，或一通一补，通补兼施，应根据冠心病的各个类型，视具体情况权衡而定，不能只补虚，而忽视疏导痰瘀，也不能一通到底而不予固本扶正。邓氏曾见一些患者单纯长期服用通窍祛瘀药，往往使气短、疲倦、乏力、眩晕等症状反而增加，这是值得注意的。

补气、化痰、通瘀法均适用于治疗气虚、痰瘀闭阻型冠心病患者，临床表现主要有胸闷、心痛、心悸、气短、肢麻、眩晕、舌苔腻或舌有瘀点瘀斑、脉细涩或促、结、代。根据观察，此型临床颇为常见，是一个虚实相兼的类型，用补气、化痰、通瘀法治疗，目的是治标兼护正气之虚，治本兼能豁痰通瘀。

邓氏在临床上选用温胆汤加减进行治疗，基本方是：

法半夏 9g　云苓 12g　橘红 4.5g　枳壳 4.5g　甘草 4.5g　竹茹 9g　党参 15g　丹参 12g

方中用党参补气扶正，丹参活血通瘀，温胆汤除痰利气，条达气机。方中不用枳实而用枳壳者，是取其宽中下气，枳壳力缓而避免枳实之过分耗气破结。加减法：气虚明显加用北芪、五爪龙，或吉林参 6g 另炖，或嚼服人参五分，效果亦好。但党参不宜重用，一般不超过 15~18g，因本病虚实夹杂，多用反致壅滞，不利于豁痰通瘀。如心痛明显，可合失笑散或田七末冲服。如脾气虚弱合四君汤。兼阴虚不足合生脉散。兼高血压加草决明、珍珠母。兼高脂血症加山楂粒、首乌、麦芽。兼肾虚者加淫羊藿。兼血虚者加黄精、桑寄生。

上述加减，是在整体观念指导下，先从一方一法为基础，然后随证变化，加减化裁，于配伍中以通为补，通补并筹，而具体用药，则又比较重视从脾胃入手，这是符合治病必求其本精神的。

例 1　宋某，男，59 岁，干部，住院号 13155。

8年前开始头晕眼花，并发现高血压，血压波动在22.7~26.7/14.7~18.1kPa，伴心悸、气短、胸闷、肢麻、乏力，近2周来症状加重而入院。3年前患者在某医院查心电图，二级梯双倍运动试验阳性，诊为冠心病。入院时检查：神清，一般情况尚可，体形肥胖高大，血压30.7/18.1kPa，心律规则，$A_2>P_2$，舌嫩红稍暗，苔腻，脉弦滑。X线胸部透视：主动脉段增宽、伸长、迂曲。心电图检查：心肌劳损、左室电压稍高。二级梯双倍运动试验阳性。眼底动脉硬化 I°~II°。诊断为冠心病，高血压病；中医诊断为胸痹、眩晕。认为病由心气不足，痰瘀阻滞，肝阳偏盛所致。宜补气化痰，活络通瘀，平肝潜阳。

党参 18g 云苓 18g 枳壳 4.5g 橘红 4.5g 竹茹 12g 赤芍 15g 代赭石 先煎，30g 牛膝 15g 草决明 30g 玉米须 30g

有时方中用北芪 30g 以降压。经用上方随证加减治疗，患者头晕、眼花、心悸、气短等症状大为减轻，胸闷消失。血压稳定在21.3~22.7/13.3~14.7kPa。复查心电图：运动前为慢性冠状动脉供血不足；二级梯运动试验阴性。共住院88天，自觉症状明显改善，于1976年6月17日出院。出院后继续门诊治疗，病情稳定（本例患者于血压较高时曾配合用过少量降压药）。

例2 陈某，男，47岁，工人。

心悸怔忡间歇发作已两年余。常感胸闷，气短，心前区憋闷，间有疼痛，痛彻肩背，容易出汗，面红，夜睡不宁，食纳不甘，大便干结，两日一解。曾在本市某医院诊为冠心病，心律不整。服西药治疗效果不显。于1975年7月来我院门诊治疗。初诊时唇红，舌红嫩，舌苔白嫩黄，脉弦滑、时结。听诊：心律不齐，呈心房纤颤。心电图检查：心房纤颤，心动过速（心率110~150次/分），室性早搏。中医辨证：病由营卫不调，心气心阴不足，痰湿阻滞，致使心失所养，胸阳不宣，脉络瘀塞。宜从调合营卫，益气养阴，除痰通瘀为治，用温胆汤合生脉散加减。服药后自觉心悸减轻，睡眠好，但有时仍胸闷不适，口干，大便干结，舌嫩红，苔薄黄，脉缓，偶结。继续服药：

党参 15g　麦冬 9g　五味子 6g　玉竹 30g　天花粉 12g　白芍 12g　橘红 4.5g　云苓 12g　炙甘草 4.5g　丹参 12g

经 4 个多月治疗，诸症好转，心电图复查正常。但仍间有胸痛阵阵，有时则在上方合用失笑散，现病者一般情况良好，能坚持半天或全天工作。

岳美中

浊阴弥漫勿过阴柔，胸痹苔黄非尽属热

岳美中（1900~1984），原中国中医研究院教授，著名中医学家

一、浊阴弥漫勿用阴柔

岳氏认为：心痛内因阳气素虚，寒气聚于清阳之府。时有厥气上逆，导致心阳亦虚。外因寒邪外袭，胸阳不布，脉管缩挛而绌急，寒则血凝滞而不利。若挟浊阴上逆，胸膺痞塞作闷作痛则为胸痹。胸为清阳之府，心属少阴，体阴而用阳，一有浊阴，则发生胸痹之证，必须采用阳药及通药以廓清阴邪，不可掺杂阴柔滋敛助长阴邪之品，这是仲景的药法。观《伤寒论·太阳上篇》桂枝汤证，胸满者（乃阴邪上犯之证），桂枝去芍药汤，桂枝去芍药加蜀漆牡蛎龙骨救逆汤可证。尤怡说："其去芍药加蜀漆者，盖欲甘辛急复心阳，而不需酸味更益其阴气也"，此乃仲景用药的心法。岳氏用血府逐瘀汤多去芍药等阴柔加温通药，就是本着这个道理。

二、胸痹之黄苔非尽属热

胸痹之诊察，岳氏最重舌脉诊。胸痹证若有舌苔，则多为白苔坐底，上罩一层薄黄苔，且多滋润。因浊阴上干清阳之府而为病，苔应呈白色，若呈黄色，岳氏认为不可误为热象。一因阴邪踞阳位，不免

表面阳化；二因阴浊逼胸中阳气上腾，也可使表面阳化。所以上罩薄黄滋润之苔，是即欲阳化而又无力祛除阴邪以廓清阳位，此其所以为胸痹之苔。倘一见上面敷黄苔，即被其迷惑，忽视底座的白苔，从阳邪论治，则差之毫厘，谬以千里了。

三、心阳式微之诊察

心阳式微在将萌未显的时候，岳氏于临床上体会到有两种比较简捷的诊法：其一，在手背近腕处，抚摸其皮肤必较它处为凉，甚至在心阳衰微的前一二日即现此先兆，如手掌大，渐次过腕则重而至厥逆，过肘则危险了。其二，在鸡鸣时，约早晨三点钟以后，自觉不能安睡，烦躁起坐，喘息、冷汗，或胸中作痛，挨到6点钟时，则渐就安顿，否则将发生危险。

四、心痛的治法

猝心痛——急性心肌梗死，患者面色苍白，心悸气短，恶寒冷汗，四肢厥逆或疼痛，或下利清谷，甚者指端青紫，唇青面黑，舌质紫黯，大小便失禁，脉微欲绝或见结代。用回阳救逆法急救，张仲景四逆汤主之。

生附子 12~24g　干姜 4.5~9g　炙甘草 6g

若脉不出者，加人参。水 10 盅，先煮生附子 3 小时，至水 3 盅，再入姜草，煎成 1 盅，热服。若嫌煮药时间长，也可用熟附子片 24~30g，一起急火煮服，但不如生附子之回阳力大。仲景治急性心衰证，附子与干姜相配伍，率用生附，不用熟附。

若全身厥逆由于痰涎壅遏，食积结滞不开者，应另行处理，不可投此方。

猝心痛（心肌梗死）证，在病理上中医即认为是气滞血瘀，经脉不通，不通则痛，是急症，须采取紧急措施。芳香开窍，温以通之，《太平惠民和剂局方》苏合香丸主之有一定的疗效。

苏合香丸各中药店备有成品，药味不录。此丸取多种香窜之药以开闭，疗效迅捷，止痛作用强，大有宣利气机，开窍醒神之功，在服后数分钟左右，即能生效，可避免或减轻休克和心律失常。唯不宜多服久服，恐其耗阴，损血，烁津。

临床所见冠心病，多为心绞痛，胸闷，心律失常，心肌梗死，舌质紫黯，源于心阳式微，或心气不足，而导致心脉痹阻，气滞血瘀，所谓不通则痛，是冠心病的共性，多用活血化瘀法治之。王肯堂《证治准绳·心痛门》有死血作梗的心痛，用化死血方。

当归尾 15g　川芎 9g　丹皮 9g　苏木 9g　红花 9g　玄胡索 9g　桂枝 9g　桃仁 9g　赤芍 9g　番降香 3g　通草 3g　大麦芽 6g　穿山甲 9g

水煎成，入童便、酒、韭汁饮之。

本方化瘀为主，辅以通阳行气，用治冠心病瘀血严重者，力量颇为雄厚。

岳氏体会，王清任《医林改错》血府逐瘀汤，治瘀血胸痛有效，认为王氏强调"血化下行不作劳"，颇有见地。

方为：当归、川芎、生地、赤芍、桔梗、枳壳、红花、桃仁、怀牛膝、甘草、柴胡。惟若胸阳不振所导致寒凝气滞的瘀血，则应去赤芍、生地、甘草，加桂心、薤白、瓜蒌治之。宜血府逐瘀汤加减。

当归尾 9g　川芎 9g　桂心 9g　瓜蒌 18g　薤白 12g　桔梗 6g　枳壳 6g　红花 9g　桃仁 9g　怀牛膝 18g　柴胡 9g

气为血帅，气行则血行，方中既有化瘀的归、芎、桃、红，又有行气的桔、枳、柴胡，更益以宣痹的蒌、薤、肉桂，使以引血下趋的牛膝，是行气活血治疗心肌梗死比较全面的一个方剂。

五、胸痹亦属于心绞痛范畴

宣痹通阳：胸痹证主要呈现胸闷兼有隐痛，系胸阳不振而导致痰浊壅塞胸部。仲景以宣痹通阳法治之。以瓜蒌薤白白酒汤、瓜蒌薤白半夏汤、枳实薤白桂枝汤、薏苡附子散诸方，辨证用之，疗效确切。

六、脉结代心动悸治法

冠心病阳虚证固居多数，但也有一些患者，频发心绞痛，心律失常，脉结代，膻中动悸，是真气内虚，心血不足，气阴两伤之故。须用纯甘壮水之剂，填补真阴，益阴复脉，仲景炙甘草汤主之。炙甘草汤方：

炙甘草 12g　桂枝 9g　生姜 9g　麦门冬 18g　火麻仁 6g　人参 6g　阿胶 6g　生地黄 48g　大枣 10 枚

以水 4 盅，黄酒 3 盅，先煎 8 味，取两盅，去渣，纳阿胶化开，分两次温服。

本方之品味、用量及煎法均有特点。如以甘草"通血脉，利血气"为主，辅以大量生地黄、大枣合胶、麦共生阴津，佐以参、姜、桂、酒以补提阳气，用麻仁为使以通之，俾阳得行于阴中，则脉自复。且取用阴药而大其量，用阳药不及阴药之半的措施，推测其理，认为是阴药非重量，则仓促间无能生血补血，但阴本主静，不能自动，必凭藉主动之阳药以推之挽之而激荡之，才能上入于心，推动血管之血行，使结代之脉去，动悸之症止。假令阴阳之药等量使用，则濡润不足而燥烈有余，如久旱之禾苗，仅得点滴之雨露，立见干涸，又岂可润枯泽槁，使血液得以充盈？

煮服法中以水、酒久煎，亦"浓煎补汤欲熟"，取汁多气少，是与药味配伍和用量多少步调一致的。这些臆度，未必合于实际药理，但在临床上若遵照古法使用本方，则频频取得满意的疗效，否则效果不显，这却是事实。

七、补气生津

心脏病由于酷暑夺气伤津，或久病汗多，呈现气少神疲、脉微欲脱，甚至休克者，李东垣生脉散主之。生脉散方：

麦门冬 9g　人参（用西洋参）另炖兑服，6g　五味子 6g

水煎服。

方内麦冬能治热病伤津，据药理研究，有强心作用；西洋参用以益气生津，比人参尤胜；五味子敛汗之力较强，汗为心液，汗多则损心，三药合用，能益气敛汗、养阴生津，使脉搏复振，所以叫"生脉散"。

天津南开医院，试验曾证实生脉液对失血性休克动物，有升高血压和强心作用。

生脉散加黄芪、甘草，名生脉保元汤，令人气力涌出，若用以治陈旧性心脏病阴阳俱虚者，与久服通气活血伤及阴液，体力微弱者，均切合病机。

生脉保元汤方：生脉散加黄芪 30g，炙甘草 6g，水煎服。

又冠心病逢夏即重者，多呈心部隐痛，渴而多汗，气短神疲，懒于动作，不思饮食。脉弦细芤迟。源于心阴本虚，又为暑热夺气，销铄津液，治宜益气养津，李东垣清暑益气汤主之。

方中取补中益气汤去柴胡加葛根合生脉散，外加苍术、黄柏、泽泻、神曲而成。以其治冠心病，因盛暑炎蒸，汗液不绝，不免中运弛缓，心病宿疾复发，而屡成气津两虚之证者，用补中益气以扶阳，合生脉散以滋液，更辅祛暑湿之品，恰是针对性很强的一个良方。岳氏曾治一妇女，素患心悸脉结代症，一到夏季，不耐暑热，则心悸气短，胸部作痛，汗出体倦，不能工作。予以本方，数剂即诸症顿减。次年在入夏之始，即服本方预防，其冠心病发作程度，较历年为轻。

陈可冀

痹痛须审寒热虚实，酌三通两补

陈可冀（1930~　），中国中医研究院西苑医院研究员，中科院院士，国医大师

辨寒热虚实

《临证指南医案》胸痹一节，曾归纳叶天士的经验，认为"胸痹无热证"，这些见解似欠全面。胸痹不乏热证，胸阳不宣，气血瘀滞，痰浊内阻，血络痹痛，可以耗气，也可以伤阴，因而也可出现一派"内热"征象。曾诊治1例冠心病心绞痛者，喜暖畏冷，服芳香温通之宽胸丸不验，需以数根乃至10余根冰棍方能解痛。显然是热证。

心绞痛之发作有偏热痛、偏寒痛、偏虚痛、偏实痛之不同。偏热痛者，发作时痛区作烧灼感，脉数，舌红，面赤，凉血活血合小陷胸汤较好；偏寒痛者，痛时肢冷汗出，面色苍白，脉迟，以温通类方药如苏合香丸较宜；偏虚痛者，形气较虚，动则痛剧且频，心悸气短，脉细弱无力，舌胖苔白并有瘀斑，以生脉散、保元汤合活血药调治为好；偏实痛者，形体俱实，易激动，头晕痛，脉弦而有力，苔黄或燥，或伴有高血压，加平肝息风潜镇药为妥。

重视心胃同治，舒肝解郁

曾遇到不少患者餐后痛剧，餐后规律性地发作各类心律紊乱，用调理脾胃之橘枳姜汤、温胆汤、三仁汤、平胃散、六君子汤分别针对痞满食滞，肝胃不和，湿热中阻，脾虚胀满等发作性心绞痛及快速性室上性心律失常，常有效果，不仅可以改善症状，部分心肌缺血所致的心电图改变也可有所好转。

对痛随情绪变化而加重变频，两胁不适，憋闷不舒，脉弦者，可酌情采用越鞠丸、逍遥散、四逆散等方治疗。

三通两补，辨证应用

心绞痛发作频繁，程度较重时，常为血络痹阻，胸阳不宣或寒凝络脉之候，应先补或通补兼施，即先标后本或标本并治。

通法收效较快，常用的有"芳香温通"、"宣痹通阳"和"活血化瘀"三种方法。

寒凝脉络者，根据《内经》"心得炅（指温通）则痛止"，及"寒则凝，温则行"的理论，可用芳香温通法治疗，常用成方如苏合香丸、冠心苏合丸、心痛丸、宽胸丸、回生丹、麝香片等。宽胸气雾剂、复方细辛冰片气雾剂及麝香气雾剂止痛也有速效，对亚硝酸盐类药物不耐受者尤宜。其作用原理可能是选择性地兴奋口腔鼻腔黏膜神经末梢以及呼吸道神经末梢，尤其通过冷觉感受器而定痛。一些急性心肌梗死剧烈心绞痛者，嚼服心痛丸或宽胸丸2粒后常可安然入睡。

胸阳不振，心阳不宣者，可以瓜蒌薤白半夏汤、枳实薤白桂枝汤、瓜蒌片以及进食葱蒜韭薤定痛。临床体会薤蒜确有"走上焦，通心阳，泄浊阴，开胸痹，散结气"的作用，平素胃寒者更合适。

气滞血瘀，脉络痹阻者，根据《内经》"疏其血气，令其调达"的原则，以活血化瘀的方药通痹行滞，常可止痛。血府逐瘀汤、失笑散（生蒲黄、五灵脂）、乳没片（乳香、没药）、元胡沉香末、沉香郁金粉、三七粉都可试用。川芎碱、丹参及冠心Ⅰ号等的注射液对急性心肌梗死心绞痛也常有显效。

在运用上述三类"通法"时，要注意温通药不宜过用久用，以免耗伤心气和心阴，必要时可佐以保元汤加桂圆肉、柏子仁、枣仁、远志等药。通阳宣痹药应用时也要结合辨证论治。活血化瘀药的久服也以通补结合，先通后补，或"通－补（或通补）－通"交替应用为好，一般以加用养血活血药，如鸡血藤、益母草、当归等较妥。人参三七琥珀末之配伍，是应用活血药而不伤正的很好配伍范例。冠心Ⅰ号中丹参、川芎、赤芍、红花、降香之配伍，也有活血而不破血、行气而不破气等优点。

至于"两补"，主要是指补肾和补气血，有的人持"痛无补法"的论点，似不全面，张仲景及李东垣治痛就用参芪。根据"虚则补之"的原则，可酌情应用。中医传统理论认为"阳统乎阴，心本于肾"，"心痹者，脉不通"，而肾又为"脉之根"，所以补益法常从补肾入手。补阳选加仙灵脾、仙茅丸、补骨脂丸，补阴选加首乌延寿丹、左归丸。补气血常用八珍汤加泽兰、益母草以及当归补血汤等。在治疗过程中时时结合"补肾"，常有助于巩固疗效。

老年人心肾气虚或阳虚的证候常较突出，不能温润五脏，温煦心阳，故心绞痛发作时，疼痛症状可以不重，但体乏无力，畏冷胸闷和气短自汗却可能较显著，以保元汤（人参、黄芪、肉桂、甘草、生姜）补益心脾肺肾诸脏，冲服细辛、沉香各 0.5g，常有较好效果。老年人舌质紫暗较多，有时可见瘀斑，有心绞痛者其出现率尤高，可用保元汤冲服复方血竭散（血竭、沉香、琥珀、冰片、三七、元胡），以补肾、理气、活血定痛。

老年心绞痛的发作，常和情志抑郁不畅，或负重耗伤心气有关，心绞痛症状有时并不典型，但发作却较频繁，尤其是由于老年人心理每多郁闷伤感，可损及心肾，并使脉络郁滞不行而作痛。疏肝解郁汤有一定功效，本方由柴胡、郁金、香附、金铃子、元胡、青皮、红花、丹参、川芎、泽兰组成，具有疏肝解郁、活血行瘀作用，对这类与情志有关而作痛者有防治作用。

此外，血瘀征象重者，血府逐瘀汤和通窍活血汤也很适用，对心绞痛伴烦躁易怒、失眠多梦者有效，可起到心肝并治的作用。适当较长期选用，有助于预防急性心肌梗死的发生，并可预防其他血栓栓塞性疾病的发生，能恰当坚持者，急性心肌梗死的患病率似较低。

周鸣岐

宣痹疏滞，通补阴阳

周鸣岐（1917~1997），原大连第三人民医院主任医师，临床家

　　周氏认为冠心病属本虚标实，其根源于肾。缘肾乃五脏之本，元气之根。罹冠心病者以中老年居多。此等患者，平素即有内伤积损，适逢肾气衰弱之年，脏腑功能益加疲惫，代谢紊乱，而生痰浊、瘀血。肾阳不足，脾失温煦，运化不健，痰浊内生。肾阴不足，不能滋养肝木，肝阳上亢，心液耗损，心血瘀阻。且心与肾为上下对峙之脏，水火既济，以维持人体阴阳之平衡。心之阴阳气血赖肾之阴阳之资助，今肾虚于下，心亏于上，心气、心阳不足，运血无力。心血心阳不充，血行易滞。心脏本虚，又易为外邪所乘。

　　周氏认为冠心病之治疗应针对病机通补兼施。通阻疏滞以开其痹，调补阴阳使脏气平和。痹开则痛减，脏气平和可减少复发之忧。

　　当冠心病人出现阵发性心胸刺痛，痛引肩背，或胸闷气短，心律失常，舌质紫暗，或舌尖边有瘀斑时是心血瘀阻的临床表现，用行气活血，化瘀通络以疏滞，改善心肌的营养，促进心脏功能的恢复，心绞痛就可得到缓解。常用药物如丹参、鸡血藤、红花、桃仁、生蒲黄、五灵脂、元胡、没药等。周氏体会以血府逐瘀汤为好。但有时用活血化瘀治疗后心绞痛虽得到缓解，往往时间不久又继续发作，而且病人表现心悸气短，自汗等症，宜在活血化瘀药中适当加扶正的药

味，如人参、黄芪、山萸肉、当归等，通补兼施。

冠心病患者如表现胸闷痰多、心悸气短或畏寒肢冷，纳呆便溏，舌淡胖嫩，苔白腻者，是属于心阳不宣，脾阳不运，寒凝血脉，痰浊内生，阻遏胸阳。治宜宣痹通阳，以瓜蒌薤白半夏汤加桂枝、丹参、枳实、党参、干姜、甘草为宜。瓜蒌、半夏、枳实宣痹，薤白、桂枝通阳，丹参配桂枝温通血脉，干姜、甘草、党参温补中阳，可起到理气宽胸，开肺化痰，通阳散结的作用。

冠心病的根源在肾，因此还必须从整体出发，燮理阴阳，使阴阳保持相对平衡。如肾阳虚者则以补肾阳为主，肾阴虚则以补肾阴为主，阴阳两虚者阴阳双补，阴虚阳亢者平肝潜阳。补肾阳常用附子、补骨脂、杜仲、仙茅、仙灵脾等。补肾阴常用杞果、女贞子、旱莲草、地黄、龟甲、首乌、桑椹子等。阴阳俱虚者常用地黄饮子。平肝潜阳用石决明、牡蛎、白芍、磁石、夏枯草、钩藤、桑寄生等。

周氏认为冠心病宣瘀疏滞应以瓜蒌薤白白酒汤为主，此方有痰浊者用之无疑，气滞血瘀之证，用之亦可大建其功。瓜蒌甘寒滑润，既能荡胸涤痰，又善利气散结，使肺气清肃，以行治节之令，助心行血。薤白辛滑而润，通阳最捷，兼有行气活血之能，二药合用，使以白酒，使痹结开，阳气宣，心血活。

周氏认为冠心病虽多表现心气不足，但阴阳互根，心气虚久未有不导致心阴亏耗者。生脉散气阴双补，无阴柔之腻，可安其未受邪之地。实验研究证明，此方有升压和强心作用，可使心肌收缩力增强和改善冠脉循环。周氏每将生脉散与瓜蒌薤白白酒汤、益肾之品合用，宣心胸之阳，补心肾之虚，标本兼顾，屡起沉疴。

例1 赵某，45岁，干部，1977年6月初诊。

患者五年前因阵发性心前区疼痛，经某医院诊为慢性冠状动脉供血不足，室性早搏。服硝酸甘油类可缓解。近半年来，阵发性心前区痛加重，胸闷憋气，心悸气短，头晕耳聋，胃纳不佳，倦怠乏力，腰膝酸软，严重肘可见面色苍白，四肢厥冷，甚至昏厥，形体消瘦，面色少华，舌质红有瘀斑，苔淡白，脉沉细短结代。血压 12.5/7.47kPa，胆固醇 9.0mmol/L（350mg/dl），甘油三酯 4.2mmol/L（375mg/dl），心电图示：T：Ⅱ、Ⅲ、aVF、V3~V5 呈先负后正双相，窦性心律，频发性室早多呈间断性，慢性冠状动脉供血不足。证属心阳不振，心脉闭阻。治宜温助心阳，宣通脉络。

瓜蒌 25g　薤白 15g　桂枝 10g　人参 10g　寸冬 15g　元胡 10g　丹参 25g　五味子 10g　制附子 10g　炙甘草 10g

心绞痛重时配服冠心苏合丸，芳香温通以止痛。连服 12 剂后，胸闷心前区痛改善，心悸气短好转，仍头晕耳聋耳鸣，腰酸腿软，纳呆乏力，脉沉细结代，舌质红，苔白腻，属气阴两虚，再以补肾益气，健脾养心，活血通络为治。

巴戟 200g　炒杜仲 150g　杞果 400g　党参 200g　女贞子 200g　黄芪 200g　山萸肉 200g　五味子 150g　寸冬 200g　白术 200g　仙灵脾 200g　丹参 850g　当归 500g　茜草 300g　红花 150g　川芎 50g　三七 250g　丁香 50g

上方杞果、杜仲、巴戟、山萸肉、党参、五味子、三七、红花、当归、丹参用酒浸泡，余药水煎浓缩与浸泡液混合，每服 30ml，1 日 2 次（因病人外出学习，服汤剂不便，故改此法）。服药后月余病情显著好转。于 1978 年 6 月 9 日复诊，近年来心前区痛未再发作，心悸气短消失，且体力大增，食欲增进，每日步行上下班，脉沉缓，舌苔正常，血压升至 18.62/10.64kPa，胆固醇 5.4mmol/L（210mg/dl），甘油三酯为 2.6mmol/L（228mg/dl），心电图示：T：Ⅱ、Ⅲ、aVF、V3~V5 仍呈先负后正双相，但较前两次负相变浅，频发性室早消失。

例2　杨某，女，64 岁，1982 年 11 月初诊。

患者罹高血压病已 10 余年。近几年来，头晕头痛加重，心悸气短，胸闷，阵发性心前区痛，每于劳累和情绪紧张后发作，疼痛放射至右肩，每次发作时间约 5 分钟。1 月前又觉右半身麻木。曾经某医院诊为高血压、冠心病心绞痛。

初诊时，心前区阵发性疼痛，向右肩放射，胸闷憋气，头晕心悸，腰酸耳鸣，右半身麻木，形体肥胖，面色红润，舌质暗红，苔白腻，脉弦滑。血压 25.3/17.3kPa，心电图示：T：Ⅱ、Ⅲ、aVF 低平，Ⅲ、aVL、V5 倒置。心肌受累，慢性冠状动脉供血不足。证属阴虚阳亢，胸阳不宣，痰浊内生，血瘀痹阻。治宜育阴潜阳，宣痹化痰，活血化瘀。

首乌 20g 杞果 20g 瓜蒌 25g 薤白 15g 寄生 25g 钩藤 20g 半夏 10g 丹参 25g 牛膝 15g 夏枯草 25g

上方连服 9 剂，胸闷憋气、头晕心悸、肢麻诸症均轻，血压 22.7/14.7kPa，仍按上方加减，共服 20 余剂，诸症基本消失，血压 21.3/10.7kPa，能从事一般家务劳动，追访两年未再复发。

（周惠君　郑连成　整理）

袁家玑

权衡标本燮理脏腑，化瘀宣痹通补兼施

袁家玑（1913~1991），原贵阳中医学院教授

通阳宣痹，治本当燮理脏腑阴阳

对仲景所论胸痹心痛病机："夫脉之太过不及，阳微阴弦，即胸痹而痛，所以然者，责其极虚也。今阳虚知在上焦，所以胸痹心痛者，以其阴弦故也。"袁氏认为是指心阳衰微，机能不健，致血行不畅，阴邪易于上乘。胸阳不足，阴邪搏结，为其主要病理。脏腑功能失调，气血阴阳失和，属本属虚，痰浊气滞瘀血阻滞脉道，正邪搏结于上焦，属标属实，本虚标实，虚实互呈，而以本虚为主，标本之间又互相影响，互为因果。通阳宣痹为其治疗大法。由于发病在心，故治本首当重视温通心阳，复其心气，但亦要重视心脾（胃）肝肾的功能失调，因为这些脏腑与心之阴阳气血失和及痰浊、瘀血、气滞的产生有着密切的联系。

心阳不振或心气不足在发病中极为重要，因气为血帅，气行则血行，一旦心血失去了心气的推动，血液运行不畅，即可产生气滞血瘀，久则导致心脉瘀阻，出现胸痹心痛短气之证。故温通心阳，补益心气为治本之法，只要胸阳一振，得以宣发，有如光

照万物，阴邪四散。但也应注意，临证有心阴心血不足者，心神失其濡养，亦可导致心气不足，痰瘀交阻而病，滋阴养血亦不可忽视。

心与脾胃肝肾关系密切，这些脏腑的功能失调与本病的发生发展息息相关。心为君主之官，脾胃乃后天之本，生化之源，脾主中州，主灌四旁，如脾气失调，运化不健，则食少虚羸，不能奉心化血，导致心气不足，心血亏虚。脾又为生痰之源，如饮食不节，谷物不化，或过食肥甘，可聚湿为痰。肺主气，为贮痰之器，肝失宣降，水津不能布散，亦可聚而为痰。痰气互结，痰瘀交阻，均可阻遏心阳、痹阻脉络而发病。故袁氏对脾虚气弱，或年老体虚，肥胖痰湿之人十分重视健脾益气、和胃化痰通络之法。

肝属于木，木气冲和条达，则血脉流畅。若肝肾阴虚，则心血不足，心血不足则心气亦虚，气血俱虚，导致血循不畅，瘀阻心脉。且肝肾阴虚则阳亢生热，可炼液为痰。肝郁化火，疏泄不利，失其气治血和，痰瘀气滞交阻，致胸痹心痛发生。肾乃全身阳气之根本，肾阳不足，则心阳亦虚，阳虚饮结，寒湿不化，水泛为痰，上逆凌心，可痹阻心脉，甚则产生心肾阳脱之危候。

由此可见，心阳心气不足为病机之关键，通阳宣痹要视心之阴阳气血盈亏予以治疗，还要重视脾胃肝肾的失调，只有协调全身脏腑，使之平衡，方为治病求本之治。

活血化瘀，治标着眼化痰宣痹

痰浊、气滞、血瘀痹阻脉络，为病之标，但有时在发病中属于主要矛盾，其中尤应重视痰浊这一病理产物，一旦形成，每与瘀血、气滞等病因交结不解，乘其胸阳不振而痹阻心脉。袁氏常用瓜蒌薤白半夏汤合二陈汤以通阳化痰宣痹。瓜蒌滑利，善开胸中痰结，往往用瓜蒌壳或全瓜蒌，其化痰开胸之力著；薤白辛滑通阳，下痰散结；法半夏化瘀散结，和胃调脾；二陈汤燥湿化痰，理气和中。《本草求真》称之为"治痰总则"，痰化则结开。以上均为化痰宣痹之要药，将其配伍运用于不同类型的胸痹心痛证治疗，常获良效。

袁氏指出，化痰通络当注意以下几点：

若属肺脾气虚，痰湿重者，可将二陈汤和益气健脾、活血通络之剂合用。袁氏认为益气化痰须注意补肺健脾和胃。因肺主气，气化则湿化，脾主湿，脾健则湿化，湿化则痰消。气虚甚者，可增入黄芪、黄精等品；脾阳虚，常与理中汤、人参汤合用；心阴虚、肝肾阴虚，可与天王补心丹、首乌延寿丹、杞菊地黄丸等合用；阴虚阳亢可配合天麻钩藤饮；心气虚或心之阴血不足，可合炙甘草汤应用。

痰阻可加重血瘀，瘀滞亦可加重痰阻，二者胶结难解，相互影响，故化痰时一定要配合活血通络之品，如三七粉、红花、川芎、降香、鸡血藤之类。

湿痰往往配合苓桂术甘汤运用，痰热则多配合温胆汤运用。痰重者，胸痹心痛以胸部憋闷为主；苔腻，脉多弦滑，可加海浮石、胆南星、远志等，而生地、芍药等滋腻之品少用。

本证胸阳不振，气机障碍，而阴邪之痹阻，愈增其势，三者是层层相因，相互影响，致胸痹心痛久延不解。且气化则湿化，气顺则痰消，气为血之帅，气行则血行，故对痰浊、瘀血而言，疏通气机，甚为重要。在化痰祛瘀的同时，必须配以行气之品，如陈皮、木香、佛手、枳实之类，以免呆滞之弊。

通补兼施，必须明析标本缓急

本病病程较长，阴阳错杂，虚实互呈，标本每易混淆。

应分清标本虚实，权衡轻重缓急，随机应变，是辨证论治的关键。治本宜用补法，治标宜用通法，临证一般每用通补兼施之法。补法旨在调整脏腑气血之偏盛偏衰，以治疗本虚之证，如益气通阳，滋阴养血等。通法意在宣通脉络之痹阻，以治疗标实之候，如理气化痰、通络化瘀等。平时调治以治本为主，应分阴虚、阳虚、气虚、血虚进行治疗，佐以活血通络、宣化痰浊。急时治标，以通为主，但亦应标本兼顾。如心绞痛频发较剧时，则以活血通络，宣痹定痛为主，佐以温阳化浊。

分型论治，知常达变

袁氏把本病分为阴虚型、阳虚型、阴阳两虚型，至于痰瘀气滞则根据具体证候表现，多分别包含于三型之中。

一、阴虚

本型包括阴虚阳亢、心阴虚、心血虚。

1. 阴虚阳亢

可见胸痹心痛，兼见头痛头晕，眠差多梦，烦躁易怒，口干，肢麻等症，舌质红，兼痰多者苔多黄腻，脉多弦数或弦滑。本型多见于心绞痛与高血压同时存在者，治疗宜虚实兼顾，标本同治，育阴潜阳，理气化痰，通络化瘀。育阴潜阳息风可选用天麻钩藤饮；宣痹化痰用瓜蒌薤白半夏汤；理气化痰选用温胆汤；活血化瘀通络选用血府逐瘀汤，据证加减化裁。袁氏常拟下方治疗：

钩藤 10g　决明子 15g　生石决明 打,30g　牡蛎 打,30g　地龙 10g　瓜蒌壳 15g　法半夏 10g　陈皮 10g　丹参 15g　川芎 10g　红花 5g　茯苓 15g　生地 15g　赤芍 10g

气滞血瘀心绞痛较甚者，可加用广木香、失笑散，或郁金、降香等。痰多胸闷者可去生地、赤芍，加海浮石、胆南星。

2. 心阴虚

心阴虚多与肝肾阴虚有关，肝阳上亢的症状并不明显，多是冠心病与脑动脉硬化合并者，除心绞痛的主证而外，多见心神不安，心悸而烦，失眠多梦，头晕耳鸣，腰酸腿软，五心烦热，盗汗，口干咽燥，舌质嫩红，或见舌裂，舌苔光剥，脉细数或弦细，治宜补而兼通。以心阴虚为主者，袁氏常用滋阴安神的天王补心丹，酌情增入活血化瘀通络之品。

生地 15g　玄参 15g　麦冬 15g　丹参 18g　黄连 6g　瓜蒌壳 10g　法半夏 10g　红花 10g　川芎 7g　茯苓 10g　远志 10g　佛手 10g　炙甘草 9g

若属心阴虚与肝肾阴虚同时兼见，治疗则应以补肝肾之阴为主，兼用化痰通络之品，袁氏选用首乌延寿丹、杞菊地黄丸加减治疗。

制首乌 15g　黄精 15g　生地 15g　枸杞子 10g　旱莲草 15g　金银花 10g　郁金 10g　丹参 18g　红花 5g　鸡血藤 18g　薤白 10g

3. 心血虚

可见胸痹心痛，心悸头晕明显，面色不华，舌质偏淡，脉细弱。宜滋阴补肾，益气养血。可于上方中增入益气养血之品，如黄芪、当归、白芍、生地、太子参等。

二、阴阳两虚

常见胸痹心痛，脉结代，心动悸，或脉来大而缓弱，三五不调，面色㿠白，舌质淡，有瘀斑，舌苔滑腻，动辄喘促，短气乏力，夜尿频多，胸闷心痛每于夜间憋醒。本型气阴两虚，又有痰瘀交阻，多为久病失调，宜扶正固本，阴阳两补，气血双调，化痰通络。袁氏常用炙甘草汤加减。

炙甘草 18g　潞党参 15g　生地 15g　桂枝 10g　茯苓 15g　瓜蒌壳 15g　法半夏 10g　陈皮 10g　丹参 24g　川芎 10g　红花 6g　赤芍 12g

气虚甚者加黄芪、黄精；气滞血瘀心绞痛较甚者，可增入延胡、降香、鸡血藤、郁金等。炙甘草为治疗脉结代，心动悸之主药，有通经脉、利血气、养心复脉的功效，用量宜重，服用时间宜稍长，才能取得疗效。

三、阳虚

1. 心气虚与心阳虚

心气虚可见胸痹心痛憋闷，心悸短气，自汗乏力，面色苍白，舌淡带紫，脉多缓弱，或结代，或迟而无力。若再出现肢冷脉微，或结代连连，口唇爪甲青紫，冷汗不止，心动悸加甚，则为心阳虚或心阳虚脱。本型多见于心肌梗死合并休克的患者。心气虚宜补益心气，温通心阳，兼以化痰通络。可于炙甘草汤中加黄芪，重用桂枝、党参。心阳虚脱可用四逆汤、生脉散加减。

熟附片 10g　干姜 10g　人参 10g　炙甘草 10g　上肉桂 5g　五味子 10g　麦冬 18g　延胡索 10g

心肾厥脱，乃重危之证，应中西医结合抢救。

2. 脾阳虚

胸痹心痛，兼见乏力食少，运化不健，肠胃功能紊乱，腹胀便溏，脉缓弱，舌淡苔腻。宜温中健脾，化痰通络。袁氏常用桂枝人参汤加减。

桂枝 10g　潞党参 15g　焦白术 10g　陈皮 10g　丹参 18g　川芎

10g　红花 5g　延胡索 10g　干姜 10g　茯苓 15g　法半夏 10g　炙甘草 10g

在上述分型证治的基础上，特殊药物的运用亦属重要，袁氏善用三七粉长期服用，早晚各吞 1g，具有活血通络的良好作用，对降低血脂，调整血压，增进血供，缓解心绞痛，均有明显的作用，远期疗效较好。还常用三七粉按辨证配为丸方，以便常服久服，缓缓徐图，巩固疗效。用茵陈、山楂、茶叶煎汤代茶饮，对降低血脂有效。平时适当运动，饮食起居方面注意调摄。

例1　杨某，男，54 岁，工人。1977 年 1 月 26 日初诊。

自述心悸、心绞痛已半年余，曾于 1976 年 9 月 11 日在贵阳中医学院附属医院作心电图检查：交界性期前收缩，室性差异性传导，室性期前收缩，Ⅰ、Ⅱ、aVF 导联之 ST 段下降 0.1 毫伏。血脂检查：总胆固醇为 6mmol/L（231mg/dl），甘油三酯 1.6mmol/L（143mg/dl）。诊断为冠心病。现仍感心慌，心痛阵作，胸闷气憋，动辄气促，行走困难，自汗多，面浮而苍白，形体虚胖，脉来三五不调，结代频频，舌淡胖嫩，苔薄白滑。以补心益气，温通心阳，兼以活血化痰通络之法治疗，用炙甘草汤加减。

炙甘草 12g　茯苓 30g　潞党参 15g　桂枝 9g　郁金 10g　泽泻 15g　法半夏 12g　丹参 15g　薤白 9g　川芎 9g　广木香 9g　红花 6g　当归 9g　远志 6g　三七粉早晚分吞，1.5g

1977 年 3 月 1 日复诊：服方已 35 剂，诸症明显好转，结代脉已显著减少，胸闷气憋大为减轻，原方加佛手 9g，山药 15g，陈皮 6g。

1977 年 3 月 16 日三诊：服前方 15 剂，效果明显，仍以养心化痰，活血通络之方治疗。处方

炙甘草 8g　潞党参 15g　薤白 15g　茯苓 30g　瓜蒌壳 18g　桂枝 9g　法半夏 10g　丹参 18g　广木香 9g　远志 9g　当归 9g　红花 6g　赤

芍 9g　川芎 9g　郁金 9g

以此方为基础随证加减：心动悸、脉结代反复时，加重炙甘草、潞党参、桂枝的用量，再加入太子参，以增强益气通阳复脉的作用；血压高，肝阳上亢则加决明子、怀牛膝、牡蛎以平肝潜阳；血脂高以茵陈、山楂泡水常服。经治 1 年余，共服 396 剂，坚持服用三七粉（患者始终未用西药），并嘱其少吃高脂厚味饮食，经常作散步、太极拳锻炼，结代脉逐渐消失，诸症悉平，精神转佳，面色红润，舌转正常。随访至今，患者身体健壮，能从事家务及体力劳动。1982 年 5 月 21 日复查心电图结果：窦性心律，电轴无偏移（+45°），正常心电图。胆固醇 3.1mmol/L（120mg/dl）。

此例以心阳心气不足为主，运血无力，血行不畅，又痰瘀气滞痹阻心脉，袁氏以炙甘草汤加减，重在益气通阳复脉，兼以化痰活血通络，患者长期坚持服药与适当运动，饮食起居调养而收良效。

例 3　金某，男，60 岁，干部，1979 年 7 月 8 日初诊。

因心绞痛剧烈发作，住某医院治疗，诊断为冠心病，心肌梗死，经抢救，症状缓解出院。但心绞痛时有发作，脉来间歇，血压波动，时有增高，胸闷气憋，久延不愈。医院诊断为冠心病，陈旧性心肌梗死。现常感头晕耳鸣，眠差梦多，心慌心烦，烦躁不安，腰腿酸软，舌质红，边有瘀点，苔薄黄，脉弦细而有间歇。宜益气滋阳，宣痹化痰通络。

决明子 24g　生地 15g　茯苓 18g　枸杞 10g　菊花 10g　丹皮 8g　薤白 9g　红花 6g　瓜蒌壳 12g　川芎 10g　丹参 18g　法夏 10g　广木香 7g　怀牛膝 15g　炙甘草 10g　太子参 15g　三七粉早晚各吞 1g

服 10 剂后，上述症状及心绞痛明显减轻，尚时有心慌，脉结代，上方炙甘草逐渐增至 24g。服药 18 剂后，心慌心悸止，结代脉明显减轻。后续用本方，略有增减，调治数剂，诸症缓解，血压稳定，配以丸方，常服巩固疗效。

此例乃因久病气阴两虚，兼阴虚阳亢，痰瘀交结不解，运用通补兼施之法，益气滋阴益血以固本，宣痹化痰通络以治标，用瓜蒌薤白半夏汤与杞菊地黄丸合方加减，增入活血化瘀之品，并以丸方徐图，常服久治收效。

（袁金声　整理）

赵冠英

温肾益气为要务，化瘀亦需辨证施

赵冠英（1926~　　），解放军总医院教授

一、探求病因　温肾益气为要

从冠心病的流行病学调查看，本病多发生在 40 岁以后，以 50~60 岁为高峰期，此时处在人之肾气渐虚之时。

肾阳为脏腑功能活动的根本，肾阳不但可助心阳，又可助脾阳对水谷之精微和津液的运化，心阳失去肾阳之温煦，则致心阳不足，血流失宣，脾阳失肾阳之温煦，久而导致脾阳虚，脾阳虚则运化失司，痰浊内生，阻塞心脉，即发生心绞痛。

赵氏在多年临诊观察和冠心病病因调查中，发现许多冠心病者存在着不同程度的肾虚症状。如腰酸腿软，耳鸣耳聋，脱发健忘，遗精阳痿，畏寒肢冷，便溏溲清，自汗气短，失眠盗汗，脉尺弱等。

基于以上理论，赵氏用温肾益气治其本，佐以辨证加减，经过多年大量临床验证，均能收到显著疗效。

常用益气药：人参、熟附片、刺五加、黄芪、桂枝、肉桂、薤白、干姜、白术、枳壳、麦冬。

常用补肾药：仙灵脾、仙茅、杜仲、巴戟天、肉苁蓉、补骨脂、

枸杞子、山萸肉、何首乌、女贞子、生地、熟地、五味子、核桃仁、紫河车、旱莲草等。

赵氏体会，应用温阳益气法应注意以下几点：

1.急者治其标，缓者治其本，当冠心病的病情处在稳定期和症状不明显时，以治本为主，常用生脉散、保元汤加减。

2.心气虚衰、心功能不全者，则主用温阳益气法，常用生脉散、参附汤加减。

3.心动过缓者，主用麻附细辛汤，生脉散加减。

4.合并更年期症状者，常用二仙汤、冠心 I 号汤加减。

5.依气为血帅，血为气母之理，结合冠心病的病因病机，应用温阳益气法时，均伍以活血化瘀药，两者不可偏废，可收相辅相成之效。

二、活血药物，要在辨证应用

应用活血化瘀治疗冠心病、心绞痛，古今均证明是治疗冠心病、心绞痛的一大法则。

赵氏临床常用的活血化瘀中药有下列几种：

1. 补血活血

当归、丹参、鸡血藤、芍药等。

2. 活血化瘀

红花、川芎、益母草、五灵脂、蒲黄、茜草、葛根、月季花、白芷、香附、姜黄、丹皮。

3. 攻瘀散血

苏木、水蛭、虻虫、䗪虫、泽兰叶、王不留行。

4. 破血祛瘀

乳香、没药、血竭、昆布、海藻、三棱、莪术、穿山甲、郁金、山楂、桃仁、刘寄奴。

赵氏认为运用活血化瘀法则应注意以下几个问题。

1. 冠心病、心绞痛已知是由于瘀浊瘀血阻塞心脉所致，故此凡确诊为冠心病、心绞痛的患者，活血化瘀药为必用药。

2. 虽然都是冠心病，但病情有轻有重，病程也有长短之别，心绞痛和其他症状亦不尽相同，患者的体质也有强弱之不同，故冠心病心绞痛的患者就会出现虚、实、寒、热之不同，这就要求选方用药时一定要掌握辨证论治的原则，气滞血瘀兼血虚者：选用养血化瘀活血药：如丹参、当归、熟地、芍药、鸡血藤等。

气滞血瘀以瘀为主的实证，选用破瘀活血药如：泽兰、红花、桃仁、血竭、乳香、没药。血瘀较重者，选用三棱、莪术、水蛭、虻虫等。

气滞血瘀兼有热象者，选凉血活血药如：丹皮、赤芍、黄芩、凌霄花等。

气滞血瘀兼有寒象者，选温阳活血药如：苏木、川芎、肉桂、桂枝等。

气滞血瘀以疼痛为主者，选活血化瘀止痛如药：元胡、五灵脂、罂粟壳、没药、乳香等。

根据中医"气为血帅"，"气行血行"的理论，在应用活血化瘀药时，应适当加入益气药。

活血化瘀为一种"通法"，而冠心病心绞痛系本虚标实的一种慢性疾患，故应采用攻补兼施法，尤其是体虚和症状不明显者，更应如此。

三、探求舌质、舌苔的变化和心肌梗死的衍变关系

观察心肌梗死的衍变过程，赵氏发现舌质和舌苔的变化有一定的规律。在舌质方面，约70%左右的病例，危重期呈红紫或红暗，少数病人舌边或舌尖有瘀斑，这种舌为内有瘀血，基本上符合心肌梗死后血液循环障碍的病理变化。随着病情的好转，舌质瘀血的情况也逐渐好转。还有少数病人，舌中央有瓜子大小的无苔区，即鸡心舌；极少数舌质红光无苔，此两种舌质变化是心、胃阴虚所致，这种变化一般也随病情好转而恢复常态。

舌苔的变化规律是：绝大多数患者于患病1~2天后，舌苔逐渐由薄变厚，3~4天即可达到厚白腻苔，有的变为黄厚腻苔，在舌苔变化的同时，一般伴有恶心呕吐，腹胀纳差，大便干等消化道症状。第3周以后，食欲好转，舌苔也逐渐变薄，一般于第4周下床活动时，舌苔恢复常态。

四、分期治疗急性心肌梗死

赵氏根据多年经验，总结出辨证分期论治的法则，即首先根据急性心肌梗死的病理和一般临床演变规律，将其分为三期，即危重期、演变期和恢复期。在此基础上，再根据各期病理特点，结合每个患者的脉症，进行辨证施治和选方用药。关于辨证和分期论治的用药原则如下。

1.危重期（1~6天）

以心阳虚损，血瘀痰阻为主。治宜温补心阳，活血化痰。

主方：人参（黄芪或党参）、熟附片、丹参、麦冬、陈皮、三七粉。

辨证加减：心阳虚损较重或心阳虚脱者，重用人参，另加黄芪、

桂枝、玉竹等，并静脉滴注参附液。恶心呕吐者，用独参汤代茶，以小量频服的方法，或加姜半夏、砂仁、藿香等。心绞痛频发者，加玄胡、细辛、罂粟壳。心律失常者，加炒枣仁、石菖蒲、珍珠母、玄胡、当归。

2. 演变期（7~21 天）

以阴阳两虚，气滞血瘀为主。治宜调补阴阳，益气活血。

主方：党参、黄芪、黄精、丹参、山楂、郁金、赤芍、鸡血藤、红花、当归、川芎、三七粉。

辨证加减：阳虚者加桂枝、熟附片。阴虚者加石斛、玉竹、生地等。脾胃失司，纳呆腹胀者，加佛手、陈皮、鸡内金、砂仁等。

3. 恢复期

以脉络失畅，心气不足为主。治宜活血化瘀，益气养血。

主方：黄芪、黄精、当归、丹参、川芎、红花、郁金、鸡内金、穿山龙、山楂、三七粉。

心肌梗死合并症的辨证用药原则：

1. 心源性休克

治疗宜回阳救逆。

主方：静脉滴注参附液。将 60~100ml 参附液加入 10% 葡萄糖 500ml 中静脉滴注，参附液 1 日可用 200ml。

口服生脉煎剂：人参、熟附片、麦冬、丹参、佛手。

2. 心律失常

主要是心阳虚损，心失所养。治宜益气活血，养心安神。

主方：人参、桂枝、当归、玄胡、石菖蒲、丹参、珍珠母、三七粉。并在此基础上，结合患者的具体病情，进行辨证加减。

3.心力衰竭

以心阳衰微，肺肾两虚为主。治宜温补心阳，利水宣肺。

主方：人参、黄芪、熟附片、白术、茯苓、陈皮、葶苈子、桑白皮。并在此基础上，结合患者的具体病情，辨证加减。

按照以上用药原则，1980年以前治疗急性心肌梗死124例，病死率为6%，之后又治疗约100余例患者，证明疗效较其他方法显著。

赵氏所倡分期论治源于中医的辨证和西医的辨病及多年的临床总结，符合急性心肌梗死的病机，即：心阳虚损，脉络阻滞和阴阳失调。急性心肌梗死初期，症状和合并症虽多，但均在分期论治的病机范畴之内。如心绞痛，是由于心阳虚损，血瘀脉阻，不通而痛。心源性休克和低血压状态，前者是心阳虚脱，后者是心阳虚损。充血性心衰，是由于心阳虚损，使脾失健运，肺气不宣，肾气亏虚所致。赵氏认为急性心肌梗死的分期论治是辨证论治的具体运用。

乔保钧

固本治肾通为补，知常达变法应活

乔保钧（1926~　），洛阳市中医院主任医师，河南名医

从本论治，肾为本中之本

心绞痛属本虚标实之证。气滞血瘀，痰浊寒凝而致心血痹阻，发为心痛为其标实。心、脾、肾三脏亏虚，气血阴阳失调，为其发病的根本原因，故谓其本虚。乔氏认为三脏之虚又本于肾虚，何以言之？盖肾为水火之宅，内藏真阴，五脏之阴非此不能滋"，心血靠肾精化生而补充；又内寄元阳，为一身阳气之源，生命活力的根本，故前贤云"五脏之阳，非此不能发"。肾阳隆盛，则心阳振奋，鼓动有力，血可畅行，脾得温煦，水谷之精微可化为气血，布散周身。若年老肾衰，肾阳不能蒸腾，或心阳随之而衰，气血变逆，久而气滞血瘀；或脾土失温，水谷精微不能生化、布散，气血化源不足，营亏血少，脉道不充，血不畅行，皆可发为心痛。

从各地统计心绞痛好发年龄的资料来看，大都在 40 岁以上，女性患者，在更年期以后发病率显著增加。这说明冠心病的发生与衰老有密切的关系，而人之衰老决定于肾气的盛衰。中年以后，人体肾气逐渐衰退，冠心病发病亦明显增多。可见，该病的发生与肾有着必然的

内在关系。

从临床表现来看，多数冠心病心绞痛患者都兼有肾虚症状，如常见短气乏力，头晕耳鸣，记忆力减退，腰膝酸软，小便频数，听力减退，女性绝经等；肾阳衰微者常见畏寒肢冷，精神倦怠，自汗，浮肿，舌淡体胖，脉沉迟细弱或结代；肾阴不足者，多伴五心烦热，口干盗汗，面红，小便短赤，大便秘结，舌质红，少苔，脉细数或促。

肾虚，乃冠心病心绞痛"本虚"之根本当无疑义。因此，乔氏在治疗中，非常重视补肾固本这一环节。自创"滋肾宣痹汤"。方中蒸首乌、山药、枸杞子补肾填精；当归、白芍补肝养血；麦门冬、五味子酸甘化阴；重用炙甘草益气强心。治疗心绞痛之属于肝肾阴虚者。另拟"温肾宣痹汤"，针对心肾阳虚证，方用党参、炙甘草益气强心；用山药、山萸肉补肾气；用桂枝、附子温振心肾之阳；菖蒲、炒枣仁、煅龙骨镇静安神；郁金、三七、元胡、沉香理气宣痹止痛。其他各型，即便无明显肾虚症状，亦应针对"肾虚之体"，酌情加入一二味补肾之品，或在治疗中嘱患者日食核桃数个，取其补肾强体之功，以助生化之源，常可增强疗效。

例1 安某，女，61岁，武汉部队干休所家属，1984年9月11日初诊，门诊号25034。

心前区痛3年，加重半年。3年来，心前区阵发性疼痛，遇劳发作，历时短暂，伴胸闷、气短、心悸，解放军某医院多次心电图检查，均示窦性心动过缓、右束支传导阻滞、心肌缺血。诊为冠心病。经西药治疗数月（用药不详），未获显效。近半年来发作频繁，日二三作，程度加重，甚则绞痛而晕厥，伴大汗出，现心前区阵发性刺痛，向左肩臂放射，伴心慌、气短、头晕、耳鸣、腰膝酸软、纳呆、便溏。舌淡红，苔白腻，脉沉缓结代。病由心、脾、肾三脏亏虚，心脉痹阻所致。先拟益气强心，温阳宣痹，活血通经，缓急止痛，以治其标；待病情稳定，再议补肾健脾，以治其本。

党参 13g　麦冬 10g　五味子 9g　川芎 9g　丹参 20g　郁金 13g　元胡 6g　细辛 3g　沉香 5g　全瓜蒌 10g　菖蒲 10g　云苓 15g　炒枣仁 30g　炙甘草 9g　生姜 1 片　核桃 7 个

水煎服，早晚各 1 次。

1984 年 11 月 5 日二诊：上方稍事出入，连进 40 余剂，胸闷，气短明显减轻，心区疼痛已微，偶而出现，瞬间即逝。现头晕阵作，腰膝酸软，耳鸣，便溏 2~3 次 / 日。脉象较前有力，舌质红，苔白。仍拟补肾健脾，扶正固本为治。方药：

蒸首乌 15g　山药 15g　云苓 30g　丹参 15g　五味子 9g　川芎 13g　三七 3g　郁金 10g　炒枣仁 15g　毛橘红 9g　炙甘草 15g　盐西茴 3g　核桃 7 个

1985 年元月 4 日三诊：上方为主连进 60 余剂，心区疼痛继续减轻，每日偶发 1~2 次，痛可忍受，时间短暂，精神转佳，身觉有力。现头晕时作，心慌目涩，口干不欲饮，二便调和。仍宜益心健脾，补肾为治。

太子参 10g　麦门冬 15g　五味子 9g　附子 6g　枸杞子 15g　蒸首乌 15g　炒枣仁 30g　云苓 30g　桔梗 9g　薤白 9g　沉香 3g　细辛 3g　炙甘草 15g　霜桑叶 5g　核桃 7 个

上方续进 60 余剂，诸症皆失，心电图复查已恢复正常，随访一年未再发作。

以通为补，理气活血为要

心绞痛虽属本虚标实之证，治疗固应注重其本虚，但毕竟以"痛"

为苦，以"痛"为急，因此，缓解疼痛，为其当务之急。乔氏常治以活血化瘀，化痰宣痹，温阳宽胸之法。将其概括为"活"、"宣"、"温，"通"四字要诀。强调"以通为补"，"以通为主或宣通并用"。乔氏认为，心痛或因七情所伤而气滞，或脾虚湿盛而痰凝，或心肾功能减退而阳衰，最终皆因影响血液运行，而使心血痹阻，瘀而不通，发为心痛，因此，欲止其痛，必先活血，欲活其血，必先理气。基于气血互用之理，乔氏曾自创宣痹止痛散，方以炙甘草、红参、辽细辛，益气温阳振奋心肌，推动血液运行；以丹参、川芎、三七、郁金活血化瘀，以元胡、沉香、冰片理气宣痹止痛。其中对炙甘草的应用，尤具匠心。甘草味甘平，性和而缓，世人多用作"调和"之品，而乔氏视其为"补气"之佳品，经蜜炙炮制后，与人参（或党参）配合，用以为君，取其性温助阳，益气强心，健脾和中。虽属"平凡"之品，亦有"非凡"之能，用之得当，常应手而效，因其性平，尽管放胆应用，乔氏最大用量有时达30g，未见引起水肿者，对素有水肿的患者，为消除水肿加重之虑，可配以白术、云苓、车前子、泽泻等淡渗利水药。

宣痹止痛散不仅适用于心绞痛之单纯气滞血瘀者，而且对其他各证，在疼痛发作之际，应急服用，均有明显止痛效果。曾治赵某，女，60岁。1970年始患高血压，1980年后常心前区刺痛，伴胸闷、心慌、气短：心电图多次检查均示心肌缺血，X光片显示左心向左下明显扩大。1982年因工作劳累致病情加重，心前区呈阵发性绞痛，向后背肩胛放射，患者恐惧，不堪忍受。乔氏取宣痹止痛散，令其急服，每日3次，3日后疼痛渐减，5日后疼痛消失。后以该方配成散剂装胶囊，每日6粒，常年服用，至今坚持5年而不间断。服药期间虽从事繁忙工作，心绞痛亦未发作，心电图检查亦恢复正常。

宣痹止痛，勿忘温阳化痰

冠心病病人多形体偏胖，多为痰湿内蕴之体，血脂多数偏高。乔氏体会，所谓高血脂，可视为中医所说的"痰浊"。而痰性黏腻，与阴血胶着难分，最易障碍气机，痹阻心血。乔氏认为，欲使气机宣通，应注重化痰药物的应用，常根据不同证型，酌情选加全瓜蒌、胆南星、桔梗、泽泻、猪苓、竹茹、毛橘红等药。

痰又为阴邪，具黏腻之性，而不易涤除，且冠心病的"痰邪"多深伏，渗润于脉管络道中，一般化痰之品难以奏效。既为阴邪，最怕温化，如阳光一照，则阴霾四散。乔氏常于各型中酌加薤白、桂枝、细辛、附子、生姜等辛温通阳之品，使胸阳得复，气化有力，湿邪难以停聚，既可断生痰之源，又可旺盛血液运行，使气机畅通。气顺血活，痰湿浊邪就会随着气血的加速运行而逐渐涤除。历代医家治胸痹心痛皆强调以阳药通药为主，其意皆在于廓清阴邪。

例2 患者刘某，男，63岁，工人，1986年12月26日初诊，门诊号53824。

患者心前区疼痛不定时发作已3年，3月前因情志不舒致病情加重，某厂医院心电图查示心肌缺血，经服冠心宁，复方丹参片治疗未获显效。现心前区刺痛，稍劳即作，历时10~15分钟，静卧或含化硝酸甘油片后可缓解，伴心慌胸闷、气短，且全身乏力，精神倦，饮食欠佳，便溏。查：舌质淡红，苔白腻，脉弦滑。证属心脾两虚，胸阳不振。治宜益心健脾，温振胸阳。方药：

党参10g 麦冬15g 五味子9g 炒枣仁20g 川芎9g 桂枝9g 白术10g 茯苓30g 薤白9g 郁金13g 元胡15g 辽细辛3g 煅龙牡各15g 炙甘草30g

5剂，水煎服。

1987年1月7日二诊：上药显效，心前区痛明显减轻，心慌、乏力亦明显好转，睡眠转佳，食欲增进，口和便调。查：脉沉弦，舌质暗，略紫，苔白腻。上方去煅龙牡，加三七、沉香各3g，7剂，水煎服。

1987年2月5日三诊：心前区痛消失，心慌已微，睡眠复常，仍乏力、气短、胸闷，口和，二便调。查：脉沉弦，舌暗红，苔黄白腻。

党参10g　麦门冬13g　五味子9g　川芎9g　桂枝9g　薤白9g　云苓30g　全瓜蒌10g　郁金13g　元胡15g　红花7g　炙甘草15g　生姜1片

5剂，水煎服。

3月后随访，诸症悉除，至今无恙。

证虽有型，贵乎知常达变

乔氏治疗心绞痛，虽分气滞血瘀、痰痹心阳、气阴两虚、肝肾阴虚、心肾阳虚等五个不同类型，但在临证实践中，强调应根据病情，因人因时，灵活组方，随证化裁。乔氏指出：天道运行，世变万千，人体禀赋不一，病情变化多端，绝非几个证型而能将错综复杂的病况包罗其中。因此，分型只作为思维框架，供辨证分析时参考，而不能视为格式，作为治疗中的永恒依据，去机械照搬套用。更不能不问青红皂白，片面追求时髦，一味活血化瘀。必须知此知彼，全面权衡，知常达变。

例3　李某，女，43岁，工人，1977年10月2日初诊。

心前区阵发性刺痛1年余，伴心慌、胸闷、气短，近1个月来因情志不舒致心痛加重，发作频繁，且头痛眩晕，口苦咽干，欲呕，大便干，溲黄。查见形体肥胖，下肢轻度浮肿，舌体胖大，舌质尖红，边不整，苔白腻略黄，脉沉弦结代，寸口较大，两尺较弱，血压 20/13.3kPa，洛阳市某医院心电图查示频发性室性早搏。脉证合参，此属心脾不足，痰湿内盛，心血瘀阻，复加肝郁气滞，郁而化热，促其病情加重。治疗先宜疏肝清热，和胃化痰治其标。方选温胆汤化裁。

陈皮 10g　竹茹 9g　枳实 10g　清半夏 9g　丹皮 12g　生杜仲 30g 醋柴胡 10g　酒黄芩 10g　炙甘草 20g

上药服 7 剂后，头痛、眩晕、口苦咽干诸症悉除，心慌、胸闷、气短亦明显好转，大便转溏，但下肢浮肿未消，脉仍弦细间有结代。血压 17.29/9.31kPa，此乃肝气得舒，余热已清，标证既除，当固其本，转以益气宁心为主，兼以健脾，淡渗利湿。

党参 10g　麦冬 15g　五味子 9g　酸枣仁 30g　远志 10g　菖蒲 10g　白术 10g　茯苓 30g　泽泻 10g　车前子 10g　炙甘草 30g　核桃 5 个

又进 7 剂，自述精神好转，浮肿消失，心慌气短明显减轻，唯心前区仍感刺痛，舌体微胖。宗上方去车前子、泽泻，加降香、郁金各 10g。又服 14 剂，诸症皆失，心电图复查已正常。查其脉仍弦细，舌质微红，苔白，最后投以益气养心汤（自拟方）10 剂，以善其后。

党参 12g　麦门冬 13g　五味子 9g　云苓 30g　白术 10g　炒枣仁 15g　桂枝 5g　郁金 3g　生地 9g　生龙骨 12g　炙草 20g　核桃服药后生吃，6 个

半年后随访已恢复正常工作。

该案属肝郁化热，脾虚湿盛，心脉痹阻。治疗先用温胆汤化裁，疏肝清热，理气化痰治其标，再以生脉散加味，益气宁心、健脾利湿治其本，终以益气养心汤善后巩固。如是把握不同时期的不同病情，针对不同阶段的主要矛盾，区分标本缓急，用药有的放矢，故疗效既著且速，充分体现了依证为凭，知常达变的辨证原则。

无论何种原因所致的心绞痛，其发病均需经历一个漫长的病理演变过程，即由量变到质变的过程。来之既久，治之亦难。故乔氏认为：对冠心病的治疗，只能从长计议，不可急求其功。在用药上，只能轻剂缓图，在扶正固本的前提下，着眼于调理脏腑机能，使气血阴阳逐渐趋于平衡，不可图一时之快，重剂猛投，更不能滥用攻伐而徒伤正气。若需气，则参芪用量应由小到大，渐次增加，不可峻剂骤用，以防补气太过，生热化火；若需理气，则枳壳、橘红、降香、沉香之辈，量取适中，且必配以生地、当归、白芍等阴柔之品，不致使气耗阴伤；若需温阳，需仔细分辨心、脾、肾三脏何脏之虚，有的放矢，酌情选用薤白、桂枝、附子、细辛、生姜、葱白之类，中病即止，不可久服妄用，以免损耗真阴。

用药固然要依证为凭，但更要以病机为"的"。就症状和病机而言，症状是"标"，病机为"本"。因此，只要病理机制未变，即便症状略有变化，治法治方也不要随意更改，疗效往往在守法守方的坚持之中。

（乔振纲　吴燕燕　乔艳贞　整理）

曹健生

血瘀因于气虚，益气活血
肾虚缘起心亏，交融水火

曹健生（1930~　　），河南省中医研究院主任医师

曹氏认为冠心病虽然病位在心，但其发病实与多个脏腑的功能盛衰、气血失调密切相关。证情复杂，每每见到虚实并存，寒热杂处。临证需要审时度势，权变适宜。

气愈虚而血愈瘀，本虚标实

胸痹病的原因较多，无论寒湿、痰浊、气虚、气滞，都可致病。但其病机多是血瘀，这种见解已为多数学者所接受。从临证中得知，病人多有心前区固定性疼痛，脉沉细而涩，舌质暗紫或有瘀斑、瘀点等，均为血瘀之征象。然血瘀的先导到底为何？气虚抑或气滞，仍众说纷纭。目前主张气滞之说颇多，活血化瘀之研究比较广泛。曹氏认为本病乃本虚标实之证。本虚即气虚，标实即血瘀，由于气盛而导致血瘀。血瘀是气虚的结果，气虚是血瘀的原因，二者为因果关系。盖血与气一阴一阳，互相依存，互相维系。气虚则推动乏力，可导致血行缓慢，甚至瘀滞不行，则血瘀之证随之发生。临证时，常见病人身困无力，胸闷气短，动则喘满不得息，自汗不止，脉时而结代等。除

血瘀之外多为气虚之象。就气本身而言，气虚乏力，不单有气虚之象，也会有气滞之征。此种由气虚引起的气滞，以补气法治疗，则气滞随之可解，此只可称为气虚而不言气滞。《鲆溪医论选·论气滞由气虚者宜补》说："虚者力不足运动其气，亦觉气滞"。本病可用"不足"与"不通"概括之，不足即为本虚，即以气虚为主导的内环境稳定性受到破坏。不通即在气虚的基础上引起的气血运行障碍而造成的血瘀。它们之间又会互相转化，时而以虚为主，时而以实为表现。治疗要掌握好不足与不通、一虚一实之间的辨证关系，妥善施治。至于少数病例出现痰浊、寒湿之证者，涤痰化浊、温阳化湿之法也不应舍弃，针对证候变化适当调整用药。

增行瘀之未备，益气活血

胸痹病是一个较长时间气虚血瘀的病理过程，诸多病例可以较长期的处于稳定状态之中，唯有在严重气血失调时才演变出阵发性的胸痛。该病诊断一经确立，痛与不痛，只是气血失调演变的不同程度而已。所以本病的治疗，应审时度势，谨守病机，紧紧抓住正虚这个根本。

临证时要着重于辨证施治，尤贵于知常达变，通补兼顾，寓补气于化瘀之中，使治法臻于完善。本病既为血瘀之病机，活血化瘀之药当属必用，但补气法终不可废。曹氏常用的药物是：

黄芪 30g　党参 20g　黄精 20g　当归 15g　赤芍 15g　红花 10g　丹参 20g　水蛭 6g　三七参粉 3g　檀香 20g

方中黄芪、黄精、党参，意在补益心气，勃发心气运血之力，以解血滞经脉留而不行之阻。再伍用活血化瘀之品，使心气布而瘀滞活，经脉通而血运复，此无一不是"补"、"通"之效。用活血化瘀之法，以使积滞去而正气自伸，即以通为补。然以通为补其来也渐，其力也薄，对于胸痹这样的急病重病，恐难奏其效。舍参芪类补气之品不足以当此重任。益气活血之法，增活血化瘀以通为补之不足，其妙处即在于此。其中水蛭行血化瘀之力较强且有小毒，许多人望而生畏，其实用之得当，尚属安全。水蛭行血破瘀力专，三七参在脉内则行血，在脉外则止血，行止兼顾，二者为伍，可免除出血之虞。该方之变通加减如下：

寒凝心脉症见：天冷时心痛易发作或加剧，形寒肢冷，手足不温，冷汗出，心痛彻背，背痛彻心，脉紧，舌质淡苔白者，可加桂枝10g，细辛3g，以宣痹通阳。

痰浊闭阻症见：阴雨天易作，胸闷重而痛不甚，咳吐痰涎，纳呆恶心，倦怠乏力，脉滑，舌质淡红，舌苔白腻者，可加瓜蒌15g，薤白10g，以温化痰浊。

肾阳虚弱者兼见：头晕目眩，面色㿠白，精神不振，腰膝酸软，胸痛彻背，连及腰腹，脉沉细，舌质淡紫苔薄白。加仙灵脾15g，菟丝子20g，以补肾益精。

津液被耗者兼见：汗出不止，口渴咽干，烦躁气粗，小便黄赤，大便硬结，脉细数，舌质红，苔黄燥。可加寸冬20g，五味子10g，以生津敛阴。

例1 张某，男，68岁，退休工人。

胸闷气促，心前区阵痛，汗出已两年许。患者于二年前在劳累过度后，突然出现左侧前胸部剧烈疼痛，汗出气短，即到当地医院急诊，经心电图检查为心肌缺血性改变，经治疗后疼痛缓解。此后不断发作，每在劳累及情志改变后即发生前胸部疼痛，全身乏力，伴有心跳心慌闷气等。近来更加频繁。心电图提示：心肌呈缺血性改变。诊断：胸痹，气虚血瘀（冠心病心绞痛）。

黄芪 20g　黄精 20g　当归 15g　赤芍 15g　红花 10g　水蛭 6g　元胡 15g　檀香 15g　三七粉 3g　甘草 3g

上方连服 26 剂，疼痛逐渐减轻而最终停止。近一年来随访未再发作，多次复查心电图均无异常。

济水火之并融，补肾益心

胸痹为本虚标实之证，正气不足为本，以何脏气虚为主？曹氏认为，病位在心，以心气虚为主。心在上焦，主司阳气，心气虚，心阳不振，可致血脉瘀阻。《素问·脉要精微论》说："脉者，血之府也，长者气治，短者气病，代者气衰，细者气少，涩者心痛"。"涩者心痛"为心气极虚之证。心气不足，心阴亏损，将进一步耗伤肾之阳气。肾为水火之脏，相火之所居，元阳之所系，为生命的原动力，是气之根。肾阳寓于肾阴之中，温养五脏六腑。心气之虚，必然消耗阳气，致使肾阳虚衰。所以气虚以心气虚为本，肾气虚为根。冠心病以 50 多岁为发病高峰，这就肯定了其发病与肾的关系。曹氏认为，用补气药的同时，切不可忽视补肾药的应用。因肾为水火之脏，肾阳寓于肾阴之中，称龙雷之火。故温补肾阳不宜太过，否则易使龙雷之火升腾为害。非到阴寒之征特别明显，大辛大热桂附之品不宜应用，以免耗伤阴津。要掌握好"孤阴不生，孤阳不长"这个补肾原则，要阴阳互补，不可过于偏颇，可用菟丝子 30g，仙灵脾 15g 等。菟丝子能补肾养肝，温脾助胃，但补而不峻，温而不燥，故入肾经虚可以补，实可以利，寒可以温，热可以凉，湿可以燥，燥可以润。非若黄柏知母寒而不温，可泻肾经之气；非若肉桂益智，辛热而不凉，可动肾气之燥；非若苁蓉锁阳甘咸而滞气，可生肾经之湿者。淫羊藿，味辛，性温，不独温肾壮阳，并能通行经络，此二味纳入方中，甚为妥贴。

例2 李某，男，48岁，干部。

患者心痛病已一年许，因经常骑自行车上班，每遇上坡时疼痛发作，下车休息每能自行缓解。因此近一年来不能骑车。并伴有呼吸喘满，动则喘甚，口唇紫暗，汗出，腰痛，腰膝酸软，畏寒肢冷，小便频数而清长，尿水滴沥不尽。患者面色㿠白，精神不振，血压18.4/12kPa。心脏听诊节律整齐，二尖瓣区有Ⅱ级收缩期杂音。肺(-)。肝脾未触及。心电图提示心肌供血不足。脉沉细而涩。舌质淡紫，苔薄白。诊断：胸痹，气虚血瘀兼肾虚（冠心病心绞痛发作）。

黄芪20g　黄精20g　当归15g　赤芍15g　丹参15g　三七粉3g　红花10g　菟丝子30g　仙灵脾15g　檀香15g　甘草3g

上方共服20余剂，疼痛缓解，手足变温，现已能骑自行车上班。上坡时不再发生胸部疼痛，小便余沥消失。

防津液之耗伤，增液敛阴

胸痹证，关键在于痹。痛是本病的常见证候，频频剧痛常预示着心肌缺血缺氧，甚至达到心肌梗死的程度。此时，根据急者治其标的原则，通用止痛药以济急。无论是开郁豁痰的苏合香，温中散寒的薤白，降气止痛的檀香，抑或活血化瘀之品，都可辨证选用。但芳香行气化瘀之药，走而不守，行窜力强，短暂投之，取一时之效则可，连续用之则耗伤气血阴津，多不可为。此时，宜加入寸冬、五味子以固护心阴。五味子五味咸备，而酸独胜，酸敛生津，保固元气，入肺有生津济元之益，入肾有固精养髓之功。或亡阴亡阳，神散脉脱，五味子能奏其全效。合麦冬生津益血，配人参乃取生脉之宜。经验证明，投入该品则心肌缺血易于恢复，心电图改善得以提前，临证用之，其妙自得。

例3 翟某，男，63岁，退休干部。

心前区疼痛闷气、气短已3年，近半年来脉不齐，严重时竟在睡眠中憋闷致醒，坐起后片刻才能继续入睡，近两年来每遇生气即出现前胸部疼痛，其痛如针刺刀割，难以忍受，并有大量汗出，经含化硝酸甘油片后缓解。近6个月出现脉律不整，心电图检查诊断为心肌缺血和室性早搏，应用西药治疗无效。诊见：面色㿠白，气促较甚，口唇发紫，皮肤汗出潮湿，血压21.3/12kPa，不浮肿。心律不齐，有Ⅱ级收缩期杂音，脉沉细无力稍迟而结。舌质淡红有瘀斑，苔白。诊断：胸痹（冠心病心绞痛），此例痛有定处，唇紫舌暗，为血瘀之证。脉迟缓无力而时有一止者为气虚之象。此属气虚血瘀。

黄芪30g 红参6g 黄精20g 当归15g 赤芍15g 红花10g 水蛭6g 檀香20g 降香15g 元胡15g 三七粉3g

上方服12剂后疼痛闷气均缓解，脉律尚无变化，服药后感口干渴，小便少，大便干。即于上方去降香加麦冬20g，五味子10g，炙甘草6g，以滋阴敛气，调整脉律。

三诊：上方连服25剂后，口已不干渴，胸痛已止，脉律整齐。随访一年余无变化。

赵锡武

化裁经方功效著，瓜蒌薤白半夏汤

赵锡武（1902~1980），原中国中医研究院教授，著名中医学家

赵氏认为仲景以"阳微阴弦"，"责其极虚也"，一针见血地指出本病以虚居多。虚，表现为心阳虚而出现胸中气塞短气，脉见阳微或沉迟。实为气滞，由痰饮内阻，水邪不化所致，表现为胸痹而痛，脉阴弦、关上小紧。如水气、痰，瘀结在胸，则胸满，胁下逆抢心，故产生喘息咳唾，胸背痛，短气或胸痹不得卧，心痛彻背；或胸中气塞，或诸逆心悬痛，或心痛彻背，背痛彻心等胃、心、肺、肝、肾等脏腑病变。所谓实，多为胃、心、肝等病变，而胸痹的本质为虚。正因为胸痹乃本虚标实，以虚致实，故治则应以补为主，以补为通，通补兼施，补而不壅塞，通而不损正气。赵氏用以下几种治法。

一、通阳宣痹法

胸痹心阳不宣是由于血脉痹滞，通阳可以宣痹，宣痹也可以通阳，故可以瓜蒌薤白半夏汤、瓜蒌薤白白酒汤为主方。若脏冷者并用枳实薤白桂枝汤；若阳虚痛甚，"心痛彻背，背痛彻心"，可并用乌头赤石脂丸；若伴有失眠可佐酸枣仁汤；若兼有"脏躁"及百合病表现，可合用百合知母汤、百合地黄汤。

二、心胃同治法

中医认为"脉以胃气为本","胃为水谷之海"。心与胃相互依赖，互为影响。胸痹胸中气塞短气证偏于实者，可用橘皮枳实生姜汤加减；证偏于虚者以人参汤加味；兼有食后腹胀满者，可合用厚朴生姜甘草半夏汤加味；下利呕吐者合用吴茱萸汤。

三、补气养血法

"血者气之体，气者血之用"。胸痹脉虚，病久正气虚衰者可合用当归补血汤加味；若脉有间歇、气短、心悸可合用当归芍药散；脉数亦可用生脉散合瓜蒌薤白半夏汤为主方；若脉结代胸痹者，可合炙甘草汤加味。

四、扶阳抑阴法

"阴消则阳长，阳消则阴长"。胸痹心阳虚微，可用薏苡附子散；四肢厥逆，脉微可加用四逆汤；阳虚畏寒者加用附子汤；寒甚者加桂枝、细辛温通心阳，鼓舞阳气。

五、活血行气法

出现浮肿者，多为滞寒瘀积，可合用当归芍药散，也可加用郁金、参苏饮；若心阳衰所致浮肿可以真武汤合治水之法；如有胸痹心痛可合用瓜蒌薤白半夏汤。

六、补肾养肝法

乙癸同源，肝肾互用。病见脉弦细无力、胸闷头晕、耳，鸣、腰酸、腿软、少寐、血压高者，可以瓜蒌薤白半夏汤合杞菊地黄汤加杜仲、生石决明等镇肝之品；如肾阳衰微者，表现畏寒肢冷、脉微者，可用附桂八味丸加鹿角胶、巴戟、仙茅等滋补肾阳之品；如胸痹兼有头昏，脉弦，阴虚阳浮，血压高者，宜用瓜蒌薤白半夏汤合天麻钩藤饮加味，以通阳宣痹，滋阴平肝。总之，应根据证候不同进行施治。

赵氏善于用瓜蒌薤白半夏汤为主方加减治疗冠心病。认为后汉张仲景对"胸痹心痛"与"胸满瘀血"分篇论述，说明"胸痹心痛"不同于"胸满瘀血"。"胸痹心痛"是由于"上焦阳微"而导致血运失常和血脉痹阻，所以应以"宣痹通阳"法则为主进行治疗，用瓜蒌薤白半夏汤为主方随证加减。由于本病本虚标实，因虚致实，所以应以补为通，以通为补，通补兼施，适宜用扶阳抑阴和补气养血药。但要注意补而不助其壅塞，通而不损其正气。赵氏治疗冠心病心绞痛一般都不用活血药，只有在病情发展至合并心功能不全时，才适当加当归芍药散、参苏饮（人参、苏木）及桃仁、红花等药。

1. 胃气胀满，噫气或干呕者，加橘皮、枳实、生姜。

2，动则气短、心悸、胸闷、气塞者，加茯苓杏仁甘草汤。

3. 心悸脉数者，加生脉散、炒枣仁、生龙骨、牡蛎、当归等。

4. 胸胀、胁下逆满、肢凉者加枳实薤白桂枝汤。

5. 体弱、便溏、心下痞满者，加人参汤。

6. 阳虚痛甚者，加乌头赤石脂丸（蜀椒、乌头、附子、干姜、赤石脂）。

7. 脉结代，心动悸者，加炙甘草汤。

8. 头昏脉弦、阴虚阳浮者加天麻钩藤饮、杞菊地黄丸。

9. 兼有脏躁及阴虚里热者，加百合知母汤、半夏厚朴汤、甘麦大枣汤、酸枣仁汤等。

10. 虚象明显者，加黄芪、当归、党参等。

11. 腹胀满，肠有积气者，加姜半甘参汤等。

12. 容易感冒，身体疼痛者，加新加汤(桂枝、芍药、甘草、人参、大枣、生姜）。

13. 血瘀，浮肿者，加当归芍药散。

14. 肺部淤血或肝大充血者，加参苏饮。

15. 脉结代，心动悸，阳虚浮肿者，加真武汤及活血剂，如参苏饮（人参、苏木）和当归、红花、桃仁、等。

例 1 李某，女，57 岁，干部。

冠心病心绞痛 5~6 年，心前区疼痛每日 2~3 次，伴胸闷气短，心中痞塞，疲乏，脉弦细，苔白淡、边有场此系胸痹之病，乃心阳虚、胃不和所致气机不畅，血脉瘀阻，拟通阳宣痹，心胃同治。仿瓜蒌薤白半夏汤合橘枳姜汤化裁。

瓜蒌 30g　薤白 12g　半夏 15g　枳壳 10g　橘皮 15g　生姜 6g　党参 30g　生黄芪 30g　桂枝 12g　香附 12g

服上方 2 月余后，心前区痛偶发，胸闷气憋减轻，脉弦细，苔薄。心电图 T 波 $V_{4\text{~}6}$ 由倒置转低平，或双向，S-T 段 $V_{4\text{~}6}$ 由下降 0.1mV 转回升 0.05mV。

本例胸痹，疲乏，脉弦细，以心阳虚为本。心中痞塞，心前痛，为水气痰饮所致。采用心胃同治，以瓜蒌薤白半夏汤为主方，加黄芪、党参补益心气，配桂枝以鼓振心阳，惟增香附一味，以气为血帅，气行则血行，疏通血脉，兼有胃气不和，则佐以橘枳姜汤。综上观之，以通阳宣痹一法为主，佐以和胃、益气等法。说明以一方为主，几法可并用，临证不可胶执。

例 2 王某，女，50 岁，干部。

心前区疼痛已 8 年余，数月来加重，每日疼痛发作 5 次，含硝酸甘油才能缓解。有胸闷，怕冷，肢欠温，疲乏无力，腿肿腰酸，胸痛彻背等症。心电图示慢性冠状动脉供血不足。脉沉迟，苔薄白，乃心阳虚，病久肾亦虚。拟温通心阳，佐以培补肝肾法。

瓜蒌 30g　薤白 15g　半夏 15g　桂枝 12g　生姜 12g　赤芍 15g　当归 12g　党参 30g　菟丝子 30g　补骨脂 20g

服上方 3 个月后，心绞痛基本消失，精神转佳，四肢转暖，胸闷气短减轻，腿肿消失，脉弦细，苔薄。心电图 T 波：Ⅲ、aVF 较前增高，T 波倒置转双向，T 波 $V_{4\sim6}$ 由倒置转直立，ST 段 $V_{4\sim6}$ 回升到基线。

本例为心阳虚之胸痹，说明一脏有病可影响他脏。心病既久，累及肾脏。鉴于肾主水，为封藏之本，受五脏六腑之精而藏之，而复归于四脏，心影响肾，故出现肾虚之症，如怕冷，腰酸，腿肿等。当以瓜蒌、薤白、半夏通阳宣痹，以桂枝鼓动阳气，配合生姜逐寒，佐以菟丝子、补骨脂调节阴阳，培补元气；如阳虚甚者，可加附子、肉桂温阳之品；如腿肿甚者可加车前、茅根利水。

曹惕寅

宣肺解郁法，调畅气机方

曹惕寅（1881~1969），上海名医

曹氏认为：心绞痛之发作，皆由厥气逆冲，猝然而发，发无定所。或属于肾，为阴火上冲；或属于脾，为中焦阻滞；或属于肝，为木火郁发；或属于肺，为上焦闭塞。他经之阴火、郁火、实火激发本经之火；他经之厥气冲动本经之气；气火交并，则易冲逆壅塞，而致心绞痛。是以气火之窜扰，为心绞痛发病之机制。临床观察心绞痛患者肥瘦皆有，丰腴之躯，固属痰瘀湿重；瘦弱之体，亦因阴虚火升，常易灼液炼痰。痰热交结，气机壅滞，营血阻遏，扰及心主，而猝发绞痛。是以痰热之为患，亦为心绞痛发病不可忽视之因素。至于火炽热甚，血液受炼，每致稠黏瘀滞；或因阳虚寒重，血液凝滞，瘀阻脉络，心失所养，发为绞痛，亦为心绞痛发病之重要因素。凡此种种，气火、痰热、血瘀，皆为心绞痛发病之机转。临诊之际，宜审视而辨别之。

心绞痛以心痛为主证，其痛猝然而作，霎时而定。观其病状，起自虚里之穴，牵引左胸之膺，波及左肩臂，散延于左手小指之侧，循手少阴心经之经络，抽掣引痛。审其病机，每由气火逼迫，痰热胶结，瘀凝阻遏，扰乱心宫，猝发绞痛。曹氏认为治疗心绞痛，当以疏导心经厥逆之气为首要之务。治宜清热化痰，行气和络，活血化瘀，宣窍宁心。方用致中汤。

若偏气郁痰壅，治宜利胸膈，化痰浊，和气机。方用宣和汤。

若偏于火炽热甚，郁火挟痰气而上逆。治宜平肝清心，泻火化痰，宣肺理气。方用清宫汤。

曹氏认为心绞痛之治疗，疏导心经厥逆之气固属重要，但解除他经诱发之因素亦不可缺。

若肝木阴亏水少，阴虚火旺，郁火上逆。症见头晕眼花，多梦，躁怒，胁痛气胀，腑滞溺赤。偏于虚，治用滋肝潜阳汤；偏于实，治用泄热调气饮。

若脾土湿重运迟，厥气横肆。症见嗳气，呃逆，腹胀，大便溏结不定，小便积滞则溺白，积热则溲赤。治宜化脾湿以助运，宣胸膈以利气。方用宣泄汤、开郁汤。

若肺金痰浊凝结，气机不利。症见咳逆频频，痰吐稠黏。治宜宣肺气，豁痰浊。方用宣气汤、清化汤。

若肾水不足，封藏不固。症见口干咽燥，头晕耳鸣，腰疼脚肿，小便日少夜多。治宜壮水之主，方用潜阳汤。封固肾关，方用固肾煎。

上述诸法，根据病情，参合应用，务在求"通"。气血畅通，心得濡养，绞痛则无由得发。"万病惟求一通"是曹师平生治病宗旨。曹氏认为心居膈上，属上焦，论治重在心肺，用药贵乎轻灵。多用宣肺解郁理气之品，取其轻可去实之意。若重用滋腻之味，则虑其心气受阻；若偏于香开，则虑其化燥伤阴。不可有丝毫之疏忽。

主 症 用 方

一、致中汤

丝瓜络红花 1g 泡汤同炒，10g　白灯心西血珀末 1.5g 同拌，1.5g　连翘心

延胡 5g 泡汤同炒，10g　远志肉 4.5g

二、宣和汤

生紫菀 4.5g　白杏仁 12g　枳壳 4.5g　郁金 4.5g　干菖蒲 4.5g

三、清宫汤

上川连 1.5g　竹沥夏 10g　瓜蒌皮 12g　枳壳 4.5g　郁金 4.5g　竹茹 10g　石决明 15g　杭甘菊 6g　煨天麻 2.5g　连翘心 10g　竹叶卷心 10g　黛灯心 1.5g

辅 佐 用 方

一、肝证方

滋肝潜阳汤

生地 12g　制首乌 15g　黑元参 12g　煅牡蛎 30g　炙鳖甲 15g　石决明 15g　左金丸吞，3g　丹皮 4.5g　连翘 10g　杭菊 12g　白芍 12g

泄热调气饮

连翘心 10g　黑山栀 10g　青皮醋炒，4.5g　煅瓦楞粉 30g　枸橘 6g　川楝子 10g　通草 3g　白茅根 30g　黛灯心 1.5g

二、脾证方

宣泄汤

炙紫菀 4.5g　白杏仁 12g　枳壳 4.5g　半夏 10g　陈皮 6g　生苡仁 12g　六曲 12g　炙鸡金 10g　春砂仁后下，1.5g

开郁汤

白蔻仁后下，4.5g　枳壳 4.5g　青皮 6g　木香 6g　六曲 12g　保和丸包，12g　泽泻 10g　炒谷芽 30g

三、肺证方

宣气汤

生紫菀 4.5g　牛蒡 10g　白杏仁 12g　远志肉 4.5g　枳壳 4.5g　桔梗 4.5g　通草 3g　枇杷叶包，12g

清化汤

瓜蒌皮 12g　白杏仁 12g　冬桑叶 10g　黑元参 12g　生蛤壳 30g　冬瓜子 15g　黄芩 10g　竹茹 10g　枇杷叶 12g

四、肾证方

潜益汤

都气丸包，12g　龟甲 15g　黑元参 12g　煅石决明 15g　灵磁石 15g　煅牡蛎 30g　桑麻丸包，12g　杭菊 6g　钩藤后下，10g　远志肉 4.5g　川石斛 12g　竹沥半夏 10g

固肾煎

杜仲 10g　金毛脊 12g　川断 12g　桑寄生 15g　补骨脂 4.5g　菟丝子 10g　沙苑子 12g　车前子包，12g

1. 心绞痛闷极可服苏合香丸 1/4 丸或半丸。服后可以瞬时止痛，其效不逊于硝酸甘油，且无副作用。

2. 心腹绞痛可服失笑散 6~10g。

3. 心痹痛极可服拈痛散（延胡、五灵脂、草果、没药各等份），酒调 6~10g。

4. 胸痛不止，可服姜附散（酒炒良姜、酒炒香附各等份），每服

6~10g。

5. 胃脘当心而痛可服荔香散（荔枝核炒焦 3g，木香 2g，共研细末），白开水或黄酒调服。

6. 心气痛可服四香散（小茴香 1.2g，木香 1.5g，沉香 1.5g，香附 1.2g，共研细末），白开水调服。

7. 中脘痛，气闷者，可服通郁丸（酒炒香附 90g，乌药 60g，共研细末，煮煎饼糊为丸，如梧子大），每服 3g。

8. 灼心痛可服煨枣核子 2 枚，纸包煨，细嚼，生姜汤送吞。

9. 心慌，手足无所措，可服猪心血拌炒紫参。

10. 心荡不宁，心悸不眠者，可服磁朱丸 3g 吞服。

例1 孔某，女，49 岁，1961 年 3 月 2 日初诊。

左膺作痛，连及左臂外侧，背佝偻，腰俯屈，呼吸气短，言语低微，头晕汗出，胸闷咳嗽，痰吐浓稠，口干淡，大便二三日一行，小溲尚利，脉利滑。心肝之火交并，挟痰气冲逆为患。治宜清泄心肝之郁火，疏导壅滞之痰气。

瓜蒌 12g　白杏 12g　枳实 4.5g　连翘心 10g　远志肉 4.5g　竹沥夏 10g　黑山栀 10g　火麻仁泥 2.1g　白蒺藜 12g　煨天麻 2.5g　丝瓜络红花 1g泡汤同炒，10g　煅石决明 30g　黛灯心 1.5g　泽泻 10g

3 月 7 日二诊：药后痰吐较利，大便畅行，良以得通而获效。惟左膺之绞痛，尚时见发作，胸闷，脉弦滑。当乘机投以致中汤，一鼓而定之。

瓜蒌皮 15g　白杏仁 15g　枳壳 4.5g　煅石决明 30g　竹沥夏 10g　煨天麻 2.5g　丝瓜络红花 1g泡汤同炒，10g　连翘心延胡 5g泡汤同炒，10g　白灯心西血珀末 1.2g同拌，1.5g　黑山栀 10g　远志肉 4.5g　火麻仁泥 2.1g

3 月 17 日三诊：药后心绞痛已释。惟胸次气分尚未平复，便通溲利，脉弦滑。再宗前旨出入治之。

白蔻仁后下, 2.5g　枳壳 4.5g　瓜蒌皮 12g　白杏仁 12g　丝瓜络酒炒 10g　赤芍酒炒, 10g　白蒺藜 12g　桑枝 30g　煅瓦楞 30g　竹茹延胡 5g泡汤同炒, 10g

3月23日四诊：口干已，胸次适，心绞痛连日未作，便通溲利。心肝郁火渐得清泄，冲逆痰气日渐消平。当再相机巩固之。

磁朱丸包, 12g　远志肉 4.5g　白杏仁 12g　瓜蒌皮 12g　枳壳 4.5　丝瓜络延胡 5g泡汤同炒, 10g　白蔻仁后下　竹茹 10g　白蒺藜 12g　赤芍 10g　桑枝 30g

孔某　素体丰腴，痰湿恒多，且性情急躁，肝火偏亢。平日大便艰行，通降失常，火无由得泄。资助心肝之火鸱张，挟痰气冲逆，客于心经，气壅血滞，经气不行，厥而猝痛。故本致中汤、宣和汤诸旨以治之，佐以通下，腑行畅，痰火得以清泄，厥气易于平复，心绞痛随之而平定。

例2　吴某，男，49岁，1960年7月31日初诊。

3个月来，心绞痛频作，发时延及左臂，甚则汗淋脊背，心悸胸闷，头晕眼花，便艰溲少，脉弦。痰浊蒙蔽，气火冲逆。法当化痰浊，清气火。

瓜蒌皮 12g　白杏仁 12g　连翘心 10g　竹沥夏 10g　枳壳 4.5g　竹茹 10g　石决明 30g

药后一昼夜，心绞痛未发。仅在8月1日晚11时许，稍有痛感，但较前减轻，并无汗流夹背等现象。

8月2日二诊：心绞痛稍定，惟感尚易发作，头晕目眩，心跳胸闷，便通溲少，脉弦。病经3月余，体弱病杂，气火易于冲逆，痰浊每多壅滞。法当宣肺化痰，平肝降火，行气止痛。

瓜蒌皮 12g　白杏仁 2g　连翘心 10g　竹沥夏 10g　枳实 4.5g　竹茹 10g　石决明 30g　杭菊 6g　丝瓜络乳没各 4.5g同拌, 10g　通草 3g　鲜荷梗 30g

8月7三诊：叠进宣肺化痰，平肝降火，行气止痛之剂，心绞痛已释。惟胸次尚嫌不畅，泄热豁痰以清心，平肝宣肺以和络。

瓜蒌实打、姜汁炒，15g　薤白头酒浸去苗，4.5g　竹沥夏10g　白杏仁12g　枳壳4.5　郁金3g　石决明30g　杭甘菊6g　煨天麻2.4g　黑山栀10g　淡黄芩4.5g　通草3g　丝瓜络乳没各4.5g同拌，10g　鲜竹沥冲服，30g

此证乃困于肝肺之厥气冲逆，肺气窒则痰浊壅滞，阻遏胸中之清阳；肝火旺则营液受灼，顿使气血瘀塞包络。头晕目花，为郁火升逆；便艰溲少，为津少气滞。谋肺气肃降，图肝火之清泄，求痰浊之疏化，为不易之法。俾痰化热泄，气机通杨，心绞痛亦随之而释。

（林功铮　整理）

张 琪

益气为主疗胸痹

张琪（1922~　），黑龙江中医药研究院研究员，国医大师

　　张氏通过观察大量的病例，认为胸痹为"本虚标实"之证。其"本"为心气虚，由于心气虚无力推动血液之运行，而生瘀血痰浊，活血化瘀、祛痰通络只是治标权宜之计，益气养心方为治"本"之策。

　　本病属气虚血瘀者较多，益气活血为最常用治法。前人唐容川谓："血属阴……其行也，气运之而行也"。心主血，血之运行端赖气之所统，所谓"气为血之帅"，张氏爱此而主以益气，辅以活血祛瘀或化痰通络之品，每收显效。

　　益气以人参、黄芪为主。人参，《本草纲目》谓有补气宁神，益智养心作用，尚可通血脉。黄芪，可补诸虚不足，亦为补气要药。参芪配伍，补气作用尤强。辅以红花、川芎、丹参等活血化瘀之品，气旺血行，其痛可止。

　　如疼痛频繁发作，多出现口干舌燥等阴分不足之症，可加麦冬、葛根、五味以养阴生津。

　　李某　男，62岁，干部，患冠心病一年余，病情加重二月。曾用潘生丁、低分子右旋糖酐，以及中药瓜蒌薤白汤及活血化瘀之剂均无效。症见心前区憋闷，绞痛频繁发作，持续时间较长，有时达2~3小时，面色青暗，全身疲倦无力，心烦懒言，厌食少眠，舌紫暗苔薄，

脉弱而短促。心电图示：冠状动脉供血不足。辨证为心气虚衰，瘀血阻络。治以益气为主，佐以活血化瘀。药选：

黄芪 40g　党参 35g　当归 20g　赤芍 20g　川芎 15g　红花 15g　丹参 15g　葛根 30g　麦冬 15g　五味 15g

服药 50 余剂，心电图恢复正常，诸症消失。

本病之病机为气虚血瘀。如辨证血瘀明显，标急于本时，亦可先以血府逐瘀汤活血化瘀为主以治标，待标证缓解后，再以益气以图本。但活血化瘀之剂不宜久服。因本病本虚标实，活血化瘀药久服易损伤正气，多见病人体力不支，胸闷憋气反而加重，于此张氏体验颇多。认为切不可以活血化瘀剂为治疗此类病证之万灵圣药。

胸阳不振，痰浊阻络亦为胸痹病因之一，瓜蒌薤白半夏汤为治疗此类胸痹的主要方剂。张氏体会有一部分此类胸痹，单用此方疗效不显，遂据本病本虚标实之病机，加用人参、黄芪益气之品，胸痹憋闷气短等症逐渐获得缓解，心电图亦随之改善。张氏时以参芪与温胆汤同用，加郁金、菖蒲等，疗效亦佳。1977 年曾治一赵某，男，59 岁。夙患冠心病，近日发作胸痛彻背，气憋胸闷，全身衰弱，气力不支，舌尖紫，苔薄腻，脉左短促，右沉细。心电示 $ST_{V1\sim V6}$ 下移，T 波倒置。西医诊断为冠心病，心绞痛。中医辨证为胸阳不振，痰湿痹阻，治以益气通阳宣痹。

红参 15g　黄芪 40g　甘草 10g　瓜蒌 20g　薤白 20g　半夏 15g　五味 10g　桂枝 15g　郁金 10g

服药 7 剂，病情大见好转，再进 5 剂，心绞痛一直未发作，心电图 ST 段已恢复，T 波低平，继用前方以巩固疗效。

此外尚有一部分胸痹病人，因久服活血化瘀之剂，伤气耗阴；或素体阴虚，而见气阴两虚之证。气虚无力推动营血运行，阴虚则营血不能濡润，心失所养。张氏认为此类胸痹以"不荣则痛"为病机特点，治宜益气养阴为主，药选人参、五味、沙参、玉竹、麦冬、生地、花粉等益气养阴，少佐丹皮、丹参以活血通络。

华某 65岁，干部，1975年8月15日初诊。8月7日工作中发生心前区紧束感，随后心绞痛频繁发作，伴有呼吸困难，住入某院。经心电图诊断：前间壁心肌梗死。中西医抢救8天，病情仍不稳定，谷草转氨酶300u，心电图ST段抬高，血压12/8kPa。初诊时病人神志清，心前区憋闷，气短促，口干喜饮，五心烦热，睡眠欠佳，食欲不振，舌暗红，光净无苔，脉沉涩。辨证属气阴两亏，脉络瘀阻。

红参15g 麦冬15g 五味15g 生地25g 元参15g 丹参20g 丹皮15g 陈皮15g 麦芽15g

8月31日复诊：心前区舒畅，其他症状明显减轻。气阴复，络脉通。仍以前方增减，去陈皮、麦芽，加花粉15g，沙参20g。服药10剂，诸症均见大好，继以益气养心之剂善后。

张氏治疗胸痹每用补肾健脾，以助气之生源。心主火，肾主水，心肾相互制约，为正常生理现象。心肾阴阳俱虚，制约失常，则出现胸痛憋闷，肢麻酸痛，气短心悸，畏寒，五心烦热，腰酸尿频，眩晕，健忘，舌淡苔白，脉沉细或弱等一系列证候，临床观察多为冠心病并脑动脉硬化或脑梗死者，且近年来较为多见。治疗此类冠心病，张氏常用地黄饮子加味收功。曾治一赵某，体肥胖，素有冠心病，两个月前因过劳突发心绞痛，呈压榨样钝痛，胸闷气憋，头晕腿软，行走无根，口干舌强，痰多稠黏，脉弦滑，舌淡红，苔白腻。血压26.7/16kPa，心电图示冠状动脉供血不足。辨证为心肾阴阳俱虚，宜地黄饮子加味治之。

熟地40g 山萸肉20g 石斛15g 寸冬15g 五味子15g 菖蒲15g 远志15g 枸杞15g 玉竹15g 寸芸15g 肉桂15g 附子15g 水煎服。

服药后头晕大减，两下肢较前有力，舌见软，口干亦轻，痰减少。自诉多年来口干痰多，从未有现在如此情况。连服20余剂，心前区痛消失，心电图示供血不足有明显好转。此方又服数剂，病情缓解出院。

张氏观察到胸痹有应心脾同治者。例如饭后则心绞痛发作，或腹胀便溏，消化不良与心绞痛同时并见。此为脾虚子盗母气，治疗必须心脾兼顾方能有效。曾治一孔姓病人，每心绞痛发作必腹泻，食少纳呆，脘胀满，活血化瘀、益气活血及宣痹通阳俱无效，用桂枝、甘草、薤白以助心阳，人参、白术、茯苓、山药以益气健脾，服后痛减腹泻止。继用此方连服10余剂，痛除腹泻亦随之而愈。

（迟继铭　整理）

田乃庚

脏腑相关需记取，活血化瘀勿滥施

田乃庚（1916~1992），原河北中医学院教授

近年来，活血化瘀之法在医界颇为盛行，据此问世的协定处方、成药也日益增多，此类治法和方药对某些胸痹心痛也确能取效，然不效者也有之。

田氏认为，《难经·六十难》关于"其五脏气相干，名厥心痛"之说，深刻地阐明了胸痹的发病关键。《灵枢·厥病》篇所载肝心痛、肾心痛、肺心痛、脾心痛等病名，精确地反映出心痛证虽然病位在心，但往往由于其他脏腑功能失调影响于心，因而致病的道理，故临证时，常依据脏腑相关的理论，通过调整其他脏腑功能而达到治疗心痛的目的。

肃肺化痰，调气行血

心肺同居胸中，肺主气而心主血，气血相贯，心肺相关，"心痛彻背"每与"喘息咳唾"并见，《灵枢·本脏》篇更有"肺大……则善病胸痹"之言。痰浊阻滞，郁闭肺气，胸中气机壅塞，胸阳痹阻，心血亦常瘀阻而致心痛阵作。治应肃肺化痰，调气行血，方如瓜蒌薤白半夏汤、苏子降气汤、厚朴麻黄汤、泻白散等据证加减。

例1 任某，男，66 岁，病历号：12188。

患冠心病心绞痛 2 年，加重 2 周入院。既往有慢性支气管炎病 10 余年。入院时主症：胸中憋闷，心痛阵作，每日发作 3~5 次，伴咳嗽喘促，吐痰白黏，纳少便秘。舌暗红，苔黄腻，脉弦滑。心电图提示：心肌缺血。曾在院外服用活血化瘀、益气通络中药疗效不显。入院后改用泻肺化痰，调气行血方药。药用：

桑皮 12g　地骨皮 10g　瓜蒌 15g　杏仁 10g　桔梗 10g　半夏 10g　菖蒲 12g　郁金 10g　黄芩 10g　厚朴 10g

服药 3 剂，咳喘咯痰减轻，胸痛发作次数亦明显减少。守上方共进 20 余剂，心痛停止发作，后加入补肺益肾之品收功，出院时复查心电图亦明显改善。

益气健脾，化湿升阳

足太阴脾之经脉，属脾络胃，"其支者，复从胃，别上膈，注心中"。脾病气血生化乏源，无以奉心化赤，心失荣养，或脾失健运，湿浊中生，循经上逆胸中，痹阻胸阳，均可致胸闷心痛。若脾虚气弱者，治宜益气健脾，补血荣心，方用归脾汤、补中益气汤加减。中虚气寒者方用人参汤、保元汤化裁；脾虚中阳失运，湿浊滋生，上逆胸中者，用苓桂术甘汤、理中汤加减；久泻脾虚，水谷下流，清阳虚陷者，可用参苓白术散和升举清阳之品。

例2 患者马某，女，53 岁，病历号：15654。

患冠心病心绞痛 2 年，加重 2 日入院。已有慢性腹泻 5 年余。入院前曾在门诊服用活血化瘀、宽胸理气中药及活心丹等，疗效终不明显。入院时主症：心前区憋闷疼痛，日发 2~3 次，每次持续 3~4 分钟，伴脘腹胀满，呕恶纳呆，大便泄泻，神疲乏力，气短懒言，舌淡暗，苔白腻，脉濡缓。心电图在心绞痛发作时有心肌缺血表现。证属脾虚湿蕴，清阳不升。治以益气健脾，化湿升阳。药物：

党参 12g　黄芪 15g　茯苓 12g　白术 12g　扁豆 12g　砂仁 6g　厚朴 6g　煅葛根 12g　陈皮 10g　甘松 10g

服用 10 剂后，纳增泻减，胸闷胸痛亦明显减轻。上方加桂枝 10g，服用 30 余剂，心绞痛停止发作。

疏肝解郁，清肝安神

心主血脉，肝主藏血，条达气机，明代《薛氏医案·心脏病》云："肝气通则心气和，肝气滞则心气乏"，强调肝气失调可致心病。如肝气郁结，气机失畅，气滞血凝，心脉亦阻，可致胸憋心痛，治宜疏肝解郁，行气和血，用柴胡疏肝散合丹参饮加减常收捷效。若气郁化火，湿热蕴结，亦可扰动心神，瘀滞心脉，治宜清肝泻火，解郁安神，可用丹栀逍遥散、龙胆泻肝汤加减；若郁热伤阴，肝血暗耗，心血亦失濡养，治宜补肝养血，清热安神，可用酸枣仁汤合补肝汤加减。

例3　吕某，女，52 岁，1985 年 4 月 14 日就诊。

患冠心病心绞痛 3 个月，在当地医院检查心电图提示：

冠状动脉供血不足。曾服用心痛定、潘生丁及活血化瘀中药，效果不显。就诊时仍有胸痛阵作，胸中憋闷，日发 3~5 次，每次持续 3~5 分钟，伴心烦易怒，多梦易醒，口苦目眩，带下黄稠秽臭，少腹压痛，大便秘结，小便黄赤。舌红苔黄腻，脉弦滑数。证属肝经湿热瘀滞心脉。治以泻肝清热，利湿化瘀。方用龙胆泻肝汤加减。

龙胆草 12g　焦山栀 10g　炒黄芩 10g　柴胡 12g　车前子 9g　生地 10g　泽泻 10g　木通 6g　当归 6g　丹参 20g　甘草 6g

服药 5 剂后，带下减少，胸痛明显减轻，便通眠安，继服 5 剂，胸痛消失。

扶阳填精，交通心肾

心居上焦，属阳主火，肾居下焦，属阴主水，心火下潜以温肾阳，肾水上济以资心阴，共奏阴阳协调，水火相济之功。且肾中真火又名元阳，元阳温煦可助心阳，故肾病也常引起心痛证发作。《素问·脏气法时论》云："肾病者……虚则胸中痛。"若肾中元阳不足，则心阳失助亦随之而衰，心阳不振，心脉瘀滞，胸痛发作。治宜温肾扶阳，方用肾气丸、乌头赤石脂丸、麻黄附子细辛汤加减。若肾精不足，心失水滋，致心火偏亢，耗伤阴血，心脉失荣，挛急而痛。治宜滋肾填精，清火安神。方用黄连阿胶汤、六味地黄丸、左归饮等加减。

例 4 吴某，男，56 岁，病历号：17053。

患冠心病心绞痛 10 余年，加重 1 年，伴气短乏力，形寒肢冷，大便溏泻，腰膝酸软，舌淡胖有齿痕，脉沉缓无力。入院后先给予理气活血，化瘀通络中药，服药 30 剂，胸闷胸痛不减，腰膝酸软，形寒肢冷更甚。详析病机，乃元阳不足，心阳失助，心肾阳虚，寒凝经脉而致，改从温扶元阳，益气和血之方。药用：

炮附子 10g　肉桂 10g　仙灵脾 25g　细辛 15g　党参 15g　黄芪 20g　茯苓 30g　丹参 20g　檀香 10g　甘草 6g

服本方 10 剂后，胸闷胸痛明显减轻，腰酸、畏寒诸症亦好转。守方继进，加重附子用量为 30g，黄芪 80g，加干姜 5g 以助益气扶阳之力，症状日见好转，一月后心痛症状消失。

和胃降浊，斡旋中州

胃居中州，为火谷之海，以和降为顺。胃之大络名曰虚里，贯膈络肺，注于心前，胃气和降，心脉亦安。若痰食中积，停滞于胃，胃气失和，不降反逆，循经脉上逆胸中，壅塞气机，痹阻胸阳，治宜和胃降浊，斡旋中州，方用越鞠丸、平胃散等加减。

例 5　王某，男，56 岁，1980 年 4 月诊。

患者胸闷胸痛已 2 年，常于饮食后发作，伴脘腹胀满，纳呆呕恶，舌苔厚腻，脉象濡滑。心电图检查提示：慢性冠状动脉供血不足。此乃痰食壅积胃腑，中州气机室塞，致胸中气机失畅。治以化湿消食，和胃畅中。选用平胃散加减。

苍术 12g　厚朴 12g　陈皮 15g　神曲 10g　焦山楂 20g　半夏 10g　甘松 10　枳壳 10g

服药 5 剂后，脘腹胀满减轻，食纳增加，胸闷胸痛亦明显减轻，守方 30 余剂，心绞痛停止发作，心电图亦较前改善。

利胆降逆，清化痰热

胆附于肝，偏居胁下，其脉布于胸胁，为气机之枢。胆寄相火，常宜清净。若失于清肃通降，则胆火上逆，挟痰热上扰心神，阻滞心脉。治宜利胆降逆，清化痰热，方用温胆汤加减。

例 6　患者王某，男，50 岁，1982 年诊。

患冠心病心绞痛 2 年，在当地治疗不愈，近 1 个月加重，前来就诊。诊时主症：胸中室闷，胸痛阵作，伴呕恶口苦，纳呆眠差，舌暗红，苔黄腻。此胆热内扰，心脉失和。治以清化痰热，行血通脉，方用温胆汤加减。

陈皮 12g　半夏 12g　茯苓 12g　枳壳 10g　竹茹 10g　瓜蒌 15g　菖蒲 10g　郁金 10g　丹参 15g　甘草 3g

服药 5 剂后，胸闷胸痛减轻，仍感口苦心烦，上方加黄连 6g，莲子心 9g，服 20 余剂，心绞痛停止发作，诸症亦愈。

总之，中医对冠心病心绞痛的治疗，应本着五脏皆有心痛，不可见心之痛，一味治心的原则。田氏认为，既要重视心脏本脏气血阴阳的病理改变，注意其本虚标实的发病特点，又应重视其他脏腑功能失调对心绞痛发病的影响，伏其所主，审因施治，才能发挥中医辨证论治之特长，提高临床疗效。

（李浩　吴以岭　刘启泉　王占平　郑燕萍　整理）

李聪甫

胸痹从脾胃论治四法

李聪甫（1905~1989），原湖南中医研究院研究员，临床家

李氏据数十年临证经验认为，运用《金匮》理法方药辨治胸痹证，确有疗效。若同时结合脾胃证治理论，则疗效尤著。

胸痹的病位在胸背。胸乃心肺之廓，"背为阳，阳中之阳心也。背为阳，阳中之阴肺也"（《素问·金匮真言论》）。心肺阳气虚衰或阴寒痰饮阻遏阳气，则胸中脉络痹闭不通，"不通则痛"而发胸痹。故其病症表现主要在心肺二脏，然深究"阳微"和"阴弦"之病机，无不与脾胃之病理有关。

子病累母，健中升清

心乃脾之母。心阳不足，导致脾气虚弱。脾主运化，为水谷精微生化之本。一旦脾胃虚衰，运化失职，无以滋养心阳，是为"子病累母"。即《脾胃论·脾胃盛衰论》所说："脾胃不足之源，乃阳气不足，阴气有余"。肺乃脾之子，脾胃虚弱，则水谷精微不能上输，发为肺气失养而郁滞之病机。心肺同主血气之运行，二脏阳气虚弱，则气血运行不畅而发胸痹。心肺之阳虚，乃由于脾胃之气先衰。此类胸痹，治当补脾胃，健中气，清升则浊降，胸痹方愈。

例1 文某，女，71岁。

常发心痛，气候转寒或遇阴雨时发则尤甚。自觉有冷气从胁下上冲心胸，痛在胸部膺乳间。平时常感胸满，心悸，头昏，颈胀，短气无力，形神困倦，食纳差，不得卧。刻诊：脉象虚弦，时显一代，舌质暗红。断为胸痹病，高龄元气衰微，血失畅流。心主身之血脉，心血虚少，营卫不周，因此出现代脉。虚弦乃老年常见之脉，为经络失荣，脉体不柔的表现。其主要原因是脾胃虚衰，水谷之精微不足以滋养心肺，心肺乏资生之源而气机不利，血难周济，气滞血凝而升降阻，病发胸痹。法当宣中气以和营，养血脉以通痹。方取黄芪建中汤加减。

北黄芪酒炒，10g　云茯苓9g　当归身10g　川桂枝3g　杭白芍酒炒，5g　紫丹参酒炒，9g　酸枣仁9g　广郁金5g　广橘皮5g　炙甘草5g　淡生姜3g　大红枣3枚

5剂。

复诊：脉舌如前，胸满心痛减轻，精神略振，口味渐佳。仍予建中为主，使清升浊降，脾阳健复，肺气得养，心血得滋。前方去生姜、大枣，加西党参（米炒）10g，炙远志3g。10剂。

三诊：脉缓舌淡，形气转佳，胸满心痛均除，夜能安寐，食纳渐增。心脾肺之阳气渐复，予上方去桂枝、芍药，10剂后恢复健康。

此案病本于脾胃虚衰，表现在胸部，故治疗始终以建中为法。俟脾胃气旺，则心肺阳通而胸痹得除。建中汤去胶饴者，虑其甘味满中。炙甘草虽甘味满中，但因其用量小，可助参芪益气以推动心血流布，又可助桂芍和营卫以畅经脉，合之则不累增满。如因"虚劳里急"，则胶饴在所必用，可知炙甘草与胶饴的功用同中有异。

痰壅饮逆，运脾通阳

脾胃乃水谷与水湿运化之枢纽，上输心肺而后乃至全身。若脾

胃虚弱，运化失职，水津停而为饮，凝而成痰。肺因痰壅而气塞不宣，水饮凌心而心气阻遏，血行不利，胸中之阳气郁滞不通，故胸痹满痛。痰浊停肺，影响及心，反映在胸，而其源仍在脾胃，故治用祛痰、运脾、通阳法。

例2　吴某，男，45岁。

近年来自觉胸中郁闷，常欲太息，胃中嘈杂，时有涎唾。最近病情加重，有胸前压痛感，心悬，短气不足以息。闻声则惊，稍动则悸，心烦失眠，精神困倦，食纳尚可，口干不欲饮，小便频而短。察其体质肥胖，素贪甘脂。诊脉弦而数，舌胖苔白。此属脾失健运，痰饮上凌，以致心阳被遏，肺气郁滞而病胸痹。脉弦数，弦系痰饮上盛，数仍心阳不伸。病由脾气虚而不能散精，反化成痰。逆于肺则唾浊，聚于心则惊悸。治法当以驱逐痰饮为主，兼运脾胃。方用桂枝生姜枳实汤加味。

嫩桂枝 5g　淡生姜 5g　炒枳实 6g　法半夏 9g　鲜竹茹 10g　云茯苓 10g　广橘皮 6g　全瓜蒌 9g　薤白头 6g　炙甘草 5g

复诊：服药 5 剂数象转缓，苔呈薄腻，胸满略舒，心痛已止，但惊悸仍影响睡眠。津液布化不施，乃由脾气之虚。法当治以辛散，佐以苦温，化饮运脾以护心阳，此为"子来救母"之法。

云茯苓 10g　漂白术 9g　嫩桂枝 5g　法半夏 6g　广橘皮 6g　炒枳实 6g　全瓜蒌 9g　薤白头 6g　炙甘草 5g　九节菖蒲 3g

本方服 20 余剂，诸症若失。李氏体会胸痹一证，有由于阴寒外袭迫于心阳，使心阳脱绝以致心痛彻背，汗冷肢厥，宜用桂枝、薤白、白酒等为主以通阳开痹者。也有脾虚失运，痰饮内盛，厥气上逆，使心阳孤危，咳唾惊悸，心悬而痛，当用桂枝、枳实、生姜之类为主以涤饮祛痰，运化脾胃者。

心阳衰微，助以扶脾

元气赖后天脾胃充养，元气衰亦能导致心阳虚。在心阳衰微，阴寒上居阳位所致的胸痹，其治疗固以驱寒通阳为主，但若注意扶助脾胃阳气，则取效更捷。

例3 王某，男，52岁。

患胸膺痛连左胁，痛甚两手护胸，呼吸难续，咳息牵痛，背寒肢冷，胸中郁闷，时欲呕逆，不能安卧已10余日。曾进香砂六君、附子理中无效，始来就诊。脉弦结，舌苔白滑。诊断为胸痹。病由寒饮窃居胸中，心阳虚而不振，浊阴在上，营血凝涩，法当驱寒逐饮，宣痹通阳。方用《金匮》瓜蒌薤白半夏汤加味。

全瓜蒌 10g　薤白头 9g　法半夏 9g　桂枝尖 5g　广郁金 6g　云茯苓 10g　老檀香 9g　炙甘草 5g　白酒分冲

4剂。

复诊：胸痛虽止，但胸满短气，心悸，神疲，不欲食，大便溏，手足冷，脉弦，苔薄滑。寒饮散解，心阳不布，胃气虚弱。法当扶心阳，益胃气，则"火土合德"。原方加减：

全瓜蒌 10g　薤白头 9g　法半夏 9g　桂枝尖 5g　广郁金 6g　云茯苓 10g　当归身 10g　炙甘草 5g　九节菖蒲 3g

10剂。

三诊：脉弦缓，苔薄白，食纳稍增，胸中压痛减轻，手足转温，略能安寐，形气转佳。心主血，脾统血，心脾之血赖气以行，续当益气养血。

北黄芪 15g　当归身 12g　川桂枝 5g　酸枣仁 10g　法半夏 6g　紫丹参酒炒，10g　广郁金 5g　广橘皮 5g　炙远志 5g　炙甘草 5g

服10剂后而安。

此案以寒饮上乘为主，故用桂枝、薤白、法半夏、檀香之辛温驱寒通阳；瓜蒌、半夏、茯苓以逐饮；炙甘草、郁金、橘皮、黄芪温脾气以助心阳；丹参、枣仁、远志和心脾、养营血。本案治疗始终顾及脾胃之气。

寒凉外受，辛热温胃

胸痹亦有外受寒凉，恣饮冰冷，胃寒内盛，心肺之阳被郁所致者。其证大多属实，病情较急，治宜辛热温胃驱寒，寒去则心肺之阳舒而痹通。

例4 邢某，男，40岁。

因天热当风取凉，又肆饮冰水。一日突然发生心痛彻背，胸痞呕逆，恶寒背冷，痛则四肢发厥，冷汗自出。脉沉迟，舌色淡，面色苍白，来势甚急。此乃"暑月伏阴在内"为病，寒淫于内，干犯心胃之阳。仿罗谦甫扶阳助胃汤意。使阴寒去，胃阳复，则心肺之阳郁可宣。

熟附子 9g　桂枝 9g　杭白芍酒炒 9g　泡吴萸 3g　广橘皮 6g　淡干姜 5g　草豆蔻 5g　炙甘草 3g

2剂。

本方以附、桂、姜辛热同用，大破阴寒，草豆蔻直驱胃中之寒，吴萸泄胸中厥逆之气，橘皮理气，炙草调中，特用酒白芍反佐以敛阴气而制其妄动，使阴寒散、心阳通而痹痛止。

复诊：一日连服2剂，心胃痛止，四肢温复，汗收呕止，脉来应指弦缓，已能少进稀粥，但心中悸，语声低，气息短。宗气积于胸中，贯心脉而行呼吸，胸中之阳被阴寒所迫，宗气必因乱而致虚。当培补脾胃之元气，意在心阳旺而肺气调。

西党参 10g　炒白术 9g　熟附子 6g　川桂枝 6g　酒白芍 6g　炒枳实 5g　广橘皮 5g　炙甘草 5g　淡生姜 3g　大红枣 3 枚

服 4 剂后，诸症悉除。

此案乃外寒内侵，心胃阳困，痹痛势急，故初用附、桂、姜大辛大热以驱寒。阴寒一去，补益脾胃元气，用参、术、草、脾胃元阳之虚显露，续予枣建中益气，竟获大效。

（吴润秋　整理）

奚凤霖

心胃同治宗十法，燮理中焦畅枢机

奚凤霖（1917~1995），原苏州市中医院主任医师

胸痹病常常影响及胃（包括脾），二者有时单独出现，或合并发作，如并见心中痞，胁下逆抢心，诸逆，心悬痛心痛彻背，背痛彻心，脉关上小紧等，此可谓心胃同病矣。

胸痛病常兼见胃肠道症状，中医学认为是由胸阳衰弱所致，胸阳衰弱，同样也可引起脾胃气的不足。而脾失运化，不能化生精微，以致内生痰浊，瘀阻血脉；且营卫不足，宗气亦无由生成，乃致宗气不足；宗气不足则使胸中阳气式微，不能贯注心脉，影响心脉之血液循环，进而血脉凝泣不通。脉不通则心虚，心虚则胸中冷，胸中冷则膈气虚，膈气虚则胃阳微，胃阳微致脾胃虚弱无能。一则痰饮湿瘀滋生，一则宗气不行，血脉凝滞，胸痹病成矣。在阳虚到一定程度时，又可从阴热化，或素体阴分不足，均可表现为阴虚证候。阴虚则又可产生心肝之阳亢盛，脾胃受侮，从而煎灼精血、津液，即成瘀浊阻滞，血脉受病而成为发病之另一因素。

发胸痹并有心胃同病者，其舌象有较重要的临床价值。常见舌质在阳虚证中多淡胖，胖嫩，舌边齿痕，淡紫，紫暗等；阴虚证中多舌体瘦瘪，舌质红或深红，红绛、紫绛、津少、液涸；血虚证中更见舌淡无华。部分还有瘀斑，或舌下瘀筋粗绽紫黑等。舌苔属气滞者多薄

苔；寒饮湿聚，苔多白腻，白滑，厚浊；灰黑而润，质淡而胖，更为阳虚寒痹之证；若舌黄焦干，舌质暗红，是为痰热瘀阻，阴津耗伤之象。总之舌苔由白而黄，由黄而焦而黑为病进，反之则为好转。随着病情之转归，舌质、舌苔的变化，必随时审察之。

脉象在诊疗中，亦有重要意义，如脉率之迟数、脉律之不整、脉象之洪细、软硬不匀等，均为失却正常胃气的病态脉象。阳虚寒凝，脉多见弦，或沉迟，或小紧等；阴虚内热，脉多见数脉、疾脉，但数有虚实之辨，虚者即所谓"愈数则愈虚也、气滞多濡脉；痰浊多弦脉、滑脉；血瘀多涩脉；阴寒痼冷可见沉伏；虚寒欲脱多沉微；以及气血衰弱、循环失常的促、结、代脉或参差不调等。总之，还须结合症状，舌象，全面综合分析，则诊断更为可靠。

胸痹轻证，理气化饮，同时并进

症见胸痹不甚或不痛，主要为胸中气塞，短气。如饮邪偏盛，上乘及肺，而兼见咳逆，或吐涎沫，小便不利，苔白，脉滑等。治宜宣肺化饮，降气利水，可用茯苓杏仁甘草汤主之。如痰湿阻气，气滞失宣，多兼气逆痞满，甚则呕吐，苔白，脉濡等。治以理气降逆，和胃开痹。用橘枳姜汤主之。然临床上因饮而滞，或由滞而饮停者，往往同时为患，故两方常合并应用，共奏理气化饮，消痞助运之效。若胸闷气郁。嗳气不舒，加郁金、越鞠丸；运化不健，苔腻减少，加砂仁、焦三仙；便秘不通，加枳壳、瓜蒌实。

例1 张某，女，46岁。

自诉1年多来，常感胸闷，短气，尤其夜间多梦纷纭，睡觉中时发胸闷气憋，如窒息感，每得惊叫一声，方能松快，胸脘隐隐闷痛，嗳气不畅，食少倦怠，喉间腻痰，咯吐不利，苔白，脉滑，体格肥盛。乃气滞多痰，胸阳不舒。

证属胸痹。治以理气化饮并进。

枳实 10g　陈皮 10g　生姜 5g　茯苓 15g　杏仁 10g　甘草 3g　郁金 10g　薤白头 30g　砂仁 3g　冠心苏合丸研细，早晚各 1 次，吞服，1 粒

复诊：服药 3 剂，痛减气松，再服 3 剂后，三诊时，诸证若失，原方减薤白为 10g，去冠心苏合丸，续服 1 周，一般情况良好，食欲精神恢复如常。随访半载，未再复发。

寒饮犯胃，通阳逐饮，痹结乃消

症见胃脘痞塞，气往上逆，牵引心窝部作痛，甚则胸满，呕恶，苔白滑腻，脉象沉紧等。治以通阳化饮，开结下气，用桂枝生姜枳实汤主之。若因胸痹，气结在胸，胁下逆抢心，宜通阳开结，泄满降逆，用枳实薤白桂枝汤主之。前者以心下痞和心悬痛为主"故以桂枝、生姜通阳散寒，温化水饮，以平冲逆，枳实开结下气，以消痞满；后者病情，不但由胸膺向下扩散到胃脘两胁之间，而且胁下之气，又逆而冲上，则须重用枳实消痞除满，厚朴宽胸下气，桂枝、薤白通阳宣痹，瓜蒌开胸中痰结。由此可知，前证较轻，后者为重。若脘痛嘈杂，痞闷不舒，呃逆气冷，可合良附丸，或加吴萸、荜茇、半夏、陈皮等，以加强散寒化饮，温中消痞之力。

例 2　章某，男，58 岁。

胸闷，咳喘多痰已 10 余年。近 3 年来戒除香烟后有明显减轻，冬时易发。半年来胸部时发闷塞作痛，连及两胁，甚则牵引背部，胃脘痞胀，欲作嗳气，心泛欲呕，多涎，舌质淡胖，苔白腻浊，脉沉紧而滑。肺部透视、胃部钡餐摄片，均未见异常，心电图提示 T 波改变。诊断：冠心病、心绞痛。此由胸阳痹阻，胃阳不足，阴寒饮邪弥漫胸

膈，胃脘气机郁滞使然。诊为胸痹，心胃同病。治以通阳逐饮，温中开痹。处方

枳实 15g　薤白头 30g　桂枝 15g　瓜蒌实 15g　厚朴 5g　生姜 5g　半夏 10g　茯苓 15g　开心果 15g

复诊：药进 5 剂，胸背胁痛约减其半，逆气胸闷脘痞稍有减轻。原方续进 5 剂，惟瓜蒌实加量为每剂 30g。

三诊：症状基本消失，本方制小其剂，用其半量，再服 10 剂。诸症平复。今已一年，未见痛闷。心电图复查大致正常。

气滞胸胃，顺气宽中，以开郁结

症见胸膈满闷，胸痞脘痛，嗳气太息，短气，怔忡心悸，情志不舒时发作加甚，苔薄白，脉濡不扬等。心气郁滞，胸阳不展，宗气不行，气滞胸脘，郁而不达。治以顺气散郁，开痹宽中。用《绀珠经》之正气天香散（方用乌药、陈皮、香附、苏叶、干姜）主之。若气滞郁久，冷积成聚，并有脘腹疼痛，郁气上冲心胸之间，则宜顺气开郁，温中化积。用《苏沈良方》之丁香烂饭丸（丁香、木香、香附、三棱、莪术、甘松、砂仁、陈皮、甘草、益智仁）主之。若兼寒郁，而气逆痞满，甚则作呕作恶，可加草蔻仁、厚朴、吴萸、生姜；若兼血瘀，胸脘刺痛，可加丹参饮以活血调气；舌质紫暗者，可加活络效灵丹以化瘀止痛；便秘胀痛者，合木香槟榔丸以行气导滞。

例 3　沈某，女，54 岁。

患者经绝两年多，常因情志怫郁而发胸膈满闷，心胃作痛，嘈杂酢心，短气，心悸，长叹息为快，痛甚时胸脘部有疙瘩攻起，随着痛解而消失。近月来频发，呻吟床笫，不欲纳食，舌质紫黯苔薄，脉濡，心电图示室性早搏，其他检测均在正常范围。拟诊心脏神经官

能症。中医病机为经绝后气血紊乱，冲任不和，加之情志不畅，气郁胸胃，宗气不行，诊为：胸痹，心胃同病。治以顺气散郁，宽中活血。

公丁香 5g　广木香 5g　制香附 15g　三棱　莪术各 10g　甘松 10g　砂仁 3g　丹参 15g　郁金 10g　苏噜子 15g　制金柑早晚各1枚，研细服，2枚

5 剂。

复诊：药后胸胃满闷，疼痛减轻，恐惧、忧郁心理经反复开导，亦渐感畅朗。前方有效，毋庸更张，嘱其再服 5 剂。

三诊：胸胃症状若失，已经起床活动，精神转佳，仍有活动短气，心悸心慌，减轻原方药量，加配养心定志药。处方：

公丁香 5g　制香附 15g　三棱　莪术各 5g　甘松 5g　丹参 15g　远志 5g　干菖蒲 3g　郁金 10g　磁石 30g　朱茯神 10g

间歇再服 15 剂，诸症悉解。

祛瘀行气，必须兼施

症见心胃疼痛，或引臂内痛，痛甚则如绞如刺，痛处不移，寒温不解，胸闷，短气，或窒塞胀满。舌质淡紫，或瘀斑，苔少，舌下瘀筋粗紫，脉象细涩，由宗气不行，血脉瘀滞，胸中阳气痹阻，心胃失于通降。治以活血化瘀，理气止痛，用失笑散合香苏散主之。若胸中血瘀，阻碍气机，而并见心悸，失眠，急躁善怒，胸不任物等，治以活血祛瘀，疏肝行气，用血府逐瘀汤主之。若遇寒痛甚，则予建中；祛瘀，止痛，用手拈散主之（草蔻仁、五灵脂、延胡索、没药）。若血瘀日久，可致气虚，气虚不已，久必血瘀。故久痛不愈，或反复频作，肢体软弱，苔白，脉缓，治当补气生阳，活血通络，用补阳还五汤主

治。方中黄芪，生用重用，力专性走，补气生阳，使气旺血行，祛瘀不伤正。配合祛瘀通络诸药，小量轻用，旨在气充血行，瘀去络通。

例4 刘某，男，63岁。

高血压病史10多年，3年前曾患脑血管意外，以后左肢经常麻木，1983年因头晕，心悸，短气，胸闷，查心电图为：左室劳损，冠状动脉供血不足。血胆固醇5.5mmol/L，甘油三酯2.6mmol/L（226mg/dl），眼底动脉硬化。至1983年8月突然发生3次胸痛，痛势较剧，含硝酸甘油片始得缓解。以后一月中频发，发时头昏，胸脘痞闷，气短似喘，手足发麻，血压偏高。确诊为高血压病、高脂血症、冠心病、心绞痛。近来几乎每日发作，多则日发二三次，发时伴有胸闷、气憋，胃脘牵引作痛，痛处拒按，时欲嗳气，甚则呕恶，手足发麻。舌胖紫，苔薄，舌下瘀筋粗紫，口唇略绀，脉象弦滑，左涩，精神萎靡，气怯短气，体格矮胖。中医辨证为阳虚气衰，宗气不足，痰浊瘀阻，血脉痹阻心胃，不通则痛。治以益气宽中，祛瘀通络。

生黄芪 60g　当归 10g　桃仁 10g　红花 10g　川芎 10g　赤芍 10g　地龙 10g　乳没各 5g　延胡索 15g　公丁香 5g

10剂。

复诊，心胃疼痛明显减轻，胸膈憋闷好转，原方去公丁香，加丁香烂饭丸30g（包煎）。续服10剂后，心胃痛缓解，诸症若失。继予制小其剂，调治半月而获缓解。退休后承担家务劳动，一直平稳，血脂复查正常，心电图示心肌劳损，血压稳定。

沉寒痼冷，非大辛大热不效

症见心痛彻背，背痛彻心，疼痛剧烈，痛久不愈，伴有四肢厥逆，短气，胸闷，甚则大汗，脉伏，舌胖淡紫，苔白，脉沉紧等。诸阳皆受气于胸中而经气行于背，寒气独盛，攻冲前后，今阳微不运，阴乘阳位，是以沉寒独聚而不通。《丹台玉案》说：真心痛者，手足青至节，或冷未至厥，此病未深，犹有可救，必藉附子理中汤加桂心、良姜，温中祛寒，理中补益脾胃，此心胃同治之方也。若痛极而厥，额汗脉伏，必以祛寒温阳，峻逐阴邪之乌头赤石脂丸主治，方中乌、附、姜，一派大辛大热，峻逐阳寒之邪，以扶衰微之阳，止痛之力极强，并用赤石脂，温涩调中，收敛阳气；或合苏合香丸，芳香温通，加强逐寒回阳而止疼痛。若大汗脉微，则须配合参附龙牡汤，益气固脱，回阳敛阴。

例5　牛某，男，54岁。

患高血压病已多年，血压经常在21.3~24/10.7~13.3kPa，同时伴有左臂无脉症，血压在10.7/6.67kPa左右，于1984年时已诊为冠心病。从1985年5月起心痛频繁而剧烈，在部队医院诊为：心肌梗死前综合征。此后10个月中每日发作，少则2~3次，多则7~8次，每发多在半夜（23~24点）疼痛，痛时轻则10余分钟，重则1~2个小时，含硝酸甘油片已渐失效，痛剧额汗，肢冷，伴胸闷，气憋，胃脘难受不适，呕恶，嗳气，有时腹胀，便难，平时白天基本不发，每至入晚即有恐惧感，去年3月去沪住院治疗两月，亦未获控制，于1986年5月14日到8月1日，两个半月中门诊7次。初诊时症如上述，不因天气温暖而症减。面色淡黄，体格肥盛，焦虑神态，素无胃病，饮食尚可，舌体胖，边有齿痕，质暗红，苔薄白腻，舌下瘀筋紫褐，脉右弦劲，左涩细微，血压：右22.7/11.2kPa，左11.44/8.72kPa。脾胃气滞，阻遏胸阳，瘀浊痹阻，血脉挛急，发生心痛，多在夜间，更是阴寒极盛之时，促使痰浊、血瘀、气滞阻于胸胃，不通而痛。治以温通阳气，辛散阴寒，暖胃宽胸，化瘀祛浊。

制乌头 5g　制附子 10g　干姜 5g　赤石脂 30g　荜茇 5g　制香附

15g　瓜蒌实 30g　薤白头 30g　紫丹参 30g　乳没各 5g　川郁金 15g

先服 3 剂，即获效，再服 3 剂，夜间仅发 1~2 次，痛势亦有改善。连续服药 3 周，虽然仍有小发，已不再用扩张血管药，原法略作增删。共治 1 个半月后，其间曾有 3 周未发作，病情渐趋稳定。大剂辛热，必耗元气，转以益气养血，温经通络。

老红参 5g　制附子 5g　当归 10g　桂枝 5g　细辛 3g　干姜 3g　木通 3g　香附 15g　赤芍 15g　陈皮 10g　炙甘草 5g

再治 1 月，诸症若失，7 月底心电图复查示：窦性心律不齐，心肌损害，与前比较原来 T 波倒置，部分为直立。血压：右 20.3/12.3kPa，左 16.8/9.86kPa，无脉症亦有好转。乃予益气助阳，养血通脉，和胃理中，补益命门之方，如补阳还五汤、生脉散、理中汤、右归丸加减为丸长期调治。随访 1 年，症情基本控制。

心肝失调，实者疏肝，虚者甘缓

症见心烦而痛，胸脘胁肋攻窜撑痛，善感易怒，气短，多汗，干呕吞酸，舌红，苔薄黄，脉弦滑等。此肝气郁滞，气郁化火，冲心而发热厥心痛。治以疏肝泄热，行气止痛。用金铃子散加味；也可因肝疏不及，心阳不振，而表现胸痹气短，脘胁不舒，并有情志郁结史者，用甘麦大枣汤治之；若胁下攻窜，加醋炒青皮、苏子；胸闷气短，加香附、郁金；吞酸干呕，加川连、吴萸；肝虚血亏，加当归、白芍、杞子、麦冬；怔忡失寐，加枣仁、磁石、朱茯神等。

例 6　沈某，女，50 岁。

高血压史已 7 年，血压常为 18.7~21.63/12.5~13.3kPa。头晕目眩，心悸不寐，反复早搏，1 个月多来心痛隐隐，胸脘痞闷，纳食胃脘不适，似胀如嘈，嗳气，欠伸，此起彼伏，更加情志抑郁，烦躁不宁，舌红，苔薄黄，脉细弦滑，伴结代。心电图示：频发房早。钡餐透视未见异常。中医辨证为思虑忧郁，心脾两伤，气营亏损，肝郁化火，内脏阴伤津少，心胃同病。治以养心缓肝，和胃解郁。

炙甘草 20g　淮小麦 30g　大红枣煎后食枣肉，10 枚　芍药 15g　枣仁 10g　生地黄 15g　生牡蛎 30g　合欢花 10g　忘忧草 15g

5 剂。

复诊：药后入睡，心胃症状减轻，早搏减少。前方既恰，续取 10 剂。

三诊：血压 17.3/11.5kPa。症状若失，脉象细弦，律齐，继以原方守治半月而愈。

胆结犯胸，降逆清热，消瘀开结

症见心下疼痛，痛满胸间，痛引肩背，撑胀不适，甚则痛极至厥，伴胸闷，善叹息，呕恶口苦，性躁心烦。舌红，苔黄，口干，脉弦数等。胆居肝下，受肝之余气，内藏精汁，若情志失调，或饮食不节，可使湿滞蕴阻，或气滞湿热，充斥肝胆，疏泄失司，胆热瘀结，上犯冲心，横满胸胁之间。治以利胆清热，消瘀开结。治以自拟五金汤（方中生鸡金末，食后吞服，每次 1~1.5g，利胆消石；郁金、金铃子，开郁止痛；海金沙、大叶金钱草，清湿排石）。若胸脘痞满疼痛，舌黄腻，脉滑数，为痰热结胸，合小陷胸汤，清热化痰，宽胸散结；若闷胀痛甚，加延胡索、八月札疏理肝气；兼呕恶者，加左金丸、生姜、竹茹，降逆和胃；若寒热往来，加柴胡、淡芩，清热疏肝；若大便闭结，润肠用麻仁丸，清膈用凉膈散，轻导用小承气汤，火结硬痛用大承气汤。

例 7　宋某，女，71 岁。

冠心病，心绞痛病史已 10 年余，冬春时发心痛，在胸骨中段，痛时窒闷，含硝酸甘油片有效。3 个月多来右上腹时觉有物搁住，隐隐胀痛引背，经 B 超诊断为慢性胆囊炎、胆结石。1 周前因劳累之后，稍食肥腻，胃脘剧痛，连及胸背，惟度冷丁能缓解一时，并有呕吐，口苦，胸闷窒塞，脘腹胀痛，大便闭结，舌黄垢腻，脉弦数。中医辨证：肝胆湿热郁滞，阻遏气机，升降失调，上冲犯心，胆心互病。治以利胆舒肝，开痹宽中。

鸡金末分 3 次，食后吞服，4.5g　郁金 30g　金铃子 15g　海金沙 15g　大叶金钱草 30g　川军后下，10g　元明粉分 2 次冲，10g　吴萸 5g　生姜 3g　黑山栀 10g　延胡索 15g　枳实 10g　青陈皮各 5g

2 剂药后大便已通两次，量少不畅，疼痛症状稍轻，续服 2 剂。

复诊：先后服药 4 剂，大便得以畅通，上腹痞满硬痛大减，心痛缓解，舌垢浊渐化。原方去生军、元明粉、吴萸，加槟榔 10g，紫丹参 15g，降香 5g。再服 5 剂，症状缓解，准备外科胆囊手术治疗。

阴虚津伤，养阴生津，以潜阳扰

症见心痛，头目眩晕胀痛，面赤，胸闷脘痞，干呕口燥，舌红津少，脉细弦数等。病由阴虚不足，津液亏损，肝木失柔，心胃失养，虚火上炎，浮阳亢扰而致。治以养阴而柔肝体，生津而护胃阴，心营心脉得以顺遂，用一贯煎主治（生地、当归、杞子、沙参、麦冬、川楝子）。若燥伤肺阴，而兼干咳少痰，加桑叶、玉竹润燥理肺；浮阳亢扰，而兼头目昏痛，加石决明、牡蛎、青葙子、菊花清肝潜阳；心胃隐痛，加芍药、甘草、香附缓急理郁；大便艰难，加生首乌、天花粉。

例 8　陈某，男，65 岁。

心前区闷痛、间歇性发作已半月，3 天来日发 2~3 次，痛在胃脘，亦感痞闷胀痛，嗳气则舒，短气胸闷，面赤火升，烦躁口干。舌红少津，苔干黄，脉弦滑数，左甚于右。阴虚于下，阳亢于上，相火偏胜，心阴耗损，肝体失柔，胃失和降。治以养阴潜降，生津和胃。

生地黄 15g　当归 10g　杞子 15g　沙参 10g　麦冬 10g　玉竹 15g　知母 10g　丹参 15g　川楝子 15g　白芍 15g　龟甲 30g　牡蛎 30g

复诊：5 剂药后心胃稍和，阳亢症象得平，阴津胃液亦复，续服原方 5 剂。再转方时心痛已解，胃脘亦和，惟大便干结，原方中去玉竹、龟甲，加生首乌 15g，瓜蒌实 15g。又 5 剂。

三诊：诸症悉平。心电图复查为陈旧性前壁心肌梗死，心肌缺血减轻，血压基本正常。患者怕吃煎药，改服首乌延寿丹、复方丹参片，治月余，随访半年，未发。

中气困惫，和里缓急，培建中州

症见胸前闷塞而痛，痛过胃脘，喜得温按，饥则易发，进食稍缓，心中悸动，体倦，短气，面色萎黄，舌质淡紫，苔薄白腻，脉濡弱等。病由中州困惫，升降失司，生化无能，胸中之宗气无以支撑，故难以"贯心脉，行呼吸"。治以建中补虚，和里缓急。用小建中汤主治，方中芍药之酸苦，泄肝和营；合饴糖以缓急补中，培建中州；更以桂、姜辛温通阳，协和营卫；草、枣，甘温补虚，调和诸药。兼气虚自汗，短气甚者，用黄芪建中汤，黄芪要大剂炙用，以升补脾胃之气，以养胸中宗气。故因脾胃宗气虚而病胸痹，心痛，心悸，怔忡者常用之。心胸中大寒痛，连及脘腹，上下攻冲，呕不能食，兼手足逆冷，或脉象沉伏，乃中阳衰溃，阴寒内盛之候，用大建中汤主治，方中椒姜，大辛大热，驱阴消寒；佐以参、饴，甘味缓急补中，四药相协，可挽回中阳虚寒重证。

例9 孙某，男，66岁。

冠心病已3年，近2个月多来，频繁发作心胸窒闷而痛，痛连胃脘，发作时额汗肢冷，胸闷，短气，呕恶，不能食，得温按减轻，噫气稍停，疲乏神少，舌质暗红，舌苔白腻，脉濡而涩。心电图示冠状动脉供血不足，钡餐胃透未见异常。历经宣痹开胸，祛痰化浊，活血祛瘀等法无效。乃重作辨证，认为上述诸症，由于中阳衰惫，阴寒内盛，脾胃气虚，宗气不行，血脉凝滞而痛。现时冬寒频发，更可作为佐证。治以温中补虚，降逆止痛。

老红参10g　川椒5g　干姜5g　饴糖分2次冲，2匙　吴萸5g　草蔻10g　生姜5g　丹参30g　降香5g　甘松10g　公丁香5g

先服3剂，好转，续服5剂。

复诊：服药8剂，心胃痛即获缓解，苔腻不化，多痰呕恶，原方去饴糖，加半夏10g，陈皮10g，茯苓15g。又服1周，诸症若失。舌苔尚腻，此中阳已复，血瘀气滞渐行，痰浊留恋不化，转予橘枳姜汤合茯苓杏仁甘草汤加味，调治半月。心电图复查：ST-T部分压低。

太阴虚寒，温阳祛寒，重在理中

症见胸闷，短气，胸痛，心下痞满，胁下逆抢心，或自利不渴，呕吐，腹痛，腹满不食，或兼有四肢不温，倦怠声低，舌胖淡紫，苔白滑，脉沉濡，或迟弱等，此证之与建中区别在于建中主于胃，理中主于脾。多因阳气不足，或复因受寒饮冷，郁遏中阳，或过用寒凉攻伐，中气受戕，致脾运失健，胃寒凝聚，寒注于下则传导失司，逆于上则支饮填胸，留于中则心下疼痛。应以补中助阳，以培其本，使阳气振奋，阴霾自散。治用理中汤。方中以辛温之干姜温化寒滞；白术，运脾燥湿；合参、草益气和脾。若虚寒较甚，而面色㿠白，肢冷，或沉睡露睛，可加附子，名附子理中汤，以加强温阳散寒之力。若腹痛甚者，加木香、小茴香；下利加煨木香、肉蔻、诃子；反胃呕恶，加生姜、半夏；尿少虚浮加冬瓜皮、茯苓皮、赤小豆等。

例 10 岳某，男，61 岁。

高血压 10 余年，1983 年体检时发现隐性冠心病。1984 年 5 月急性心肌梗死，经上海心血管专家确诊为冠心病、陈旧性前壁、下壁心肌梗死、室壁瘤形成、慢性肠功能紊乱。同年 7 月来院初诊时，心前区常作隐痛，几乎每日发作，发时憋闷，活动短气，伴早搏。肠鸣腹胀，大便溏稀，日有 1~4 次不定，晨曦便次为多，腹部还有凉感，温抚较适，面黄少神，舌体胖嫩，质暗紫气，苔薄白，脉右濡涩，左细弦，火不暖土，浊阴不化，上犯心胸，宗气不足，心气心脉循行不畅，而致瘀滞胸痹。治以温阳理中，祛浊助运。

制附子 5g　红参 5g　干姜 5g　於术 15g　炙甘草 5g　川朴 5g　草蔻 5g　肉果 10g　补骨脂 10g　丹参 15g　砂仁 3g　白檀香 5g

先服 7 剂好转，续服 14 剂。

复诊：心腹闷痛已解，腹冷腹胀及肠鸣轻，大便有时成形，次数略减，乃脾肾阳气渐复，心阳得运，瘀浊有化，宗气遂行。原方去厚朴，草蔻，加健脾丸 30g（包煎）。续治 1 月余，症状消失，大便复常，精神恢复，活动登楼亦无短气现象，嗣后继以附子理中丸、参蛭散，调治 2 月，同年 12 月心电图复查：与前比较，诊断如上，QRS 波群、ST 段均无明显改变，T 波 $V_{2,3,4,5}$ 由倒置转为平坦或直立。

路志正

论从脾胃取中焦，疏肝活络每求通

路志正（1921~ ），中国中医研究院广安门医院
主任医师，国医大师

论从脾胃，治求中焦

路氏认为心与脾的关系十分密切，其经脉相联，为母子相生关系。脾胃为人体气机升降之枢，执中央以运四旁；又为后天之本，气血生化之源，化生宗气以贯心脉，使气血旺盛，心脏搏动不息。在病理方面，脾胃虚弱，可致宗气匮乏，心血失充，心脉蜷缩发为心痹心痛；或脾胃失和，升降无权，清阳不升，浊阴不降而上逆，阴乘阳位，干犯心脏；或脾运失司，津液不行，聚而生痰，循经上犯，或痰瘀互结，闭阻心脉而发心绞痛。

1. 病位在心，旁及各脏

路氏认为，冠心病心绞痛的发生，是心脉挛缩、闭阻不通所致。就此而言，冠心病的病位在心，然亦不止于此，根据五脏相关理论，任何一脏功能失调都可累及相关的脏腑而发生病变。在五脏之中，由于脾胃所具有的重要地位及其与心脏的密切关系，就决定了脾胃功能失调是导致心痹心痛的重要原因之一。中老年人脾胃功能失调的病

256

症，时常并发冠心病，二者并非孤立存在，而是在标本先后、轻重缓急等方面表现出共同趋势。并认为这是由饮食不节，过食肥甘，或贪凉饮冷，损伤中阳，引起气机逆乱，升降失常所致。辨别此类冠心病的要点是：既有纳食失常，又有心系症状。有的脾胃失调在先，有的心痹心痛在后，或是先冠心病，后见脾胃失调。治疗时亦不可固守一端，应据证而辨，视其先后缓急，虚实所在而调之。

2. 辨证论治，谨守病机

脾胃与心脏的生理联系是多层次的，病理传变上也是多途径的。以脾胃生理、病理而言，无论是气血、痰湿、虚实、气机升降等任何一方面异常都有导致心痹的可能性。因此，路氏认为：与脾胃功能失调有关的冠心病，也要首先辨别是气虚血虚，饮食停滞，或湿浊痰阻，痰瘀互结等证候，然后再分而治之。在其发生、发展的过程中，既有阶段性，又有连续性，故强调辨证论治的同时，并主张谨守病机，因人、因地、因时、因证而施，认为这是提高临床疗效的关键所在。路氏临证时既善用经方，亦用时方。如五味异功散、补中益气汤、黄芪建中汤等用于心脾两虚、心血失充之证；三仁汤、藿朴夏苓汤用于清阳不升，浊阴上逆者；对因痰浊闭阻所致，偏于热证的用黄连温胆汤、小陷胸汤或甘露消毒丹；偏于寒证者用瓜蒌薤白半夏汤、枳实薤白桂枝汤；对于脾阳虚，寒邪上逆者，用理中汤或附子理中汤等。具体运用很少单纯使用原方，而是灵活变通，据证化裁。可谓是法中有法，方中有方，充分体现出其以不变（调理脾胃的原则不变）应万变（证变、病机变，则具体治法、处方变）的辨治思想。

3. 调理脾胃，升降为要

路氏认为既然心与胃腑以膜相邻，它们的生理功能正常与否，就必与膈肌的升降运动有关。如脾胃失调，升降失司，横膈不降，浊气上逆，则阻碍胸中肺气肃降，累及于心而发各种心病，或促使已有心病者病情加重。故路氏提出心痹病人，特别是中、老年患者，多懒于运动，消化功能薄弱，更应节饮食，忌肥甘，注意采取"晚饭宜少"的预防措施，以免损伤脾胃，食积中脘，脘腹闷胀，气壅胸膈，呼吸不利而诱发心痛。路氏在辨治冠心病过程中，十分注重升降药物的运用。在升脾阳方面，如系湿浊为患，阻碍气机者选用藿香、葛根、荷叶、荷粳等；若为脾虚气陷者，选用柴胡、升麻、白术等。在和胃降浊方面，多用枳实、厚朴、竹茹、旋覆花。又因肺主宣散肃降，故兼用杏仁、枇杷叶、桔梗配藿梗，麦芽配谷芽，山药配白术，菖蒲配郁金，桂枝配丹参，木香配丹参，枳壳配旋覆花，黄芪配当归等，以利气机的升降开阖，气血之顺畅条达，对治疗与脾胃失调有关的心痹，常收事半功倍之效。

4. 师古不泥古，知常达变

路氏提出，近年来人们生活水平不断改善，饮食结构发生变化，人群的身体素质明显改变，使疾病的发病谱相应产生变化，因过食肥甘、嗜烟饮酒，湿浊痰阻为患的心痹也日益增多。他认为现代临床中，心痹的病因病机已不止仲景所论"阳微阴弦"一途。即使胸中阳气不亏，在饮食、情志等因素作用下，也可发生冠心病。此类病证既可表现为实多虚少，也可表现为纯实无虚。其病机变化特点是：素体阳盛之人，由于饮食不节，致使纳运失常，聚湿生痰，蕴而化热，湿热薰蒸，上犯包络，发为心痛。治疗应豁痰逐邪，慎用补益。

一、宗气不足，健运中气

宗气不足之人，多表现为心胸部隐隐作痛，时发时止，心悸气短，动则喘憋，纳呆食少，倦怠乏力，易汗出，面色㿠白，舌淡胖有齿痕，脉沉细无力，两寸尤甚，或见结代。治以五味异功能加味，药如党参、白术、茯苓、炙草、陈皮、枳壳、桂枝。如兼有失眠梦多者，加夜交藤、炒枣仁；腹胀脘闷者，加砂仁、广木香；兼瘀血阻络，舌暗有瘀点者，少佐红花、川芎、丹参。

患者胸闷，喘憋，胸痛等气机阻滞之症，系气虚运行无力而致气滞，治之唯以补虚行滞，不宜用疏散破气之药。正如《罗氏会约医镜》所云："气不虚不阻"，"凡常人之于气滞者，唯知破之散之，而言补以行气，必不然也。不知实则气滞，虚则力不足运动其气，亦觉气滞，再用消散，重虚其虚矣。"

二、血不养心，调补脾胃

营血亏虚则脉道不充，血行滞涩，常见胸部隐隐刺痛，心悸，怔忡，胸闷气短，头晕目眩，夜来失眠，唇甲色淡，舌淡红或淡暗，苔薄白，脉细弱涩滞，或结代。治以调理心脾汤加减。药用黄芪、当归、白芍、龙眼肉、枣仁、党参、茯苓、枳壳、生姜、大枣。

如舌有瘀点，脉沉涩，瘀血症较明显者，可佐入川芎、丹参以养血活血；如血亏日久而致阴血俱虚，症见口干、盗汗、夜间烦热者，前方去黄芪，加麦冬、地骨皮；肾阴不足者，加旱莲草、制首乌、枸杞子等药物。

本证头晕目眩，心悸怔忡，是血不养心而致，虽有胸部刺痛，胸闷，舌暗滞有瘀点，脉涩等血瘀见症，但为营血亏虚，血少不运而致脉道滞涩不通，故治疗上不可过用活血逐瘀消伐之品，应养血以行血。正如《医论三十篇》所云："江河之水，浩浩荡荡岂能阻塞，惟沟浍溪谷水浅泥瘀，遂至壅遏，不思导源江河资灌输以冀流通，惟日事疏凿，水日涸而瘀如故也"。调脾胃，滋化源，即"导源江河"以资灌输流畅，如只知活血化瘀通络，必事与愿违。

三、湿浊蕴结，芳化醒脾

湿为无形之邪，氤氲弥漫，易阻气机，多见胸部闷痛，阴雨天加重，脘痞纳呆，口黏恶心，头晕沉重，便软不爽，小便混浊，苔白腻，脉濡缓。脾主运化水湿，祛湿必先醒脾运脾。方用三仁汤加减。药用：

藿荷梗　厚朴花　杏仁　白蔻仁　薏米　石菖蒲　枳壳　茯苓　半夏　六一散

湿为阴邪，重浊黏腻，易伤阳气，如中阳不足或热象不显者，宜少佐砂仁、干姜二药，以振奋中阳；如见口苦而黏，口干不欲饮，小便黄，苔黄腻而湿热偏重者，加黄连、黄芩、茵陈以清热燥湿，但量不宜大。

四、痰浊痹阻，化痰宣痹

痰浊痹阻之胸痹，以胸部窒闷而痛为特点，或胸痛彻背，背痛彻心，心中痞气，胸满咳喘，痰黏不爽，肢体酸楚，沉困乏力，舌淡暗苔白腻，脉沉伏或弦滑，为胸阳阻闭不通所致。故《金匮》治此，急以开痹通阳为法，用瓜蒌薤白半夏汤，或枳实薤白桂枝汤。路氏治疗此证常以上方合小陷胸汤进退之。药用瓜蒌、枳实、半夏、薤白、桂枝、厚朴、茯苓。如心阳虚衰者加附片、干姜；如痰郁久化热而成痰热痹阻者，则以黄连温胆汤加味，药如瓜蒌、枳实、黄连、陈皮、胆星、姜夏、菖蒲、郁金、茯苓、竹茹。此为应急之用，治标之举。待病情缓解，疼痛减轻，则上方应减药减量，逐渐加入健脾运中之品，最后应以调补脾胃之药物收功（如香砂六君子汤、加味异功散等），以杜痰湿滋生之源，固宗气旺盛之本。中气健运则生化之源不绝，中气强健则痰浊湿邪不生。

五、寒气上逆，温阳理中

中阳虚衰，阴寒内盛，上逆心胸之胸痹，多发于脾胃阳虚之人，又遇寒冷，症见卒然心痛如绞，形寒肢冷，甚则冷汗出，短气心悸，或兼见脘腹冷痛，大便稀溏，小便清长，舌淡苔白，脉沉迟。治用附子理中汤加桂枝、良姜、半夏，以温中助阳散寒，降逆通络止痛。

六、脾胃阴伤，养阴生津

脾胃阴伤，症见胸中隐痛或刺痛，胃中灼热，饥而不欲食，唇红口干喜饮，大便干结，舌红少苔，脉沉细或数。证属脾阴虚损，胃津亏乏所致。治宜补脾养阴，益胃生津。药用：太子参、山药、白术、云苓、麦冬、黄精、沙参、玉竹、天花粉、丹参、佛手。

七、脾肾阴伤，滋补脾肾

脾肾阴虚，症见胸中隐痛或刺痛，知饥不食，口燥咽干，饮不解渴，腰膝酸软，烘热汗出，心烦不寐，大便干结，舌红少苔，脉细数。为脾阴虚不能为胃行其津液，肾阴失充所致。治宜滋补脾肾，养胃生津。药用：太子参、山药、茯苓、麦冬、沙参、黄精、生地、玄参、竹叶、旱莲草、女贞子、枳壳。

胸痹之病因甚繁，证情各异，正如张璐所言："五脏之滞，皆为心痛"。故其治疗应广开思路，不宜固守一端，概以活血化瘀法论治，而应从整体观念出发，具体情况具体分析，才能取得较满意疗效。

例1 贾某，男，51岁，工人，1976年5月29日初诊。

自述一年来经常胸闷气短，心悸，阵发性心前区疼痛，纳呆恶心；体倦乏力。经某医院检查，确诊为冠心病，窦性心动过缓（43~56次/分），Ⅱ度房室传导阻滞。5天前症状突然加重，急来我院门诊急诊，经给氧和阿托品后好转。现症：胸闷气短，心悸（心率55次/分），头晕，全身倦怠乏力，行走不及百步，恶心纳呆，每餐仅 100g，口干而黏，不欲饮，舌胖苔白腻，脉沉迟。证属湿浊中阻，气机不畅，胸阳不展。治宜芳香化浊，行气祛湿。药用：

藿香 6g　荷梗 6g　杏仁 9g　石菖蒲 12g　郁金 9g　清半夏 9g　云苓 12g　路路通 12g　炒苏子 9g

水煎服 5 剂。

6 月 11 日二诊：言服药 9 剂，纳谷渐增，每日 9 两，腹满不适得缓，头晕恶心胸闷等症均见好转，心率 67 次 / 分，但仍心悸乏力，口中黏腻，饮食乏味。既见小效，守方不更。

6 月 4 日三诊：自述诸症均大见好转，饮食每日 500g 以上，胸闷，头晕，恶心基本消失，心率 70 次 / 分，心电图正常。遂以原方去路路通、炒苏子，加白蔻仁、苍白术各 9g，生山药 12g，以运脾固本。

7 月 9 日四诊：诸症消失，精神渐充，体力增强，已不需人扶，心率 79 次 / 分。原方再进 5 剂，以巩固疗效。

例 2　赵某，女，47 岁，1986 年 11 月 10 日初诊。

胸闷心悸，阵发性胸部隐痛 2 个月，经西医确诊为冠心病心绞痛，房颤。虽经治疗但诸症不减。现症：左侧胸部隐痛阵作，2~3 次 / 日，胸闷心悸气短，周身乏力，腹部胀满，下午尤甚，纳呆食少，面色萎黄，精神萎顿，头晕，易恐惧，舌暗淡，苔薄白，脉沉细数。证属气血不足，心失所养。治宜健脾益气，养血安神。药用：

太子参 15g　麦冬 10g　莲肉 12g　山药 15g　炒白术 10g　云苓 15g　炒枣仁 12g　广木香 9g　枳实 10g　远志 6g　炙草 6g

7 剂，水煎服，日 2 次。

11 月 19 日复诊：言服药 5 剂后，胸闷气短心悸等症好转，胸痛次数减少，腹胀减，纳食增，精神渐振，舌暗淡苔薄白，脉沉细略数。药已中的，原法再进，上方去枳实，加枳壳 10g，当归 12g。水煎服 7~14 剂。

12 月 6 日三诊：自述上方服 14 剂，近五六日来胸痛未作，胸闷气短心悸、恐惧感消失，腹胀除，纳食增，精神振作，二便如常，舌淡红苔薄白，脉沉细弱。病已向愈，原方再进 7 剂，以巩固疗效。

气血失调肝心痛，疏肝活络每求通

肝心痛作为心痛脏腑病机分类诊断的一个类证，首见于《灵枢·厥病》篇，其曰："厥心痛，色苍苍如死状，终日不得太息，肝心痛也"。指因肝（胆），功能失调影响于心所致的心痛，临床以心胸发作性疼痛，伴胸胁胀满，随情绪波动诱发和加重为特征。包括现代医学多种心绞痛综合征。

一、气血失调，血瘀痰阻

我们于 1989 年 3 月 ~1990 年 3 月期间，曾对 220 例冠心病心绞痛患者，进行了 A 型行为与肝心痛关系的流行病学调查，结果初步证明了 A 型行为与肝心痛存在着因果关系。情志失调是导致肝心痛的主要发病因素。从而肯定了《内经》肝心痛分类诊断的科学价值和对临床的指导意义。

1. 肝胆疏泄失常，气血失调，心脉不畅，是肝心痛的病机关键。

心之血脉，运行血液于脉道，环流周身；肝藏血、主筋、司疏泄、调节血量、畅达气血，使心血充盛，心脉调畅。若七情过极，气机逆乱，则肝胆疏泄失常，进而影响到心，致心脉不畅，甚则心脉挛急，从而引发心痛。由于肝具有"体阴用阳"的生理特性，七情所致肝心痛的病理变化亦非一端。

长期忧思抑郁，可使气机郁结，肝失疏泄，气滞络阻而心脉不畅。久则气滞血瘀，气郁痰凝，交阻心脉或郁久化热、痰热内扰，使心胆不宁。

暴怒伤肝或肝郁化火，可致肝火冲心，热结血瘀，火迫脉急，心痛暴作。而"暴怒伤阴"，或阴虚阳亢之体，性急善怒，肝阳浮越，阳亢动风，或久伤七情，阴血暗耗，筋脉失养，风动脉挛，阴亏液涸而致脉道涩滞，瘀血内阻。

悲哀动中，突受惊恐，皆使心肝胆气内夺消伐，心虚胆怯之体尤易患之。盖"心虚则惊，肝虚则恐……胆气又弱，故惊恐如人将捕之。"（《诸病源候论》）"悲则气消"、"恐则气下"、"惊则气乱"，神魂无主，筋脉失司，可致心脉挛缩；疏泄不利，亦致血滞心脉。

2. 血瘀痰阻是肝心痛的病理环节

气血津液是脏腑功能活动的基础，气、血、津、液之间又有密不可分的生理病理联系。情志不舒、抑郁日久，则脾运失健，聚湿生痰，血瘀阻络；心肝火旺可炼液成痰，形成痰瘀互结的局面；病久阴亏气耗，液涸血涩，气虚血瘀，阳气虚衰，痰饮不化，皆可导致血瘀痰浊的形成，进而加重心脉不畅，促成肝心痛的发生发展。

气血阴阳损伤是肝心痛久病不愈的结果；正虚邪恋，本虚标实是本病迁延不愈之关键所在。

精神情志活动以五脏精气为基础，持续过度的情志刺激直接或间接耗伤精气，"精太用则竭，神过劳则惫"（《杂病广要》）。所以肝心痛，在长期情志所伤，迁延不愈的情况下，多现心肝阴血亏耗或心肝（胆）虚怯、气虚阳衰的病理特点。而心痛的病机关键是心脉不畅，血液瘀滞，不能充养于心，而气无化源，所谓"无阴则无气"（《素问》），故病久必致心脏气阴耗伤。心气虚损，鼓血无力，肝胆气虚，疏泄不及，均可加重血瘀痰阻，促进心脉阻滞，使肝心痛日甚。故正虚邪恋，本虚标实是本病迁延不愈之关键。

3. 肝心痛并发其他厥心痛的传变规律

我们临床观察发现，肝心痛病人在其病变过程中，常并发肾心病、脾（胃）心病、肺心病等。其中以前二者出现率较高，说明肝心痛与五脏相关，制化胜复的病理生理机制，以及心肾水火既济，肝肾乙癸同源，心脾气血生化，肝脾生克胜复等生理病理联系，在肝心痛病变中有突出体现。

二、辨证要点

1. 辨肝心痛性质

闷痛：多见于心肝郁结、气滞络阻证，或挟痰浊痹阻；隐痛而闷、劳累后易诱发，多属心气虚。

灼痛：多见于心肝火旺、气火冲心证及阴虚内热证刺痛、绞痛：多为久病入络，兼心脉瘀阻证。

抽痛：多由风动脉挛所致，以心血肝阴不足，筋脉失养等情况为多见。

2. 辨精神情志状态

情绪抑郁，多见于肝气郁结证。

急躁易怒，可见于情志不遂、肝失疏泄、气逆冲心证，心肝火旺、气火冲心证，阴虚阳亢证；虚烦懊恼，见于心肝阴虚内热证。

易惊善恐，见于胆郁痰扰，心（肝）胆虚怯证。

忧郁喜悲，为心肝胆气虚或心肝血虚，心神失养的表现。

3. 辨在气在血，阴阳盛衰，痰瘀兼挟，标本虚实

心胸闷痛，舌无瘀斑、紫暗征象，脉不结涩，为病在气分；心胸刺痛或久痛，舌质黯或有瘀斑紫气，脉结涩，为病在血分，心脉瘀滞。

兼急躁易怒，眩晕耳鸣，头目胀痛，面色潮红，口干口苦等，为肝阳上亢之征。

兼头晕目眩，神倦嗜卧，畏寒肢冷，心悸自汗，为心肝阳虚的表现。

兼胸脘满闷，口黏口干痰涎，舌苔腻，乃挟痰浊之象。

劳累后易诱发心痛，多伴心悸气短自汗，眩晕目涩，懒怠喜卧，易惊善恐或抑郁寡欢，舌淡脉细弦弱，为心肝气（阴）血不足。

4.肝心痛四征

本病基本病机为肝胆疏泄失调，心脉不畅，本虚标实，故治疗原则不外调、补二义。心肝郁结，宜疏肝解郁；心肝火旺，宜清心泻肝；挟痰瘀，并用化痰、活血、通络；心肝阴虚，宜柔肝缓急；兼肝阳上亢，则合用平肝潜阳；心肝气虚阳衰，当益气、补肝、助阳。如病变累及他脏，合并肾心痛、脾（肾）心痛等，则宜根据脏腑生克承制关系，予以调治。

心肝郁结，气滞络阻

主证：心胸闷痛，情绪抑郁或急躁易怒，舌质红或微黯，苔薄白，脉沉弦或沉弦小数。

次证：胸胁胀满，喜太息，纳呆嗳气，心悸眠差，眩晕面青。

治法：疏肝解郁，和血通络。

方药：以柴胡疏肝散、旋覆花汤、金铃子散加减。

柴胡 12g　赤白芍各 10g　炒枳壳 10g　旋覆花包,9g　红花 6g　醋香附 9g　郁金 10g　合欢皮 15g　远志 6g　川楝子 9g　醋元胡 10g　甘草 6g

加减：肝旺气逆冲心，去红花，加石决明（先下）20g。

肝胃不和，痰湿中阻，加半夏 10g，厚朴 10g。兼心气虚，见心悸汗出乏力者，加太子参 12g，炒柏子仁 12g。

心肝火旺，气火冲心

主证：心胸灼痛或闷痛或绞痛，烦躁易怒，舌尖红绛，苔黄燥，脉弦数。

次证：头晕胀痛，耳鸣如蝉，心悸失眠，口干口苦，口舌生疮，溲赤便秘。

治法：清心泄肝，理气通络。

方药：以黄连导赤汤、丹栀逍遥散意化裁。

黄连 3~6g　炒栀子 6g　丹皮 10g　生地 12g　赤白芍各 10g　丹参 12g　郁金 10g　川楝子 10g　柴胡 10g　黄芩 10g　珍珠母先煎，20g　甘草 6g

加减：肝胆火盛，加龙胆草 6~9g。气阴两虚，改沙参为太子参 12g，五味子 6g。痰浊内阻，加瓜蒌 15g，竹茹 9g。

心肝胆虚，脉急络阻

主证：心胸隐痛，或闷痛，或抽痛，劳累后亦易诱发易惊善恐或忧郁喜悲，舌质黯，苔薄腻，脉沉弦小滑或细滑。

次证：心悸，气短，自汗，动则尤甚，眩晕目涩，懈怠嗜卧，夜寐多梦，纳呆，脘闷，胁胀，面色㿠白。

治法：温胆宁心，缓急通络。

方药：以柴胡加龙骨牡蛎汤、补肝汤、甘麦大枣汤化裁。

柴胡 9g　太子参 12~15g　当归 10g　炒白芍 12g　木瓜 12g　炒枣仁 12g　淮小麦 20~30g　合欢皮 15g　郁金 10g　茯苓 12g　龙牡先煎，各 20g　甘草 6g

加减：兼胆郁痰扰，加竹茹 12g，枳壳 10g；血虚生风，筋脉挛急，加天麻 6g，白芍改为 18g；瘀血阻络，加丹参 12g，制山甲 6g。

心肝阳虚，浊阴痹阻

主证：心胸闷痛，惊悸，多梦，头晕乏力，畏寒肢冷，舌淡体胖，苔白润，脉沉弦。

治法：温肝降逆，化浊宣痹。

方药以吴茱萸汤合枳实薤白桂枝汤加减。

柴胡 10g　半夏 10g　党参 12g　桂枝 9g　茯苓 15g　薤白 10g　枳壳 10g　川芎 9g　生姜 6g　赤白芍各 10g　炙草 6g

病例1　徐某，女，40岁，已婚，个体户。1989年9月29日初诊。主诉发作性右胸胁疼痛半年。开始因情绪波动诱发，经中医治疗而愈。平素性格急躁，从事个体经营，工作紧张，常遇事不遂。1天前无明显诱因胸胁作痛持续30分钟，伴胸闷喜太息，心悸烦乱，急躁易怒，少寐多梦，头晕恶心，纳差便调，舌淡红苔薄白，脉弦小滑。心电图示：ST-T缺血性改变。诊断：中医：肝心痛。西医：冠心病心绞痛。辨证：肝郁气逆冲心。治法：疏肝理气，通络止痛。

柴胡 12g　白芍 10g　枳壳炒, 10g　甘草 6g　旋覆花包, 12g　红花 9g　川楝子 10g　醋元胡 12g　郁金 10g　远志 6g　夜交藤 12g

服药3剂，胸胁痛减，至第7剂心悸眠差、头晕恶心等症消失，但着急烦劳后胸胁疼痛偶作。继守方加减服药6周，心胁疼痛消失，心电图复查大致正常，临床痊愈。

病例2　王某，女，66岁，家庭主妇。1989年10月30日初诊。主诉发作性胸闷胸痛3年。病情一直稳定。4天前因家务心情不快，劳动时突然发病，心悸胸憋，胸背彻痛，持续3~5分钟自行缓解，病作伴手足发凉，神疲乏力。刻诊尚头胀头晕，耳鸣烘热，心烦急躁，口舌生疮月余，口干纳少嘈杂，舌红苔薄白，脉弦细数，查血压：18.6/9.3kPa。心电图：运动试验ST-T改变阳性。诊断：中医：肝心痛。西医：冠心病心绞痛。辨证：心肝阴虚，虚火扰心。治法：养阴柔肝，清心宁神。

沙参 15g　麦冬 10g　枸杞 10g　赤白芍各 10g　生地 12g　川楝子 10g　郁金 12g　丹参 15g　炒柏子仁 15g　钩藤后下，12g　玫瑰花 10g　谷麦芽各 12g

服药 5 剂，胸闷好转，胸背痛发作减少，头晕头胀、耳鸣心烦减轻，唯心悸乏力明显，舌质暗红，苔黄腻，脉细弦小弱。上方去生地、沙参，加太子参 10g，五味子 6g，竹茹 10g，继服 5 剂，心悸气短好转，舌淡红苔薄黄，脉稍有神。守方治疗月余，胸背痛消失，诸证改善，心电图大致正常，临床基本痊愈。

病例 3　刘某，女，49 岁，会计。1989 年 4 月 13 日初诊。患"冠心病"3 年。近 1 月因工作不遂，情志抑郁，常感胸闷，心痛发作加重。多于黎明前发作，伴心悸、气短、面㿠自汗，胸闷喜太息，虚烦懊侬，多梦易惊，头晕目涩，倦怠嗜卧，纳呆脘痞，大便不畅，口黏，舌暗滞苔薄腻，面色㿠白，脉细弦尺弱。心电图：运动试验阳性。诊断：中医：肝心痛。西医：冠心病心绞痛。辨证：心胆（肝）气虚，阴血不足，兼气郁痰阻。治法：益气养心，疏肝宁胆，佐以化痰。

太子参 12g　当归 10g　白芍 10g　百合 10g　淮小麦 30g　夜交藤 15g　合欢皮 15g　柴胡 9g　郁金 10g　竹茹 12g　醋香附 10g　龙牡先煎，各 20g

服药 5 剂后，心痛发作时间推迟，继服 3 剂，心痛发作控制、心悸自汗、心烦易惊、头晕眼涩诸症好转。守方治疗 6 周，心绞痛未再发作，体力增加，精神改善。唯晨起偶觉心悸而烦，眩晕目涩，继投天王补心丹、杞菊地黄丸、逍遥丸等善后调理，1 月而安。

病例 4　马某，女，43 岁，干部。住院号 037357。主诉：胸闷气短 5 年，心前区发作性疼痛 1 年。患者于 5 年前，因姐姐病逝，过度悲伤，开始出现心悸胸憋，严重失眠。性格逐渐抑郁沉闷，多疑善感，常急躁焦虑，每于情志刺激或月经前后病情加重，1 年前开始出现发作性心胸刺痛或抽痛，放射至后背及左肩臂，痛发时伴心悸汗出，手足冷麻，惊恐紧张，肢体颤抖，每日发作 1~2 次，每于情志刺激、劳累及夜间睡眠时发作。平时伴有胸闷喜太息，胁腹胀满，胃有振水声，恶心嗳气，大便不畅，眩晕心悸，失眠多梦，神疲乏力，面青怕冷，舌淡暗苔白润，脉沉弦。心电图：前侧壁 ST-T 缺血性改变。诊断：中医：肝心痛。西医：冠心病心绞痛。辨证：心肝（胆）阳虚，气滞饮逆。治法：益气通阳，疏肝利胆。

柴胡 12g　黄芩 10g　半夏 10g　桂枝 9g　赤白芍各 12g　川芎 9g　五味子 6g　茯苓 15g

守方治疗 1 个半月，心绞痛发作明显减少，1 周偶尔发作 1 次，精神体力转佳，胸闷胁胀嗳气、眩晕心悸诸症减轻或消失，心电图 ST-T 稍有改善，但未达正常，病情好转而出院调养。

（李连城　整理）

陈道隆

扶正化瘀，柔肝疏气

陈道隆（1903~1973），上海名医，临床大家

治疗冠心病，陈氏颇重柔肝之法。每于扶正化瘀之剂中，佐以柔肝，进退有法，疗效颇佳。

例1 施某，男，55岁，干部。

阵发性胸闷、胸痛4个月。患者于1972年5月开始发生阵发性胸闷，7月开始发生阵发性心前区刺痛，一般在夜间发作，白天疲劳或饱食时也易发作，每次发作约数秒至4~5分钟，放射至胸背部，含硝酸甘油片能缓解。过去有高血压病史。1972年8月作心电图检查：窦性心动过速，双倍运动试验可疑阳性。血清胆固醇286mg/dl。某医院诊断为冠状动脉粥样硬化性心脏病。连续给服潘生丁等，效果不显，胸痛发作日益增剧，每天半夜均发生心前区剧痛，日间心悸气急，头昏心烦，脉搏持续在100次/分以上。

初诊：1972年9月10日。六脉俱弦细而数，舌边尖红，苔薄。素体阴亏阳亢，心气不足，气聚血滞，络道失和。胸脘痞闷，疼痛彻背，头昏心烦，手心灼热，面带浮火之象。

理气疏瘀切忌过分香燥，柔肝滋阴力避腻滞窒塞。既须柔养，又当和络为要。

鲜金斛撕开先煎, 30g　北沙参 15g　炙黑甘草 3g　杭白芍 9g　五灵

271

脂 9g　乳香 3g　拌炒丝瓜络 9g　桃仁 4.5g　甘松 3g　白蒺藜 9g　盐水炒怀牛膝 12g　玫瑰花曲 9g　沉香曲包，9g

3 帖。

二诊：9 月 21 日。脉弦不若前之绷急，数势较缓，舌边尖红绛已淡。阴亏之体，肝肾不足，心气内竭未复，气聚血滞未疏，络道尚未浚和。胸痛虽瘥，脘闷尚作，间或头昏，手心灼热已减，戴阳之象渐平。续宜柔肝滋阴，和畅络隧为治。

鲜金斛撕开先煎，30g　北沙参 18g　炙黑甘草 3g　杭白芍 9g　羚羊粉另吞，0.3g　双钩藤后下，12g　五灵脂 9g　乳香 3g　拌炒丝瓜络 9g　桃仁 4.5g　甘松 3g　玫瑰花曲 9g　沉香曲包，9g　盐水炒　怀牛膝 12g　荷叶边 12g

4 帖。

三诊：9 月 15 日。脉弦已缓，数势已平，舌尖微红。肝肾两亏，阴分失于涵养，心气尚未充复。气血凝滞较为疏通，胸痛已畅，而脘闷尚作，头昏已减，戴阳之象已瘥。再当柔养和畅为治。

鲜金斛撕开先煎，30g　北沙参 18g　破麦冬 12g　炙黑甘草 3g　杭白芍 9g　珍珠母先煎，30g　琥珀粉另吞，1.8g　双钩藤后下，12g　五灵脂 9g　乳香 3g　拌炒丝瓜络 9g　桃仁 4.5g　柏子仁 9g　沉香曲包，9g

4 帖。

四诊：9 月 20 日。秋分即届，地气上升，燥令外刑，体虚者未能适应。心气难以舒展，胸脘痞闷，未见痛象。头时昏弦，寐不实酣。脉来濡缓而细数，论脉，阳有下潜之象。舌尖红亦淡。今当以柔和舒畅为治。

鲜金斛撕开先煎，30g　北沙参 24g　炙黑甘草 3g　杭白芍 9g　泡远志 6g　饭蒸菖蒲 2.5g　片姜黄 9g　五灵脂 9g　乳香 3g　拌炒丝瓜络 9g　桃仁 4.5g　降香屑 3g　沉香曲包，9g　朱灯心 1.5g

5 帖。

七诊：10 月 10 日。脉两手数势已平，重按冲和。舌尖红已淡，并较津润。诸恙次第摒退。再当柔肝畅气，养心疏瘀为治。

鲜金斛撕开先煎，30g　北沙参 24g　炙黑甘草 4.5g　杭白芍 9g　羚羊粉吞，0.6g　双钩藤后下，12g　广郁金生打，6g　片姜黄 9g　泡远志 6g　干菖蒲 3g　紫丹参 12g　降香屑 3g　乳香 3g　拌炒丝瓜络 9g　桃仁 9g　黄花菜 18g

7 帖。

九诊：40 月 28 日。脉来两手已渐平和，趋于坦途，气血已有协调之机。胃阴已复，心阴得育，虚火自潜，则面庞浮红之状渐退。舌尖红绛已淡。所以治冠心病非仅于温煦心阳已足胜事，而固心阴亦是一法。心痛既瘥，胸次亦旷若离空。脉证两参，是臻调理之途。再当养心阴、摄心阳、柔肝疏气和血斯可耳。

鲜金斛撕开先煎，30g　北沙参 24g　米炒麦冬 9g　五味子 14 粒　清炙草 4.5g　杭白芍 9g　紫丹参 9g　降香屑 3g　浮小麦 18g　八月札 9g　广郁金生打，6g　合欢皮 18g　玫瑰花 5 朵

7 帖。

十诊：11 月 4 日。浮阳已敛，心营已能涵养。气机和煦，血无仄滞。诸恙已能从险化夷。脉两手仅现软弱，是病去正衰之兆，亦脉证相符之候。今拟养心阴，摄心阳，进一步治之，聊为九仞之助。

霍山石斛另煎冲服，3g　北沙参 24g　米炒麦冬 12g　五味子 2.5g　清炙草 4.5g　杭白芍 9g　紫丹参 9g　泡远志 6g　柏子仁 9g　炒枣仁研，12g　浮小麦 18g　合欢皮 18g　玫瑰花 5 朵

10 帖。

十一诊：12 月 3 日。六部脉已平稳，有力而有神。心营已渐涵养，心气已渐煦复。离照当空，阴霾自散。津充液濡，洒陈脏腑。舌质滋

润，诸恙获退。冬令封藏，正可进补。

潞党参 9g　砂仁 3g　拌捣大熟地 18g　破麦冬 12g　川石斛 18g　清炙草 4.5g　杭白芍 9g　紫丹参 9g　泡远志 6g　朱茯苓 12g　柏子仁 12g　浮小麦 18g　甘枸杞 9g　怀山药 12g　陈广皮 6g

7帖。

本例冠心病的治疗，始终运用柔肝养阴，补摄心阳为主，疏气和血为辅的治疗法则，取得了较好的效果。患者来诊前，曾连续注射过丹参针剂，但胸痛仍日益增剧。丹参具有活血祛瘀的作用，是治疗冠心病的一种有效药物，但使用于本例患者，又为何不能取得疗效？陈氏认为，关键就在于本例的胸痛发作，不仅由于瘀血阻滞，而更主要的是由于阴虚阳亢，气机阻遏所引起。故治疗也只有从整体观点出发，调整脏腑机能的阴阳失调，并舒展气机的郁闭，才能加强祛瘀药物的作用，达到活血祛瘀、解除胸痛的目的。本例整个治疗过程的处方用药，既非瓜蒌薤白或旋覆代赭汤等方，亦非苏合香丸或血府逐瘀汤之类，而是辨证地选用了鲜金斛、北沙参、麦冬、白芍、炙黑甘草等既能柔养肝阴，又不腻滞窒塞，及五灵脂、乳香、丝瓜络、片姜黄、甘松、玫瑰花、沉香曲等既能疏气和血，又不助火耗液等药物。这样，根据疾病矛盾的特殊性和药物的特殊性，组成方药的特殊配伍，并在疾病的不同阶段，有所侧重地使用柔、疏、和、养等治法，妥善地处理好局部与整体的关系，故能使疾病得以化险为夷。本例所用柔肝养阴、补摄心阳为主，疏气和血为辅的治疗法则，有助于探索冠心病的治疗规律。

例2　严某，女，50岁，干部，1964年9月5日心绞痛急诊入院，12月19日出院，住院号：A89320。

患者4个月来，胸骨下1/3后持续性压榨痛，阵发性加剧，向两侧季肋及上胸部放射，服止痛药及硝酸甘油片不能缓解，心电图运动试验阳性。入院前一天，晨起持续性胸闷，伴冷汗，面色苍白，两手发麻而急诊入院。体检：血压 25.3/14.7kPa，心率 80 次 / 分，心尖区 I~II 级收缩期吹风样杂音，肝肋下 0.5cm，心电图 $V_1~V_5$ ST 段压低，T 波倒置，胆固醇 4.6mmol/L（178mg/dl），血沉 67mm/h，诊断为冠状动脉硬化性心脏病，心绞痛。给予解痉剂及止痛剂治疗。1964 年 10 月 12 日至 11 月 19 日加用中药治疗。

初诊：1964 年 10 月 12 日。脉左手散濡不敛，微细无力，右软弱而有涩象，但两手脉俱不现细数，可见营血不足，气乏鼓动，不能畅通络道，致郁滞不利，胸膺疼痛，有时疼引背膂，心脏舒缩不匀，时作惊悸，寤不安寐。拟以疏通络道，柔肝和营为治。

紫丹参 9g　炒赤芍 6g　凌霄花 9g　桃仁 4.5g　乳香 3g　拌炒丝瓜络 9g　上沉香片 1.2g　饭蒸菖蒲 2.5g　川郁金生打，6g　八月札 9g　白豆蔻仁 3g　拌炒茯神 12g　泡远志 4.5g　炒延胡索 4.5g　橘叶络各 4.5g

4 帖。

二诊：10 月 16 日。因惊恐而胸膺疼痛如故。心悸不安，寤不安寐，胸次失旷，烘热上升。脉尚散濡不敛，而有涩象。再以安神通络为治。

苍龙齿先煎，18g　灵磁石先煎，30g　凌霄花 9g　泡远志 4.5g　炒枣仁研，12g　朱茯神 12g　乳香 3g　拌炒丝瓜络 9g　川郁金生打，6g　八月札 9g　杭白芍 6g　饭蒸菖蒲 2.5g　炒延胡索 6g　橘叶络各 4.5g　白豆蔻原粒杵，3g

4 帖。

三诊：10 月 20 日。心悸较宁，胸膺尚痛，夜寐较安，胸满闷，烘热上升，脉尚促。再以养心通络为治。

苍龙齿先煎，24g　灵磁石先煎，24g　紫贝齿 30g　朱茯苓 12g　泡远志 4.5g　乳香 3g　拌炒丝瓜络 9g　川郁金生打，6g　八月札 9g　饭蒸菖

蒲 3g　炒延胡索 6g　杭白芍 6g　血琥珀分吞，1.8g　橘叶络各 3g　炒川断 9g

4 帖。

四诊：10 月 24 日。头脑昏眩而痛，心悸摇荡，胸膺疼痛已减，盗汗尚泄，气急较宁。脉转和缓，苔中黄腻，再以养心和营，畅气通络为治。

紫丹参 9g　凌霄花 9g　朱茯神 12g　泡远志 4.5g　桃仁 6g　乳香 3g　拌炒丝瓜络 9g　上沉香片 1.2g　川郁金生打，6g　八月札 9g　炒延胡索 6g　双钩藤后下，12g　明天麻 6g　白豆蔻原粒杵，3g　路路通 5 只　浮小麦 12g　橘叶络各 4.5g

4 帖。

五诊：10 月 28 日。头昏胀痛已减，烘热渐瘥，心慌惊恐，盗汗已减，手指麻木，胸次稍舒，胸膺疼痛缓解…脉尚带弦，黄苔渐化。再当养心和营，畅气疏络为治。

紫丹参 12g　朱茯神 12g　泡远志 4.5g　炒枣仁研，12g　乳香 3g　拌炒丝瓜络 9g　上沉香片 1.2g　广郁金生打　八月札 9g　橘红络各 4.5g　血琥珀研末，分吞，1.8g　双钩藤后下，12g　明天麻 6g　白蒺藜 9g　浮小麦 12g

4 帖。

六诊：11 月 11 日。受感之后，余邪未彻，而心气更衰。

汗出上身，心慌惊恐，手指麻木，胸膺疼痛渐瘥，苔厚腻。

再以清彻余蕴，养心和展为治。

霜桑叶 9g　白蒺藜 9g　泡远志 4.5g　炒枣仁研，12g　乳香 3g　拌炒丝瓜络 9g　广郁金生打，6g　双钩藤后下，12g　稽豆皮 12g　橘叶络各 4.5g　左牡蛎先煎，18g　糯稻根煎汤代水，30g　浮小麦 12g　白蔻衣 2.5g

7 帖。

七诊：11 月 8 日。营血较为涵养，络道渐见疏畅。胸膺疼痛已减，头昏耳鸣，心悸汗泄，惊惶失措，烘热手麻之象仍未尽彻，脉弦细而小数。拟以柔肝养阴，畅气疏络为治。

生石决明先煎，30g　灵磁石先煎，30g　朱茯神 12g　泡远志 4.5g　炒枣仁研，12g　上沉香片后下，1.2g　乳香 3g　拌炒丝瓜络 9g　川郁金生打，6g　八月札 9g　饭蒸菖蒲 1.5g　炒延胡索 6g　橘络叶各 4.5g　浮小麦 15g　白蔻仁 2.5g

7 帖。

十诊：12 月 5 日。叠以柔肝养心，畅气疏络之治，胸膺隐痛更见减轻，头昏耳鸣，心悸汗泄，惊慌失措，烘热肢麻俱已瘥减。脉弦细而数势较缓。再以柔肝和展为治。

灵磁石先煎，30g　五花龙骨先煎，18g　煅牡蛎 18g　朱茯苓 12g　泡远志 4.5g　炒枣仁研，12g　乳香 3g　拌炒丝瓜络 9g　川郁金生打，6g　八月札 9g　稽豆衣 18g　炒延胡索 6g　橘叶络各 4.5g

10 帖。

本例冠心病患者的主证是胸膺疼痛，痛引背脊，惊悸麻差等。诊其脉，左手散濡而不敛，微细无力；右手软弱而有淫象。脉证合参是属心气不足，营血不充，血脉不畅，络道瘀阻。治法采用和养营血、活血安神相结合的原则。用药选择温而不燥，行而不泄的凌霄花、桃仁、丹参、赤芍、香、郁金之类；再以远志、枣仁、白芍、磁石、贝齿、琥珀、茯苓神等，以柔肝养营，补心安神。以通为补，通补兼施。既重视了通利血脉，又强调了局部和整体的关系，因而取得了较好的效果。

例3　张某，男，46 岁，干部。1964 年 10 月 31 日因胸闷痛、半身麻木入院，12 月 25 日出院。住院号：8281。

患者有阵发性胸闷、胸痛史 3 年。每在活动时发作，进食过快或情绪紧张亦可诱发。近来发作加剧，不活动时也有发作，胸部压榨感及痛感向肩部放射，发作次数最高每天达 50~60 次，持续数秒至 1 分钟不等。10 天前，半夜醒来，突然左侧肢体麻木，不能活动约 20 分钟。10 天来常有发作，左半身肢体活动欠灵活及麻木感。有糖尿病及高血压史。入院体检：血压 25.3/13.3kPa，心界向左扩大，心率 76 次 / 分，胸透不左心室肥大，提示慢性冠状动脉供血不足，血糖在正常范围，尿糖 ++。诊断为冠状动脉粥样硬化性心脏病，高血压病，脑血管机能不全，糖尿病。入院后经各种药物治疗，仍未能控制心绞痛发作。

初诊：1964 年 11 月 20 日。脉弦细数，肾亏肝亢，心气不足。向有糖尿宿恙及高血压，头脑昏眩，目糊耳鸣，有时肢麻，甚至不能屈伸。言语謇涩，有似类中之象，但少顷即瘥。夜半醒后即作胸闷，烦躁不寐，有时心绞痛。又加体肥多湿，舌苔中腻。拟以柔肝益心，兼以畅气清旷为要。

紫石英先煎，18g　双钩藤后下，12g　沙白蒺藜各12g　白茯苓12g 杭白芍6g　泡远志4.5g　旋覆花包，9g　广郁金生打，6g　八月札9g　仙半夏杵，6g　橘叶皮各5g　白豆蔻原粒杵，3g

4 帖。

二诊：11 月 24 日。脉来弦细而小数。向有糖尿病及高血压，头昏耳鸣，心悸汗泄，胸次失旷，烦躁少寐，有时心绞痛。尚有肢麻，不能屈伸，言语謇涩之象。舌苔已薄，再以柔和为要。

紫石英先煎，18g　苍龙齿先煎，18g　左牡蛎先煎，18g　双钩藤后下，12g　沙白蒺藜各12g　夏枯草12g　白茯苓12g　杭白芍6g　旋覆花包，9g　广郁金生打，6g　仙半夏杵，6g　橘叶皮各4.5g　白豆蔻原粒杵，3g　朱灯心1.2g

4 帖。

三诊：11 月 28 日。脉来弦细，头昏耳鸣，目糊羞明，心悸汗泄，左半身麻木屡次发作，但不持续，胸闷烦躁，寤不安寐，有时心绞痛，舌苔较薄。再当柔肝息风，益心安神为要。

苍龙齿先煎,18g　左牡蛎先煎,18g　灵磁石先煎,30g　全蝎尾1.5g　双钩藤后下,12g　沙白蒺藜各12g　夏枯草12g　白茯苓12g　旋覆花包,9g　竹沥半夏6g　橘叶络各6g　明矾水拌炒广郁金9g　八月札9g　路路通7个

7帖。

四诊：12月5日。头昏耳鸣已减，夜寐尚安。目糊汗泄，心悸烦躁，尚作心绞痛，左半身麻木屡发。脉濡缓。治法用药，均守前诊。7帖。

五诊：12月5日。头昏耳鸣渐瘥，自汗已减，心悸较宁，烦躁烘热已少，左半身麻木渐瘥，感觉亦较敏捷。脉濡缓。再当柔肝息风，益心安神为治。

苍龙齿先煎,18g　紫石英先煎,18g　左牡蛎先煎,18g　灵磁石先煎,30g　全蝎尾1.5g　双钩藤后下,12g　朱茯苓12g　旋覆花包,9g　竹沥半夏6g　明矾水拌炒广郁金6g　橘叶络各4.5g　浮小麦18g

15帖。

本证因肝阳化风，挟湿浊内阻络道而来，故以平肝息风、化湿清旷为主，益心安神为辅的治疗方法。首方经用石英、钩藤、沙白蒺藜、白芍、远志、茯苓，柔肝养心，二陈去甘草，加八月札、郁金、豆蔻、旋覆花畅气清旷，苔渐化湿浊已有松动之机，故二诊因势利导，循序渐进，原方增入龙、牡以潜阳，夏枯草以清肝火，朱灯心宁心利湿。三诊脉已弦细，舌苔已薄，但风阳仍未平熄，心气尚未充沛，因更入蝎尾以搜风通络而止痛，磁石镇心安神，浮小麦养心安神。至四诊、五诊，诸症方才递渐减轻，症势已缓，再以柔肝息风、益气安神之法续进。

金梦贤

论病重肝肾，活血定心方

金梦贤（1920~1994），天津市和平区中医院，主任医师

金氏认为，冠心病的发病过程，心为本病之根，肝肾为该病之源，痰浊瘀血气滞是此病之标，七情六淫是该病之诱因。

关于冠心病之辨证，金氏认为应考虑脏腑功能及其互相影响。临床以下两证，最为多见。

1. 心虚肝旺

心主血脉，若心阳不足、心气亏损即可导致心脉不畅，出现心悸怔忡，胸闷心痛，身疲神倦，腰酸腿软，自汗肢冷，面色苍白，脉沉细而伏或见结代。肝喜条达而恶抑郁，如肝气不舒，经久郁闷，久郁则化火，肝火炽盛，灼耗津液，脉络失濡，即可产生血瘀痰浊，而致气滞血瘀，胸闷憋气，心前区痛，刺痛或绞痛，耳鸣目涩，头晕头痛，心烦易怒，心悸不宁，面红咽干，脉弦细而紧，舌质红紫，舌苔白厚腻。

2. 心肾不交

肾脏内寄元阴元阳，肾阳不足则诸脏腑的生理活动发生异常变化，如心失肾阳之鼓动，则无力运行气血，致气血瘀滞，出现心悸烦闷、胸痛气短等症。肾阴亏损，肾水不能上济于心，水火不济则心肾不交，可出现心悸、心烦、夜不安眠，多梦易惊，胸闷憋气，食少懒

言，舌苔薄白而腻，舌质红或紫，脉沉细，甚则脉微欲绝等症。

金氏常用方剂有：生脉散、血府逐瘀汤、炙甘草汤、柴胡龙牡汤、当归四逆汤、羚羊钩藤汤、瓜蒌薤白汤、金匮肾气汤和四逆汤等。冠心病多为本虚标实之证，故一般情况下，均以生脉散、血府逐瘀汤、瓜蒌薤白汤3个方剂为基础，组成活血定心汤，疗效颇著。

例1 张某，女，50岁，机关干部，1979年秋季来诊。

近年来心前区剧烈疼痛，自汗，呼吸困难，血压不正常，时高时低，断续发作4~5次。经过医院确诊为冠状动脉供血不足，心绞痛，虽经几次抢救脱险，但心电图总不正常。有时轻度发作，自含硝酸甘油而缓解。此次突发剧痛。诊左脉结而弦紧，右脉时隐时现。舌红苔薄白，急性病容，言语不清。含硝酸甘油病情逐渐缓解，患者尚能自诉：近几日因工作紧张，思想压力大，连续工作至深夜，故突然发作。诊为心虚肝旺，气滞血瘀。活血定心酌加平肝镇痉之药。

党参 15g　寸冬 10g　五味子 10g　当归 10g　生地 12g　桔梗 10g　桃仁 10g　红花 10g　枳壳 8g　赤芍 8g　柴胡 8g　甘草 3g　桂枝 10g　牛膝 10g　川芎 10g　钩藤 30g　羚羊角粉 0.6g　全虫冲, 3g　瓜蒌 10g　薤白 10g　米醋 10g

当晚心绞痛又作，未用硝酸甘油即服中药，疼痛逐渐缓解，一夜睡眠好。后连诊3次，服药6剂即去钩藤、羚羊角、全虫，加砂仁、远志，治疗月余，心电图正常，恢复工作。为巩固疗效，以丸剂善后：

白参 10g　寸冬 20g　五味子 20g　瓜蒌 30g　薤白 20g　当归 20g　川芎 15g　杭芍 15g　生地 30g　元胡 15g　柴胡 15g　桔梗 15g　红花 15g　桃仁 15g　牛膝 15g　甘草 10g　地龙 15g　全虫 10g　羚羊角粉 3g

为末蜜丸，10g重，每次1丸，每日两次，白开水服下。

例2 冠某，男，48岁，食品厂工人。

1979年患冠心病，常因晕倒而住院治疗，虽经几次抢救脱险，出院后仍不断发作，来我院治疗。自诉：近几个月断续发生几次晕倒，皆因心情不舒所致，查心电图不正常。经医院诊断为冠状动脉供血不足。现仍是头晕，憋气，胸疼，心悸，四肢厥逆，形寒，食欲不佳，腰酸腿软，失眠多梦，心烦多虑，急躁易怒。诊脉沉细无力，舌苔薄白舌淡。诊断为肝气郁滞，心肾不交。拟活血定心汤加当归四逆汤化裁。

白参10g　寸冬10g　五味子10g　杭芍10g　桂枝10g　细辛10g　红花10g　桃仁10g　桔梗10g　柴胡6g　牛膝6g　瓜蒌10g　薤白10g

二诊：自觉精神好转，肢体温和，饮食增加，胸痛减轻，睡眠较稳。连续门诊，上方加减。治疗两月余，症状消失，心电图无异常变化，恢复工作。近两年心脏情况一直很好。

例3　李某，男，54岁，1982年9月初诊。

胸闷憋气，心前区疼痛放射到左臂和后背，经常头晕耳鸣，食后欲呕，喜安静恶嘈杂，下肢无力，行路如踩棉花，血压24/14.7kPa，心电图示心肌缺血，诊为冠心病、高血压。治疗两月余，无明显效果，请服中药。脉诊弦滑有力，舌苔白腻，舌质淡，体质肥胖，但精神抑郁。诊为心虚肝旺，痰浊蒙蔽清阳。拟活血定心，酌加镇肝化痰之品。

白参10g　寸冬10g　五味子10g　红花10g　桃仁10g　钩藤10g　羚羊角0.6g　桔梗10g　瓜蒌10g　薤白10g　半夏10g　元胡10g　云苓10g　黄芩10g　菊花15g　天花粉12g　赭石12g　当归10g　牛膝10g　甘草6g

连服3剂，血压渐渐平稳，为22.7/14kPa，胸痛憋气大减。

二诊：在原方的基础上加石决明15g，菖蒲10g，郁金10g，服后更觉头目清爽，精神愉快，连续治疗8次，历经两月后，症状消失。

用丸方巩固治疗。

天花粉 20g　赭石 30g　磁石 30g　黄芩 20g　钩藤 30g　菊花 30g　石决明 30g　　羚羊角 4.5g　全虫 10g　白参 30g　五味子 15g　寸冬 15g　红花 15g　桃仁 15g　桔梗 15g　瓜蒌 15g　薤白 15g　云苓 20g　半夏 15g　菖蒲 15g　郁金 15g　生地 20g

酒糊小丸如梧桐子大，每服 10g，每日 2 次，白开水送下。

以上 3 例的情况，例 1 发病比较单纯，属心虚肝旺型，患者平时性情急躁，易动肝气，一诱触即发，故在活血定心汤的基础上加羚羊、钩藤和全虫之类，镇肝清热，防止肝风内扰。例 2 病情较为复杂，属心肾不交，肝气郁滞，由于疏泄之功减弱，肾阳不足，心阳痹阻，故在该方的基础上加用当归四逆，以补血回阳，尤其以细辛 10g 与桂枝同用，借辛散之功，以兴奋心肾之阳，起到温经止痛的作用。虽辛散之力较强而有五味子、当归、杭芍相互佐使，有散有收，不致耗伤心阴。例 3 患者体质肥胖，乃心虚肝旺，湿痰作祟，以镇肝化痰为主，故用代赭旋覆二陈之类，以镇肝降逆化痰，但也不忽视生脉和逐瘀之法，二法互辅，相得益彰。

姜春华

首重辨病，随症选药

姜春华（1908~1992），原上海医科大学教授，著名中医学家

现代医学认为冠心病之胸痛心悸，其原因是冠状动脉硬化、狭窄或阻塞。中医学家治疗本病多以辨证论治，审证求因。但先生认为古人早就认识了冠状动脉的形态结构，并由此而形成病因病机等认识。《诸病源候论》说："久心痛者，是心之支别络为风邪冷热所乘痛也，故成疾不死，发作有时，经久不瘥"。先生认为此心之支别络指冠状血管，为邪所乘则疼痛发作。《灵枢·邪客》说："少阴心脉也，心者五脏六腑之大主也……故诸邪之在心者，皆在于心之包络，包络者心主之脉也。"明·虞抟《医学正传·医学或问》说："心包络实乃裹心之脉，络于心外，故曰心包络"。先生认为此心主之脉，络于心外之脉，也明显是指心脏之冠状血管。外邪侵入，伤及包络即冠状动脉，乃发胸痹。先生认为，从古人的论述可以看到，心主身之血脉，若外邪入侵，损伤心脉，或心阳心气不足，气不行血，心血瘀滞，则心脏鼓动无力，脉管中运受阻，遂成心脉痹阻之证。心脉痹阻反过来又影响心脉鼓动，郁遏心气心阳，加重心血瘀积，不通则痛。

胸痹的特征是心前区阵发性闷痛或绞痛。先生认为其辨证应从体质、夹杂症以及诱发因素等多方面予以诊查，其诱因有风、寒、湿、劳倦、内伤等。古人说风邪寒热乘于心之包络，即是此意。从夹杂证

而言，有夹痰、夹饮、夹食（或有消化道症状）以及兼夹脏器其他疾病之不同。辨其体质，则心肾阳衰较为多见。先生指出，年老力衰或久病之人，往往阳气虚弱，心君失于温养。心脉赖阳气以温煦鼓动，若心阳不足或心气郁结，则心血瘀滞。临床可见到面色㿠白，胸闷气短，心中空虚，惕惕而动，形寒肢冷等现象。先生还指出，心阳之虚，其本在肾。因肾主一身阴阳，为水火之脏，生命之根。肾中真阳不足，则不能振奋鼓舞心阳，临床可见胸闷、心悸、气短、纳差、畏寒、肢冷、腰膝酸软、头晕耳鸣等症。故对体质属心肾阳衰，气虚郁滞者，当以温药纠正之。

基于上述分析，先生常以温阳益气、化瘀通脉治疗本病。他以辨证论治为主，但十分重视药理作用的探索。综观前人的治疗法则，不外温阳、温中、温通、温散、活血、益气、开窍、祛痰、蠲饮等。所用药物有些药理已证实是可以扩张冠状血管或加强心肌收缩力，改善血液循环，如附子、人参、丹参、瓜蒌、麝香等，先生常常选用。有些药物可以施治于多种疾病，如温阳附子、肉桂，可以用于周围循环衰竭，也可用于急性病的休克，或慢性病的衰弱，或许多慢性炎症。温散药麻黄、桂枝等，既能解表祛寒，又可用于心血管病变。温中药吴萸、川椒、干姜、厚朴、半夏等一般治胃病，但对心血管病也有作用，先生也在辨别其不同作用的基础上，运用异病同治的原理加以选用。

胸痹的治疗，先生常用一个基本方，并随症加减。即一般情况胸闷或偶有心痛者，可用瓜蒌薤白汤加减。

瓜蒌 24~30g　薤白 9g　枳壳 9g　丹参 15g　郁金 15g　或加川椒 3g　吴萸 3g　细辛 3g

其随症加减：经常胸痛者加制乳香 9g，炒五灵脂剧痛加川乌 9g，蒲黄 15g，檀香 3g，降香 9g；舌有瘀紫加赤芍 9g，桃仁 9g，当归 9g，川芎 9g，红花 3g；有气虚表现者加别直参 3g，黄芪 15g；阳虚，唇紫舌暗，肢冷恶寒者加附子 9g，肉桂 1.5g（或川乌 9g，桂枝 9g）；若面白汗出肢冷者应急用参附汤；阴虚者加生地 9g，麦冬 9g，元参 9g，五味子 9g；有痰湿者加半夏 9g，茯苓 9g。

先生的体会是，凡痛久入络，阴邪闭结，常可温阳益气活血同用，如附子、川乌、肉桂、吴萸、川椒、党参或人参、丹参、赤芍、川芎、桃仁、红花等。但是若见舌红口干，不便用附桂，可改用瓜蒌、丹参为主，再佐以生地、麦冬、元参之类。先生平时用附子、川乌、桂枝都为 9g，可以 3g 开始增量。细辛不可重用，否则麻痹心脏。

史某 女，44 岁。冠心病心绞痛发作频繁，胸痛彻背，痛自肩臂内侧循至指端，右胸有蚁行感，常感胸闷、心悸、痰多、气短、纳差、形寒、肢冷、畏寒重、苔白，舌胖湿润，脉弦滑，以附片加枳实薤白桂枝汤与苓桂术甘汤加减。

附片 9g　桂枝 6g　枳实 9g　厚朴 9g　全瓜蒌 15g　薤白 9g　茯苓 9g　白术 6g　丹参 30g　桑枝 30g　甘草 6g

7 剂药后胸闷、心痛及痰饮均减少，但仍畏寒。上方加干姜 5g，党参、黄芪各 12g。续服 2 个月，心绞痛未发作，复查心电图未见异常。

心肾阳衰，寒痰停滞，胸阳痹阻，经脉不通而致心绞痛。本案中先生用附、桂、参、芪温阳益气，合枳实、瓜蒌、薤白通胸阳，合苓桂术甘汤温化痰饮，则离照当空，阴霾自散。丹参 30g，化瘀通心脉，桑枝通痹活络，附子与干姜甘草相配，为四逆汤，回阳救逆。

董晓初

痛审寒热痰火虚，治求温清疏补法

董晓初（1901~1968），天津名医，临床家

一、寒证

卒然心痛剧烈，心痛彻背，心悸气短，形寒肢冷，舌淡苔薄白，脉弦紧。每发生于寒冷季节，起病急骤。治宜温阳活血，宣痹止痛。方用当归四逆汤加减。

红参先煎，6~10g　附子10g　炙甘草10g　当归12个　桂枝6g　茯苓10g　薤白10g　於术12g　杭白芍12g　干姜6g　苏梗10g

并含服苏合香丸，以温通行痹止痛。

寒证心卒痛，每易阳气暴脱。红参性温，善振奋阳，其效迅捷。但其性温燥，有伤阴之虞，待疼痛缓解后，宜易西洋参或白人参。寒凝胸中，胸阳不运，心脉痹阻，故用辛热之姜附温经散寒，破瘀止痛，当归、白芍、薤白、苏梗、苏合香丸以行气血舒络脉。

二、热证

临床上分两种情况。

痰热：心悸胸闷，心胸时作灼痛，口干烦躁，痰稠。舌红苔黄腻，脉滑数。治宜清热化痰，通阳宣痹。方用瓜蒌薤白半夏汤合葶苈

大枣泻肺汤加减。

瓜蒌 30g　薤白 10g　半夏 10g　葶苈子 10g　竹茹 10g　黄连 6g　菖蒲 10g　郁金 10g　橘络 10g

若心胸卒然剧痛，则为痰闭心脉，用猴枣粉 0.6g，竹沥水 20ml 冲服。

本证在发作时以清热涤痰，通阳宣痹为主。缓解后，应以健脾祛痰为要，乃从本图治也。

火邪：心中灼痛，疼痛剧烈，心烦，气促，或大便秘结，小溲黄赤，夜寐不安。舌红苔黄，脉数。本证多因感受温热之邪，或气郁化火，耗伤心气所致。治宜清热泻心，活血通痹。方用泻心汤加味。

黄连 6g　灯心 1.5g　血珀末冲, 1.5g　朱茯神 10g　远志 10g　丹皮 10g　丹参 10g　枳壳 10g　竹茹 10g　白薇 10g　豆豉 12g　栀子 10g　合欢皮 12g

若卒然心胸疼痛剧烈，四肢不温，烦乱躁扰，乃热闭心脉，可用安宫牛黄丸清热开闭止痛。

心病辨证，以虚证为主，但常因内虚而复加外因之诱发，而出现虚实并见或以实证为主之见证。心病之分型，因虚而立论者为多，以"热"分型乃董氏之卓见。强调"五脏六腑皆有寒、热、虚、实，心病岂能例外？切不可一见心脏病即认为是心虚，而蛮投滋补。"《素问》云："心热病者，先不乐，数日乃热，热争则卒心痛。"即说明了心病与热邪的密切关系。

三、虚证

心气虚：心悸气短，胸痛隐隐，时轻时重，自汗乏力，面色㿠白。舌淡苔白，脉沉细或虚大无力。治宜补心气。方用归脾汤加减。

党参 15g　白术 10g　黄芪 15g　当归 10g　炙甘草 10g　朱茯神

10g　远志 10g　酸枣仁 15g　丹参 15g　合欢皮 10g　夜交藤 15g　柏子仁 10g　益智仁 10g

董氏认为：心气虚当以温运中气为要。心居胸中，脾司中州。脾气健运，上输心肺，此生理之常。若中气不足，则心气不用，犹如釜底无薪也。

心阳虚：心悸气短，胸闷而痛，神倦乏力，肢冷畏寒，或下肢水肿。舌淡苔白而润，脉沉微或沉缓或结代。治宜振奋心阳。方用麻黄附子细辛汤合桂枝甘草汤加味。

麻黄 6g　附子 10g　细辛 3g　桂枝 6g　炙甘草 10g　白术 15g

若下肢水肿，心肾阳虚者，可用真武汤加减。结代者酌加冬虫夏草 10g，玳瑁 10g。

《伤寒论》315 条："少阴病，始得之，反发热，脉沉者，麻黄附子细辛汤主之。"该方乃仲景为"太少两感"而设。董氏用是方于本证，是另寓新意的。认为："麻黄其性轻扬，最善通达阳气，疏通气血津液。附子、细辛借麻黄之舟楫，则温阳之力尤速，乃温补心阳之良方。"

心血虚：心悸怔忡，心烦不寐，神疲乏力，面色不华。舌淡苔少，脉细弱。治宜补血养心。方用黄连阿胶汤合酸枣仁汤加减。

阿胶珠 10g　黄连 10g　白芍 10g　炒枣仁 15g　丹参 10g　炙甘草 9g　朱茯神 15g　当归 10g　女贞子 15g　藕节 10g　红枣 5枚　丹皮 10g　生地 15g　柏子仁 10g　桑椹 10g　远志 10g　於术 10g　珍珠母 15g　法半夏 10g

心阴虚：心胸灼痛时作，心悸怔忡，心烦不寐，盗汗，咽干咽痒或疼痛。舌红苔少或光剥，脉细数或结代。治宜滋阴养心。方用百合地黄汤合甘麦大枣汤加减。

百合 10g　生地 10g　炙甘草 12g　浮小麦 30g　大枣 5枚　女贞子

15g　阿胶珠 10g　藕节 10g　五味子 3g　麦冬 10g

气阴两虚：心胸灼痛，心悸气短，动则喘息，倦怠乏力，头晕，心烦不寐。舌淡红少苔，脉虚数或结代。治宜益气养阴，通脉宁心。方用 651 丸。

桂枝 6g　党参 18g　麦冬 18g　五味子 10g　生地 30g　阿胶 18g　龟甲 30g　炙甘草 18　鸡血藤 30g　红枣 12g

冰糖少许，水煎服。

本方即从炙甘草汤、三甲复脉汤化裁而来。临床证实，本方益气养阴、通脉养心之力可靠，对于缓解症状，改善心电图确有佳效，临床常见病例以此型为最多见，故后来制成成药应用益广，疗效显著。

四、实证

气滞：心悸胸闷，疼痛时作，痛无定处，遇情志不舒则加重。舌淡苔薄，脉弦细。治宜理气和血宁心。方用四逆散合丹参饮加减。

柴胡 9g　枳壳 6g　白芍 15g　丹参 15g　沉香 6g　远志 10g　合欢皮 10g　炙甘草 10g　香附 10g

血瘀：心胸疼痛较重，痛如针刺，痛有定处，或疼痛突然发作，痛如刀绞，心悸怔忡。舌暗红或有瘀斑，脉细涩或结代。治宜化瘀通脉止痛。方用自拟"通脉止痛汤"。

五灵脂 12g　丹参 15g　乌药 10g　红花 10g　香附 10g　柴胡 6g　生地 15g　血竭末冲, 3g　元胡 10g　橘络 10g　高良姜 10g　荜茇 10g

"通脉止痛汤"系董氏自拟方，用于血瘀心痛，其止痛化瘀之效甚佳。本方活血化瘀、芳香温通，其性偏温，以血得热则行。俟疼痛缓解后，尚应据临床见证之不同，或益气活血，或养血活血，或温阳活血。不得久用本方，以免耗伤正气。

痰瘀互结：心胸闷痛，日久不愈，或卒然心中绞痛，心悸气短，烦躁易怒，失眠健忘，或肢体麻木疼痛。舌暗红或有瘀斑，苔腻，脉弦涩或结代。治宜祛痰化瘀，通脉养心。方用化瘀消痰饮。

丹参 15g　桃仁 10g　红花 10g　郁金 10g　三七末冲，1.5g　苍术 15g　白芥子 15g　旋覆花 10g　胆星 10g　生姜汁兑入，5 滴　枳壳 10g　黄芩 12g

津液血液同属阴类，赖阳气之推动以布周身。在生理上，津液血液相互滋生，而病理上又互相影响。若血运凝涩则为瘀，津液煎熬则成痰。瘀血痹阻，有碍津液之输化，使痰浊愈难消散。痰之为物，随气机升降，无处不到，与瘀血相搏结，使其更加痼结难消。心病因于痰瘀者，临床上并非少见，单用活血化瘀或宣痹祛痰，效果不理想。鉴于此，董氏立此方以痰瘀兼顾。方中苍术燥湿祛痰。《本草正义》谓其："气味雄厚，……能彻上彻下，燥湿而宣化痰饮。"《本草纲目》曰："治湿痰留饮，或挟瘀血或窠囊。"故苍术为痰瘀互结之要药。白芥子辛散利气，善去胸膈经络之痰；旋覆花软坚消痰，《本草经疏》谓其"消胸中痰结，……心胁痰水"；胆星消痰利胸；生姜汁豁痰，"破血调中"（《本草纲目拾遗》）；枳壳"除胸胁痰癖"（《名医别录》），与诸活血之药同用，则痰消瘀散，伍以益气之黄芪运血而布津液，乃从本图治也。

（董建仁　整理）

张海峰

活血化瘀勿胶执，寒热虚实应细参

张海峰（1915~1985），原江西中医学院教授

张氏认为瘀血的形成有多种因素，用活血化瘀药物治疗瘀血病证，方药的选择亦应该知常达变，灵活准确，切忌生搬硬套，一成不变。以冠心病心绞痛为例，如痛见肢厥肤冷，面色青白，口淡不渴，脉沉迟而涩者，属偏寒证，张氏常于冠心二号方（赤芍、丹参、降香、川芎、红花）的基础上加入薤白头、干姜、桂枝、川乌等温通药物；如见痛而心中灼热，口干，心烦不寐，口苦，苔黄脉数者，则应加入黄芩、山栀、瓜蒌、丹皮、麦冬、石斛、莲子等清热甘寒之品。

张氏非常推崇瓜蒌，谓瓜蒌有散结、开胸、祛痰、清热之用，能荡涤胸中垢腻之物，处方多用全瓜蒌（瓜蒌仁、瓜蒌皮各半）。

冠心苏合丸（苏合香、檀香、青木香、冰片、乳香、朱砂）有开窍醒神、辟浊行气的作用，适用于偏寒湿之证者，并且不宜久服。毛冬青性味苦涩，有清热解毒、消肿止痛、活血通脉的作用，适用于偏热证者。

张氏体会，治心绞痛应注意识别病情的虚实。冠心病心绞痛属实者，每与气机郁结、气滞血瘀有关，治疗时，必须配伍行气药，如香附、檀香、佛手、降香等；属虚者，每与气虚、阴虚、血虚有关。气虚宜配黄芪、党参、生晒参、白术等；阳虚宜配附子、干姜、川乌、

肉桂等；血虚宜配当归、枸杞、鸡血藤等。补益药中，以补气药较为常用。

张氏非常推崇黄芪，认为黄芪在补气之中寓有升阳之力。心绞痛每多气虚之候，黄芪配以活血化瘀、通络宣痹之品，每多良效。并认为既属虚证，即可受补，黄芪宜重用，每剂用量可达 60~120g，当视病情而定。取其补气升举之力，气足则血行而瘀化。

如此，治疗冠心病心绞痛的过程中，做到辨病参合辨证，视其证候寒、热、虚、实之不同，在活血化瘀中针对性地配以温、清、补、攻诸法，选择适当的药物，有的放矢，恰到好处，才能使药证相符，疗效提高。

（徐复霖　整理）

乔仰先

香窜耗气慎勿过，鹿角水蛭功效宏

乔仰先（1914~？），上海华东医院主任医师

目前治冠心病多取芳香开窍或利气化瘀。乔氏认为，如此仅能取一时之效。久病气虚，不堪麝香、冰片之辛散，故此病时愈时作，愈发愈频。乔氏近年治疗冠心病，倡用益气化瘀，疗效持久，特别对反复发作之心绞痛，惯用破气化瘀之病例，收效更著。曾治一严重的冠心病、心绞痛患者，年逾七旬，发作频繁，甚则每月必来院抢救 1~2 次。鉴于常服窜散之味，耗气伤气，气愈虚，瘀愈滞，乃疏党参、黄芪、葛根、川芎、丹参、赤芍、降香、菖蒲、决明子。另以血竭粉、参三七粉、红参粉口服。治疗后，半年未发，偶而复发，症状亦轻。后以此治疗多例，皆能取效，乃集上味定名为"益心汤"，沿用至今，颇为满意。亦足证中医气血学说所谓气虚则血滞，气行则血行的临床实践意义。

冠心病心绞痛，久痛络虚，结聚为痹，乔氏遵按叶天士"久病入络是血分病"之说，每于处方中加血肉有情之品——鹿角片，温经络而通血痹，治心绞痛胸痛彻背者，多能应手而效。

久患冠心病，络脉瘀滞，症见脉涩，舌紫，胸痞，气促，投水蛭粉吞服，每服 1.5g，1 日 2 次，能止痛，宽胸，改善瘀滞，缓解慢性心衰的病理表现，偏寒者则与肉桂 0.9g 同服，简便验廉，故颇可取。

冉雪峰

痰热内阻夹瘀血，通脉更合小陷胸

冉雪峰（1877~1962），著名临床家

对于冠心病心绞痛，冉氏常诊断为"卒心痛"，认为病属本虚标实。心绞痛发作频繁者，主张先通后补，先治标定痛，后治本固虚。由于冠心病患者合并高血压的很多，又多为中、老年人，吸烟者也多，除有心痛、胸闷症状外，常兼有口干、口苦、舌燥、大便干、舌质紫暗、舌苔黄腻，脉弦劲或滞涩等表现，辨证多为痰热内阻，夹有瘀血"。故冉氏每以小陷胸汤合活血通脉剂先治其标，常用药有：全瓜蒌、京半夏、川黄连、枳实、制没药、当归须、川郁金、石菖蒲、琥珀末等。好转后，再加用当归、丹参以养血活血，并加重药量，分阶段论治。冉氏以小陷胸汤合四妙勇安汤治疗心绞痛热象偏重者，效果也较好。小陷胸汤由瓜蒌、半夏、黄连组成，有清热化痰、宽胸散结之功。本方去黄连加薤白为瓜蒌薤白半夏汤，能"宣痹通阳，温化痰饮"，用于心痛兼有恶心，胃脘不适，苔白腻者较适合，与小陷胸汤的适应证迥异。

张志雄

心脉痹阻大法求通，温凉补泻辨证为宗

张志雄（1916~1991），第二军医大学上海长征医院主任医师

根据急性心肌梗死病人胸骨后剧烈持久和固定性疼痛的常见主证，说明瘀阻心脉为基本病理病机。但由于病人体质不同，故有不同的表现。本组病例按辨证分型，可见有瘀血、痰浊同见的瘀浊型（共）16 例，正不胜邪的气阴两虚型（早期 3 例，由其他型逐步转变而成的 3 例，共 6 例），瘀浊化热的阳明腑热型（1 例），瘀浊痹阻心脉的痰浊型（1 例）。

一、气滞血瘀

例 1 田某，女，63 岁，住院号 108629。

患者在 1966 年体检时发现高血压，伴有头痛、头昏，血压最高达 29.3/14.7kPa，间断服复方降压片尚可控制症状。1976 年开始经常发病，心前绞痛。发病前 1 日，下午饱餐后上腹部疼痛如绞，曾用阿托品等无效，第二天上午阵发性绞痛加剧，伴呕吐、便秘。两次急诊，以腹痛待查入院。体检：体温 38℃，脉搏 72 次 / 分，血压 21.3/13.3kPa，精神差，心浊音界向左下扩大，心率 72 次 / 分，心尖区可闻 I 级收缩期杂音，$A_2 = P_2$，剑突下触痛明显，心电图 ST：II、III、aVF 抬高 0.2~0.4mv，I、aVL、V_4、V_5、V_6 压低 0.2~0.3mv，TV_4、V_5 倒置。诊

断：急性下壁心肌梗死。证属真心痛气滞血瘀型。治宜活血化瘀，豁痰通络。

益母草 15g　丹参 15g　川芎 9g　瓜蒌 15g　半夏 9g　枳实 9g　黄连 1.5g　失笑散 9g　青宁丸 9g

二诊：服药 7 剂，心绞痛未发作，4 天后腹痛消失，精神好转，大便通畅，心电图 Q 波加深，ST：Ⅱ、Ⅲ、aVF 接近基线，T 波倒置变浅。符合心肌梗死演变期。原方不更动，继服 7 剂。

三诊：2 周后偶有胸闷憋气，指末不温，脉细无力，苔厚腻虽化，舌质仍偏红。属于气阴两虚之证。宜益气养阴，化瘀通络。

南北沙参各 15g　麦冬 9g　五味子 3g　石斛 15g　丹参 15g　川芎 9g　苏木 9g　桂枝 9g　生地黄 15g

药后症状消失，原方续服以巩固疗效，出院。

张氏认为，心肌缺血坏死，与气滞血瘀的理论是相吻合的。所用丹参、川芎、益母草均有祛瘀生新之功，川芎为血中之气药，走手足厥阴二经，能增强活血之效。如心痛甚者，加失笑散（吞服）、瓜蒌、半夏、川朴、枳实以豁痰化浊，理气行滞。心肌梗死病人在进入恢复期时，往往表现为阳损及阴、阴损及阳的阴阳失衡状态，因此后期多以益气温阳的方法来调治，通常以生脉散为主方，其中以南北沙参养肺胃之阴，麦冬除滋养心营之外，尚有兼清胃热之功，五味子为收敛之品。该方一补、一清、一敛，恰到好处。桂枝一药，温经通阳有独特之功，配生地黄滋养心液，又可免除桂枝之温燥。

二、阳明腑实

例 2　唐某，男，47 岁，工人，住院号 109705。

3 年前发现高血压，一般在 17.3~20/12~13.3kPa，伴头昏失眠、头痛，服复方降压片可以控制。今年 2 月发生心前区疼痛，未经治疗而缓解。1周前无明显诱因出现阵发性胸骨后压榨性疼痛，1日发作数次，每次 3~5 分钟，在原单位医务室诊为胃炎、胃痉挛，服阿托品、普鲁本辛等药均无效，当天来院急诊。疼痛呈持续性，且阵发性加剧，向左肩背部放射，上腹部胀痛，大便干，头昏，心慌，气急，出冷汗。体检：体温 37.5℃，脉搏 76 次 / 分，血压 16.5/11.2kPa，神志清，口唇、指、趾无紫绀，心界不扩大，第一心音减弱，律齐，无病理性杂音，$A_2 > P_2$，肺部阴性，剑突下压痛。心电图：急性前壁心肌梗死，其中 ST 段 V_2 抬高 0.5mV。胸闷憋气，胸膺两乳间疼痛，心痛彻背，头昏心慌，出冷汗，上腹部胀满不适，大便干，脉弦数，舌质红，苔黄腻。证属阳明腑实。治则：攻里通下，祛瘀化浊。

生军 9g　川朴 6g　枳实 9g　黄芪 6g　半夏 9g　瓜蒌 15g　菖蒲 15g　川连 3g　丹参 15g　失笑散包，9g

二诊：服药后诸症大减，脉转弦滑，舌质较润，黄腻苔较前已化一半，复查心电图符合心肌梗死演变期。处方用药当予养阴益气，化瘀通络，稍佐调理脾胃之药。服 14 剂，病情稳定。

本病例初期表现为胸闷憋气，其后心痛彻背，胸膺间疼痛，上腹部胀满，大便干，结合脉证舌象分析，脉弦主痛主实，滑为痰浊，数则有热，舌质红苔黄腻，证属痰浊胶结，痰热互阻腹中，故从阳明腑证治之。以大黄、枳实、厚朴通腑泄热，瓜蒌、半夏、菖蒲化痰祛浊兼通心气，丹参、失笑散和营理气止痛，黄连、吴萸和胃降逆，投药 7 剂，诸症减轻。总之六腑以通为用，阳明腑证非通不治。但一味攻下通腑易伤正气，因势利导，在病情稳定、诸症轻减，处于恢复阶段，当以益气养阴，兼顾脾胃之气，方能达到巩固疗效之目的。

三、痰浊痹阻

例3 患者于 1972 年发现高血压，一般在 17.3~18.7/13.3kPa，时感头昏，1973 年查血脂偏高，1975~1979 年曾有 2 次心绞痛发作，但心电图阴性。近来工作较忙，在入院当天中午与他人谈话之际突然胸骨后闷痛，冷汗，右手发麻，约持续 10 分钟左右，经用硝酸甘油含片后疼痛缓解，但 4 小时后又有类似发作，伴呕吐，入院治疗。体温 37.5℃，脉搏 60 次 / 分，血压 24/12kPa，形体肥胖，神志清，精神差，唇无紫绀，心界不大，心音低钝，律齐，$A_2=P_2$，腹部无异常。心电图示急性前壁心肌梗死。诊见：胸闷憋气，胸痛，痛有定处，脉弦，舌质胖暗，边有齿痕，苔黄腻。证属真心痛，痰浊痹阻心阳。宣痹通阳，豁痰化浊。

瓜蒌　半夏　黄连　枳实　川朴　失笑散　青宁丸

2 剂。

二诊：药后胸闷憋气改善，胸前区疼痛已止，脉弦，舌质仍淡胖有齿痕，上述方药有效，续服 7 剂。

三诊：心前区疼痛未再发作，但仍时有胸闷憋气感，仍属瘀阻，心阳不振，续服上方治疗。

四诊：服上方 7 剂，症状消失，复查心电图示心肌梗死愈合期。按脉虚细，指末不温，舌质润，苔面薄腻根部厚腻。益气温阳，化瘀通络。

熟附块　桂枝　黄芪　益母草　丹参　川芎　半夏　瓜蒌　苍术　甘草　大枣

服药 7 剂，带方出院，门诊随访良好。

本病例抓住胸痹心痛，以不通则痛为主进行治疗。以瓜蒌、半夏、厚朴、枳实宽胸理气化浊；益母草、丹参、川芎等根据药理研究有明显的扩张冠状动脉作用，可使局部血流增加，改善供血和供氧，达到宣痹通阳目的，使被损病灶逐渐恢复。但欲善其后，还得补其不足。根据中医治病原则，急则治其标，缓则治其本，辨证和辨病相结合，先以益气温阳，待阳气来复后，当加入化瘀通络之方药，非此法难以收效。

四、心阳暴脱

例4 陈某，男，64岁，工人，住院号108309。

高血压病史15年，近两月来反复发作心前区疼痛似刀割，全身冷汗，活动及劳累加剧，地段医院诊断为冠心病。来院当天复查心电图为急性前间壁心肌梗死。中医会诊：患者体型肥胖，心前区疼痛如刀割，全身冷汗淋漓，大便干，脉沉细，舌质紫暗，舌边缘有瘀斑，苔白腻。证属真心痛，阳微厥逆，气滞血瘀。宜回阳救逆，活血化瘀。

人参　附子　龙骨　牡蛎　桂枝　益母草　丹参　川芎

服药后症状明显改善，守方不更，再进3剂，复查心电图为前壁心肌梗死演变期。舌暗转润，苔腻亦化，即改用益气养阴，化瘀祛浊方法以善其后。

目前治疗心肌梗死均强调心脉瘀阻，而发为心痛。张氏体会其变证临床亦有所见：有不诉心痛而见脉象衰微，或结代者，有见腹痛发热似为阳明腑证者（如例2），有神志昏迷者，有痰蒙心窍之中风者。此等变证的辨证施治实为复杂，若掉以轻心可误人命。若能抓住要点，亦可通过蛛丝马迹，早期发现，及时治疗。

脉者血之府，诸血皆注于心，心主身之血脉。因此对急性心肌梗死的辨证，脉诊非常重要。不论其症状变化如何，其脉必有异，病人或可有自觉，医生或有所见，或弦，或细，或细微，如例2脉弦数，例3脉弦，例4脉见沉细。

痹阻为本病的根本，不通则痛，则涩，则昏，则热，故临床见症或痹于心脉，发为心痛，或阻于络脉则脉象衰微，或结代。瘀阻阳明化热而成胃家实，痰瘀窍闭则神昏，若原无痰饮或新无外感而突然发病、来势凶险者，则应想到本病之可能。

中年以上患者，或素有心痛，或有肝旺，或有咳嗽，或无他症，突感不适，而症状复杂，一时难辨者，则责之于心，而心病之多见而危重者为真心痛。

辨证分型和预后：经过 21 个病例的临床观察，张氏发现急性心肌梗死病例，早期表现为单纯瘀血或痰浊交阻的瘀浊型者，较早恢复，预后较好。表现为气阴两虚者，病情较重，预后较差。而表现为心阳暴脱或亡阴亡阳者则最为险逆。

治疗冠心病可以辨证与辨病相结合。张氏认为，辨证论治是中医治病之大法。正如上述，急性心肌梗死以瘀阻心脉为其根本，但变证较多，症状复杂，不要根据西医诊断本病是冠状动脉供血不足，一味尽用活血化瘀药。应该对各种病人、各种变证，辨证论治。或回阳救逆，或养阴生脉，或化痰开窍，或急下阳明。对西医的病理，既要参考，又不可拘泥。

以中医中药为主，治疗本病，特别是对于抢救危笃病人，中西医应紧密合作，互补长短。但要认清中医对本病有很好的疗效。要发掘和汲取古今经验，敢于砥柱中流。现代西医治疗本病的常用药如静注复方丹参，口服冠心苏合丸、苏冰滴丸、救心丹等，都是中药制剂。至于针剂活血化瘀药的应用，其止痛、扩张血管的作用已为实践证实。四逆、生脉之剂救治休克也获较好疗效。

急则治其标，缓则治其本。例如急性心肌梗死合并心源性休克的病人，按辨证应属亡阳证，急宜回阳救逆。若一味应用活血化瘀，则常会加重亡阳证候。对于气阴两虚的病人，张氏体会活血化瘀而不加益气养阴之品，预后则更差。可见标本缓急之辨的重要性。

中医传统服药方法是"急以煎剂，缓以丸方"。中医的水煎剂处方灵活，应用方便，收效迅速，为治疗急性心肌梗死所常用。传统的苏合香丸、牛黄至宝丹、安宫牛黄丸等药，在急救险逆证时，作用也很明显。有些医家救治本病应用中成药片，量不过3~4片，疗效如何，不敢评价。

（朱秋琴　整理）

张志远

风药治血，活络宣通

张志远（1920~　），山东中医学院教授

　　冠心病心绞痛属中医胸痹、心痛范畴。张老在运用风药治疗冠心病方面有着独特经验。张老依据历代文献，并结合临床实践，认为冠心病心绞痛发病特点属风病。《诸病源候论》云："夫心痛，多是风邪痰饮，乘心之经络，邪气搏于正气交结而痛也。若伤心之支别络而痛者，则乍间乍盛，休作有时也。"指出其阵发性和反复发作的临床特点。《素问·脏气法时论》谓："心病者，胸中痛，胁支满，胁下痛，膺背肩胛间痛，两臂内痛虚则胸腹大，胁下与腰相引而痛。"其发作时疼痛常放射至左肩、左臂内侧达无名指和小指，或至颈咽或下颌部。这些都说明冠心病心绞痛具有风邪"善行而数变"的特点，从而提示冠心病心绞痛与风邪有内在联系。

　　冠心病心绞痛病位在心之络脉。《素问·缪刺论》谓邪客于足少阴之络，令人卒心痛。"《诸病源候论·久心痛候》谓其久心痛者，是心之别络，为风之冷热所乘痛也……发作有时，经久不瘥也。"《证治准绳》认为："心……其受伤者，乃乎心主包络也……心痛……血因邪泣在络而不行者痛。"明确指出心绞痛属络病和久病入络的观点。据叶天士"久痛入络"、"久病入络"的观点，胸痹心痛患者，心痛发作有时，久而不已，当属络病无疑。但亦有患者新病即直伤心络而成络病者。

因病属络病，故多缠绵难愈，病位深固，久发频发，正邪胶着，不易速愈。

冠心病心绞痛的病机主要为心络阻滞和心络痉挛。《灵枢·五邪》谓："邪在心，则病心痛。"《诸病源候论·心痛病诸候》曰心痛者，风冷邪气乘于心也。"说明风冷邪气乘于心，致心络阻滞或心络痉挛，可卒发心痛。由于风为百病之长，可兼五邪而犯心，从而成为心绞痛的重要诱因，如《太平圣惠方·治卒心痛诸方》谓夫卒心痛者，由脏腑虚弱，风邪冷热之气，客于手少阴之络。"因正气亏虚，每在气候变化，季节交替，骤遇冷热之时，或情志内伤、饱食伤脾，或体内阳气变动产生内风，易招致外风，风邪乘心之络脉而诱发心痛。络脉具有联络经脉，渗灌气血的功能。心之络脉主要渗灌气血以濡养心脏，若邪犯心络，致心络气机郁滞，血行不畅或凝痰结聚，阻滞脉道，致络中气滞痰瘀湿浊互结；或正气亏虚或中脏损伤，致心之阳气不足，无以温养，心之阴血亏虚，无以濡养而不荣则痛；或因虚致实，气虚血滞痰凝，阻于络中，心络愈虚，实邪愈滞，以致虚实夹杂，正虚邪恋；络阻日久，痰瘀湿浊可郁蒸腐化，凝聚成毒或化热生风，故胸痹心痛常由心络阻滞，不通则痛所致，而阻滞心络的病理产物主要有痰瘀、湿浊、水气、热和毒邪。这与西医学认为冠心病心绞痛由冠状动脉粥样硬化引起相符。《素问·邪气脏腑病形篇》曰：心脉"微急为心痛行背。"《诸病源候论》亦谓心脉急为心痛引背。"《杂病源流犀烛·心痛》谓心痛引背多属风冷。"络脉细窄易滞，其挛急、拘急可诱发心绞痛，此与近年倡导的"冠状动脉痉挛学说"相符。同时，由于络脉有浅深，络中有气血，络邪有久暂，其所阻滞的络脉各异，部位不同，程度有别，所以冠心病心绞痛的分型复杂，临床表现多样，病变轻重程度差异很大，病情复杂。

风药治疗冠心病心绞痛的机制有：

1. 祛除致病因素

本病总由脏腑虚衰，风邪冷热乘于心，客于手少阴之络，致心络阻滞和心络痉挛而发为心痛。据《素问·至真要大论》"必伏其所主，而先其所因"之理，风邪是冠心病心绞痛的重要致病和诱发因素，故辨证求因，审因论治，利用风药祛除致病因素，振奋机体气化功能，促进血流畅达，消散瘀滞。

2. 急则治标，速止疼痛

部分风药有较好的直接止痛作用，而疼痛为本病的突出临床表现，因此有针对性地选择对疼痛有直接抑制作用的药物，可有效缓解疼痛，常用苏合香丸、细辛、白芷等。

3. 活血通络

心络阻滞和心络痉挛是冠心病心绞痛的基本病理，虫类风药以走窜见长，擅疏通经络壅滞，所谓"飞者升，走者降，血无凝著，气可宣通"，功能行气散结或活血化瘀，且能祛风止痉而入络搜风，缓解冠状动脉痉挛，收止痛之功。

4. 风药直接治血

《素问·调经论》谓："病在络，治在血"。风药本身即具活血化瘀之效，可直接入血分治血，如风药川芎是公认的活血化瘀药，蜈蚣、地龙、乌梢蛇、钩藤均有活血抗凝作用。

5. 宣畅气机

风药多具轻扬之性，或含芳香之气，善于开发郁结，宣畅气机，有利于血脉通调，所谓"善治血者，不治有形之血，而求之无形之气"。

6. 宣通阳气

辛温风药，味辛能行，性温能通，长于宣通阳气，振奋心阳，使阳气通达则血液流行。肾为心之母，脉之根，心阳赖肾阳温煦和鼓动，仙灵脾温肾助阳，《本草经疏》谓："辛能散结，甘能缓中，温能通气行血"，与补骨脂、桂枝、黄芪等益气温阳药同用，可恢复阴阳平衡，缓解消除心痛症状。细辛辛温能散，辛香走窜，达表入里，能开心窍，通络止痛，且能温心阳，鼓动肾阳，斡旋上下而温通祛邪，为"手少阴引经药"（《汤液本草》），且《名医别录》谓主"血不行"，亦可选择应用。

7. 风药调肝

肝之疏泄不及、太过均可致心脉痹阻和（或）心脉挛急。风药属木，善入肝经而助少阳升发之气，善行气升阳解郁，能疏通气机，调畅气血。《薛氏医案》言："肝气通，心气和；肝气滞，心气乏。"对冠心病心绞痛情志失调，肝气郁结者，或常由情绪波动诱发者颇宜。

8. 风药治脾

脉贵有胃气，而脾胃功能也影响冠心病心绞痛的发生发展。脾以升为运，以运为健，风药具升、发、散的特点，同气相求，善升举脾胃阳气，促进脾胃功能的恢复，使脾气壮旺，气血生化有源，行气有力。此与冠心病心绞痛脾虚气结，聚湿痰阻血瘀者，或由饮食饥饱诱发者甚合。

值得指出的是，风药治疗冠心病心绞痛，不是单一作用，而是协同综合性作用的结果。风药具有多种功效，不仅能直接作用于心脉，通利心络以行气血，而且能同时消除各种致病因素，针对该病的各个环节，多层次、多途径地发挥综合性的治疗作用。

张老临证治疗冠心病心绞痛多用风药取效，如杏仁、仙灵脾、川芎、威灵仙、羌活、桔梗、细辛、菊花、葛根、桑寄生、全蝎、蜈蚣、蝉蜕、桂枝等，并拟定验效方羌威合剂，由黄芪15~30g、三棱9~12g、莪术9~12g、羌活15~18g、威灵仙15~18g、仙灵脾9~15g、全蝎 3~6g、蜈蚣 1~3 条、杏仁 9~12g、甘草 6~9g 组成基本方。

方中黄芪益气御风,《神农本草经》称其"治大风癞疾",《医学衷中参西录》谓"黄芪不但补气,实兼能治大风也";三棱、莪术既善破血,尤善调气。三者配伍,正如张锡纯所云:"参、芪能补气,得三棱、莪术流通之,则补而不滞,而元气愈旺。元气既旺,愈能鼓舞三棱、莪术之力以消癥瘕","恐脾胃弱者,久服有碍,故用黄芪、三棱、莪术以开胃健脾,使脾胃强壮","无论何病,凡服药后饮食渐增者易治,饮食渐减者难治,三棱、莪术与参、术、芪诸药并用,大能开胃增食";羌活气雄而散,能祛风解痉,通络止痛,而"入心,主载血脉之流行"(《神农本草经》);威灵仙性猛善行,"以此疏通经络,则血凝痰阻,无不立豁","以此佐他药宣行气道",有行气活血,温通心阳,通脉止痛,安神定悸之功,治冠心病、心律失常等以心痛、心悸为主症的患者,每收良效;仙灵脾温阳散风,《本草纲目》谓:"强心力";全蝎、蜈蚣搜风解痉,活血通络;杏仁宣肺散风,《本草经疏》谓:"伸其血络中之气",使肺气宣发,宗气得以贯通心脉;甘草益气调和诸药。诸药合用,起到治风活血、理气止痛、解痉通络、温阳益气的效果。药理研究表明,本方治疗冠心病心绞痛的作用机制,可能与改善微循环,增加冠脉血流量,改善心肌缺血缺氧状态,加强心肌收缩力有关。值得指出的是,冠心病心绞痛后心律失常,时发时止,具有风"善行而数变"的特性,本方作用尤为突出。同时,张老很重视痰浊的致病机制,且本病多有肺气郁滞,宗气不能贯通心脉的病机,杏仁辛能发散,苦能降气平喘,《药征》谓:"旁治短气结胸,心痛,形体浮肿",每与开宣肺气的桔梗,化痰降逆的半夏,利气宽胸的瓜蒌,开发清阳、通阳泄浊、宣通心络的葛根等同用,以化痰通阳,宣痹止痛。

李翰卿

总关气血瘀滞，不离活血利气

李翰卿（1892~1972），临床家

胸痛是以胸膺满闷不舒、疼痛时作为主症的疾病，甚则左胸疼痛如绞，彻背引臂。胸痛是病人的一种自觉症状，多发于中年人或老年人。历代医家对本病多有论述，有"胸阳不足"、"痰热壅肺"、"瘀血痹阻"等各家学说，众说各有建树，丰富了中医对胸痛的理论认识和治疗经验，但亦存在各执偏极之嫌。李老认为，心、肺两脏居于上焦胸中，心主血，肺主气，前者为血液运行之主导，后者为一身气化之总司，血赖气推方能运行，气赖血载方能布达，气血以流通为顺。"通则不痛，不通则痛"，不论任何原因引起的胸痛，其表现总归不出气血瘀滞不通。治疗大法不外活血利气（行气）。因此，李老自拟活血利气汤，临证时在此基础方之上，根据不同病情适当加味，治疗各种胸痛病人而每获良效。

活血利气汤组成：旋覆花 9g　茜草 6g　瓜蒌 9g　五灵脂 6g　生蒲黄 6g

处方大意：方中五灵脂、生蒲黄合用为《局方》"失笑散"，功擅活血祛瘀，散结止痛，用于各种瘀血停滞，胸腹头身疼痛等症。茜草活血祛瘀，以助上二药加强行瘀之力。

瓜蒌利气宽胸，并能清肺化痰，旋覆花降气止呕，消痰利水。后二味重在宣降肺气，宽胸利气。诸药配伍活血利气，行瘀散滞，为治疗气血瘀滞之胸痛的一个理想基础方。

加减运用原则：瘀血较甚者，加归尾、桃仁或丹参、赤芍；气滞较甚者，加郁金、香附、枳壳；痰湿较甚，食欲不振者，加陈皮、半夏、鸡内金；胸阳不振者，加薤白、益智仁；气虚者，加生黄芪。

例1 王某，男，54岁。门诊号：32478。

1960年3月8日初诊：胸痛胸憋3个月，性格急躁易怒，不欲饮食，舌苔薄白，脉弦。气性喜散，蕴结而不散，则为气郁，气为血帅，故气滞血必瘀。治宜理气降气，活血化瘀。方用活血利气汤加味：

旋覆花 9g　茜草 6g　瓜蒌 9g　桃仁 6g　郁金 3g　当归尾 7.5g　五灵脂 6g　生蒲黄 6g　薤白 9g

2剂，水煎服。

服药后胸痛消失，胸憋减轻。于上方中加枳壳 3g，桔梗 4.5g，五灵脂、蒲黄各减 3g。服药2剂而愈。

按：本例患者，属胸痛而血瘀气滞较重，同时兼有胸阳不振，故用活血利气汤加桃仁、归尾、郁金、枳壳、桔梗以加强活血行气之力，加薤白以振奋心阳。

例2 赵某，男，39岁。门诊号：70218。

1963年7月28日初诊：胸痛、胸憋2年，每逢情绪激动而加重，食欲不振，舌苔薄白，脉弦。肝气失于条达，气滞血瘀故胸痛，肝气郁结，辄易乘脾，故见食欲不振，舌苔薄白，脉弦。治宜疏肝理气，活血化瘀。方用活血利气汤加味：

旋覆花 9g　茜草 4.5g　瓜蒌 9g　陈皮 6g　鸡内金 6g　半夏 7.5g　五灵脂 4.5g　生蒲黄 4.5g

2剂，水煎服。

服药后，胸痛、胸憋减轻，但食欲不振，咯白色泡沫样痰，故用陈皮、鸡内金、半夏理气健脾，燥湿祛痰，痊愈。

例3 常某，男，37 岁。门诊号：79656。

1964 年 4 月 26 日初诊：胸痛、胸憋已 3~4 个月，食欲不振，厌油食，大小便正常，舌苔薄白，脉弦。方用活血利气汤加味：

全瓜蒌 15g　旋覆花 9g　茜草 6g　五灵脂 6g　生蒲黄 6g　郁金 4.5g　当归尾 7.5g　枳壳 4.5g

2 剂，水煎服。

服药后，症状明显减轻。方中枳壳、郁金、归尾有理气活血止痛的作用。嘱咐患者勿再生气。

例4 赵某，女，26 岁。门诊号：45532。

1961 年 5 月 20 日初诊：胸部憋闷，月经期下腹部胀痛，月经量少，舌苔薄白，脉紧。方用活血利气汤加味：

旋覆花 9g　茜草 6g　丹参 15g　全瓜蒌 9g　香附 4.5g　当归尾 7.5g　赤芍 7.5g　五灵脂 4.5g　生蒲黄 4.5g

2 剂，水煎服。

患者除胸憋之外，兼有痛经，故加香附以理气。气为血帅，血为气母，气行血行，气滞血瘀。故用理气活血化瘀之品以理气活血，通则不痛。

例5 陈某，女，45 岁。门诊号：92907。

1965 年 10 月 27 日初诊：胸痛已 3 年余，伴气短乏力，太息为快，小便不禁，舌苔薄白，脉沉细。方用活血利气汤：

旋覆花 9g　茜草 4.5g　全瓜蒌 9g　五灵脂 4.5g　蒲黄 4.5g　生黄芪 7.5g　益智仁 6g

水煎服，服药 2 剂后好转。

按：患者除有胸痛之外，兼有气短、乏力、小便不禁之气虚症状，故加黄芪补气升阳，益智仁温中助阳固涩。

张伯臾

治心痹药宜淳和，真心痛法取通补

张伯臾（1901~1987），原上海中医药大学曙光医院教授，临床家

心　　痹

　　张氏认为，冠心病本虚而标实。本虚者，可阴虚，可阳虚，然以阳虚者为多见。阳微不运则阴乘阳位而致血脉不通，发为痹结而痛；标实者，或因气滞，或因血瘀，或因痰浊壅塞，或因寒邪凝滞。在治疗上张氏主张，宜权衡标本虚实而扶正祛邪。具体原则是：宜温阳通阳而不宜补阳，宜益气补气而不宜滞气，宜活血行血而不宜破血，宜行气降气而不宜破气，宜化痰豁痰而不宜泻痰，宜散寒温寒而不宜逐寒。

　　于用药上，温阳通阳善用附子、桂枝，特别是附子一味，张氏认为既能温阳，又能通阳，优于桂枝，甚为推崇；益气补气每选党参（或人参）、太子参、北沙参之类；活血行血常用川芎、丹参、赤芍、桃仁、红花、当归、乳香、没药、失笑散等药；行气降气喜用郁金、降香、沉香、枳壳等品；化痰豁痰每取温胆、涤痰等方；散寒温寒常择生姜、吴萸、乌头之类。此外，《金匮》瓜蒌薤白类方对心痹而胸闷，或胸痛或不痛者皆可以用以通阳开痹，亦为张氏治冠心病心绞

痛常用之方。凡上述种种治法，皆以祛实而不伤正，补虚而不碍邪为宗旨。

在本病稳定期间，散剂常服，方用降香45g，血竭30g，没药45g，参三七30g，共研细末，每日服3~6g，常可减少复发。

例1 吴某，男，60岁，门诊号74/99060，1974年12月9日初诊。

冠心病，左心闷痛，入夜痛甚，妨碍睡眠，畏寒口干，大便不实，脉虚弦迟，舌淡红，面色萎黄，头晕乏力气短。劳伤心气，浊阴上占清阳之位，气血流行失畅。治以强心利气活血。

熟附片先煎，6g　太子参12g　炒当归18g　薤白头6g　炒瓜蒌皮9g　桂枝3g　炙甘草6g　红花6g　沉香末分吞，1.8g　朱茯苓12g　煅牡蛎先煎，30g

7剂。

二诊：1974年12月16日。左胸闷痛较减，恶寒难寐便软亦稍好转，气促稍平，脉弦小，舌淡红润，口干。仍守前法出入。

熟附片9g　太子参12g　炒当归18g　莲子芯1.2g　桂枝4.5g　薤白头6g　炒瓜蒌皮12g　炙甘草6g　沉香末分吞，1.8g　补骨脂12g　煅牡蛎先煎，30g

10剂。

三诊：1974年12月26日。胸闷痛渐减，便软，日3次。动则气急，脉虚缓，舌苔薄白。拟温补心脾佐以理气。

熟附片先煎，9g　党参18g　炒白术12g　炙甘草6g　薤白头6g　香附9g　炒当归12g　紫河车6g　补骨脂12g　杜红花6g　制半夏9g　砂仁后下，2.4g

10剂。

四诊：1975年1月23日。上方连服2次，左胸闷痛大为减轻，便软转干，每日2次，心电图检查恢复正常，脉迟缓，无结代，舌淡红，苔薄腻。心脏损伤渐复，气血流行得畅，脾运亦见好转，继以原法调理善后。

熟附片先煎，9g　党参 18g　炒白术 12g　炙甘草 6g　薤白头 6g　麦冬 9g　炒当归 12g　紫河车 6g　仙鹤草 30g　炒枣仁 9g　砂仁后下，2.4g

14 剂。

本例患者面色萎黄，气短，畏寒，大便不实，脉虚弦，胸闷痛又好发于夜间，张氏辨证为劳伤心气，心脾气虚，而血行失畅，除用宽胸理气活血祛瘀法外，合用温补心脾的药物，贯穿于治疗之始终，而获良效。

例 2　吴某，女，73 岁，住院号 74/5528，1974 年 4 月 20 日初诊。

素有冠心病史。左胸闷痛经常发作，今晨左胸剧痛，畏寒肢冷，心悸气急，不得平卧，脉结代不匀，舌苔淡白。心阳不振，阴霾痰浊弥漫，年迈病重，须防突变。

熟附片先煎，12g　桂枝 6g　党参 18g　丹参 18g　当归 12g　川芎 6g　薤白头 6g　全瓜蒌 12g　半夏 9g　降香 4.5g

2 剂。

二诊：1974 年 4 月 22 日。左胸闷痛心悸均见好转，气急平，已能平卧，稍感头晕，大便干燥，脉细已匀，苔薄。心阳渐振，肠燥则便艰，仍守前法出入，去党参加火麻仁研。3 剂。

三诊：1974 年 4 月 25 日。左胸闷痛未发，心悸亦平，大便通畅，脉弦小，苔薄。心阳损伤渐复，痰湿未清，再拟通阳活血，滑利气机。

川桂枝 6g　薤白头 6g　全瓜蒌 12g　制半夏 9g　茯苓 12g　丹参 15g　当归 9g　杜红花 6g　降香后下，4.5g

7 剂。

冠心病心绞痛发作时，病情严重，张氏认为止痛为当务之急，故用通阳泄浊、化瘀理气等法治其标，"通则不痛"也。

古人有"痛无补法"之说，张氏认为此论对冠心病心绞痛的治疗并不适用。盖冠心病本虚而标实，阴霾弥漫而心胸疼痛，因于心阳不振，不振其心阳，阴霾安散？故本例于止痛治标的同时，又用附子、党参之类温振益气，离照当空则阴霾自散矣。

真　心　痛

张氏认为，本病由心痹发展而来，也是本虚标实，所不同者，其病更进一步，正气大虚，邪气亦实（邪气者，痰、瘀、气滞之谓）。治疗法则当与"心痹"者相同，扶正祛邪，根据病情之轻重缓急，或先祛邪，或先扶正，或补中寓通，或通中寓补，或通补兼施。由于本病病情重危，治疗用药上也须较"心痹"更进一筹，应加强其"通"、"补"之力。至于"通"法，乃治本病之基本法则，因其痹阻不通故也。即使在虚象显见而用补法之时，也不可忘乎"通"字。

张氏体会治疗本病要特别注意防"脱"防"厥"。凡病心肌梗死，胸痛彻背引臂，身寒肢冷，喘息不能平卧，或汗出脉沉者，可用参附汤、参附龙牡汤、四逆汤、四逆加人参汤等等；阴虚有热者，可予生脉散（用西洋参或皮尾参）加生地；汗多可重用山萸肉、黄精之类固脱；真心痛属热者，每挟腑气不通，尽管病情重笃，也须通腑泄热，甚或用承气汤；对于痛甚者，止痛乃当务之急，否则必致厥逆，可用乳香、没药、失笑散，若痛不止，乌头、细辛也可考虑应用。

本病若已发展至阳微阴绝，心阳外越之休克，或见阳虚水饮凌心射肺之心衰，以及心阳阻遏、心气不通之严重心律紊乱，则应用中西医两法进行抢救。

例1　陈某，男，61岁。住院号74/4681，1974年2月7日初诊。

胸骨后刀割样疼痛频发 4 天，心电图提示急性前壁心肌梗死，收入病房。症见胸痛引臂彻背，胸闷气促，得饮则作恶欲吐，大便 3 日未解。苔白腻，脉小滑。阴乘阳位，清阳失旷，气滞血瘀，不通则痛。《金匮》曰胸痹不得卧，心痛彻背者，瓜蒌薤白半夏汤主之。"治从其意。

瓜蒌实 9g　薤白头 6g　桃仁 9g　红花 6g　丹参 15g　广郁金 9g　制香附 9g　制半夏 9g　云茯苓 12g　橘红 6g　全当归 9g　生山楂 12g

6 剂。

二诊：1974 年 2 月 13 日。胸痛 5 日未发，胸闷亦瘥，面部仍有灰滞之色，大便 4 日未通，苔薄腻，微黄中剥，脉小滑。痰瘀渐化，心阳亦见宣豁之机，还宜通中寓补，以其本虚标实故也。前方去香附、郁金、山楂，加炒枣仁 9g，生川军 3g（后入，后改用制川军）。

9 剂。

三诊：1974 年 2 月 21 日。胸闷胸痛已罢，便艰，苔腻已化，舌红，脉弦小，心电图提示：急性前壁心肌梗死恢复期。

病后心阴耗伤，拟补中寓通，以图根本。

太子参 15g　麦冬 9g　五味子 3g　炒枣仁 9g　淮小麦 30g　炙甘草 6g　丹参 15g　当归 9g　桃仁 6g　红花 6g　火麻仁打，12g

10 剂。

本例痰滞交阻，气滞血瘀，先用瓜蒌薤白汤加味，通阳散结豁痰化瘀，服 15 剂症状消失；心电图提示急性前壁心肌梗死恢复期，生脉散益气养阴调治。住院 25 天，未用西药。

例 2　薛某，女，75 岁。住院号 76/1292，1976 年 4 月 17 日初诊。

心前区绞痛突然发作历 1 小时，头晕，随即昏倒，面色苍白，神志不清，小便自遗，冷汗湿衣，四肢厥冷。血压 9.33/8kPa，心电图示：急性下壁心肌梗死，脉细欲绝，舌淡苔薄白。心阳不振，血行失畅，厥脱重证，危在旦夕。急拟参附龙牡回阳救逆，配合西药共同抢救。

红参另煎代茶，15g　熟附片先煎，15g　山萸肉 18g　全瓜蒌 12g　薤白头 6g　当归 18g　红花 6g　降香 4.5g　龙牡各 30g

三诊：1976 年 4 月 19 日。胸痛已除，血压未稳定，汗出减少，四肢转温，胃脘痞满不舒，脉细，舌质暗，苔灰腻。高龄心阳心气两亏，湿瘀痹阻。再拟温通心阳而化湿瘀。

红参另煎代茶，15g　熟附片先煎，15g　山萸肉 18g　川朴 6g　枳实 15g　制半夏 9g　当归 18g　红花 6g　焦楂曲各 9g

稍加减服 4 剂。

四诊：1976 年 4 月 23 日。昨日起停用阿拉明、氢化考的松，血压已稳定，汗止，四肢转温，胸痛已瘥，脉小滑，苔薄腻带灰。心阳渐复，湿瘀稍化。再拟扶正活血化湿。

红参另煎代茶，15g　熟附片先煎，9g　炒当归 15g　山萸肉 30g　红花 6g　云茯苓 9g　制半夏 9g　枳壳 9g　焦楂曲各 9g

3 剂。

五诊：1976 年 4 月 26 日。口干咽痛，虚烦不得眠，心电图示：下壁心肌梗死恢复期，脉细舌红。阳损及阴，心脏阴阳两亏。拟养心安神佐以活血化瘀。

党参 15g　麦冬 15g　五味子 4.5g　丹参 15g　当归 15g　朱茯苓 9g　炒枣仁 9g　淮小麦 30g　炙甘草 6g　茺蔚子 9g

稍加减服 30 余剂。

六诊：1976 年 6 月 2 日。左胸稍闷无痛，寐安，纳增，二便如常，脉细，舌转稍红。心脏损伤渐复，血行仍未通畅，再拟养心活血。

党参 12g　麦冬 12g　五味子 4.5g　全瓜蒌 9g　薤白头 6g　丹参

15g　当归 15g　炒枣仁 9g　郁金 9g　茺蔚子 9g

稍加减 20 余剂出院。

本例为心阳式微，用参附龙牡回阳救逆，加萸肉以增强其固脱之力，好转后以气阴双补收功。曾加用阿拉明、氢化考的松、西地兰等西药共同抢救，住院 72 天，出院时症状全部消失，心电图示陈旧性心肌梗死。

例 3　陈某，男，48 岁。住院号 76/2169，1976 年 6 月 23 日初诊。

有冠心病心绞痛史，今晨起左胸痞闷隐痛，持续不止，气急唇紫，身热汗出，大便二日未解，口臭泛恶。血压 10.64/6.65kPa，心电图示：急性下壁心肌梗死，II 度房室传导阻滞（莫氏 II 型）。脉细弱，舌红绛，苔白腻而干。心阴损伤，心火内燔，瘀滞痹阻，乃阴伤热瘀交阻之重证，急拟养心阴，清心火，佐以化瘀通腑。

皮尾参另煎代茶，15g　鲜生地 30g　北沙参 30g　麦冬 18g　黄连 3g　全瓜蒌 12g　鲜石斛先煎，30g　炒丹皮 9g　赤芍 9g　红花 4.5g　鲜石菖蒲 9g　制川军 9g

稍加减服 7 剂。

二诊：1976 年 7 月 1 日。服上药 2 剂后，停升压药，血压稳定，心悸且慌，汗出便秘，口干，舌红绛而干，脉弦小。心胃阴伤，少阴心火未平，阴阳传导失司，再拟养阴清心通腑。

北沙参 30g　鲜生地 30g　玄参 15g　麦冬 18g　生川军后下，4.5g　炒枳实 15g　生蒲黄包，12g　黄连 3g　赤芍 15g　丹皮 9g　广郁金 9g

三诊：1976 年 7 月 14 日。心悸已宁，纳寐均佳，舌红绛已转淡润，脉细，口干已减，大便尚干，心电图示心肌梗死恢复期，房室传导阻滞已恢复。心阴损伤好转，肠液损伤未复，再拟养心润肠通腑。

北沙参 30g　生地 30g　麦冬 15g　五味子 4.5g　生川军后下，4.5g　枳实 12g　枣仁 9g　黄连 3g　丹参 18g　茺蔚子 15g　生甘草 6g

略作出入，服至出院。

本例为心肌梗死阴伤热盛瘀阻重证，血压虽下降，不用参、附、龙、牡而重用养阴清心导滞之品配合西药进行抢救获得良效，住院74天，好转出院。

例4 李某，男，45岁。住院号74/5025，1974年3月15日初诊。

心肌梗死6天，持续用升压药尚未稳定，但心绞痛已止，胸闷气急，汗多肢冷。脉沉细无力，苔薄白质暗。心脏阴阳俱伤，痰瘀中阻，有厥脱之险。拟参附龙牡合生脉散，坚阴敛阳。

熟附片先煎，15g　红参另煎代茶，9g　龙牡先煎，各24g　麦冬9g　五味子4.5g　当归12g　杜红花6g　桃仁9g　全瓜蒌12g　薤白头6g　炒川连2.4g

2剂。

二诊：1974年3月18日。药后血压渐趋稳定，心绞痛亦未发作，胸闷较舒，畏寒肢冷，汗出减少，脉小滑，苔薄白。

厥脱之险渐平，心阳渐振未复，痰瘀痹阻未通。再拟温通心阳而化痰瘀。

熟附片先煎，15g　炒党参30g　桂枝6g　全瓜蒌12g　薤白头6g　制半夏9g　细菖蒲4.5g　当归12g　桃仁9g　杜红花6g

另：红参9g（煎汤代茶）。稍加减服6剂。

三诊：1974年3月24日。停升压药后，血压已稳定，胸闷痛未发，恶寒已减，四肢转温，昨起又汗出，便秘三日未解，尿黄，脉沉细，苔白腻已化，舌质暗红。心阳有来复之机，痰瘀亦有渐化之象，然心阴耗伤未复，肠液干涸，再拟前法参入养阴润肠之品。

熟附片先煎，15g　党参30g　麦冬9g　五味子6g　当归12g　丹参15g　炙甘草9g　炒枣仁9g　杜红花4.5g　桃仁12g　降香4.5g　鲜首乌30g

稍加减服 7 剂。

四诊：1974 年 4 月 1 日。大便艰难，余无自觉症状，心电图示：下壁心肌梗死恢复期。脉细涩，苔薄白已化，舌质红左边带紫。心阳不足，累及心阴，痰浊渐化，瘀阻血行未畅，肠液未复，再拟益心气，养心阴，活血润肠。

熟附片 先煎, 9g　党参 30g　麦冬 12g　五味子 6g　生熟地各 9g　丹参 15g　当归 12g　红花 4.5g　火麻仁 研, 12g　鲜首乌 30g

本例持续用西药抗休克治疗 6 天，血压仍不稳定，张氏用参、附、龙、牡合生脉散坚阴敛阳，仅 2 剂血压即稳定，治疗 2 周症状消失，心电图示：下壁心肌梗死恢复期。

李玉奇

自拟羊藿叶饮子治疗心绞痛

李玉奇（1917~2011），辽宁中医学院教授，国医大师

李氏认为冠心病以心阳虚为本为始，血脉郁滞基于气虚，故以益气回阳为大法。多年应用自拟羊藿叶饮子治疗本病，疗效显著。

方剂组成：羊藿叶、何首乌、玉竹、当归、瓜蒌皮、薤白、附子、肉桂、生地、寸冬、降香。

心阳虚重用桂附通脉回阳；心阴虚重用生脉散以益气养阴；气滞怫郁佐以当归、白芍以和血柔肝；痰阻血脉而致肺气不宣加二陈汤以祛痰宣肺；心阳虚心阴虚交错出现加莲子心、五味子以并调阴阳。

应用本方尚需因人化裁，肥人加用二陈汤；瘦人重用何首乌、黄精；酗酒者加葛根、乌梅；嗜烟者加莲子心、黄柏。结合现代医学检测手段，如心房纤颤重用羊藿叶；室性早搏重用苦参；传导阻滞重用附子、当归、白芍；心肌梗死重用瓜蒌皮、薤白、川芎等；高血压重用草决明、山楂；低血压重用玉竹等。

李氏体会治心应注意理脾。心病重则多忧，忧思则伤脾，脾为后天之本，化生水谷之精微，脾虚则心病难以治愈，故重理脾，莲子心、水红花子既治心更可健脾。

李氏治心尚注意调肝。因为心病久则多怒，怒则伤肝，肝气郁久而横逆，上犯膻中而胸闷，烦躁尤甚，法当用瓜蒌皮、当归、白芍

和血柔肝，行气而不破气，不宜用青皮、枳壳以伐肝，因其下气破气过峻，纵然一时得效，但久之每每因其破气过峻而为害，脉沉弱而结代，心悸气短尤甚。

治心以益气回阳为本，其气血郁滞又当注意理气和血为辅，须用当归、白芍、川芎，不宜用活血化瘀，用和血代替活血，用理气代替化瘀，重用薤白、瓜蒌皮。

例1 王某，男，52岁，初诊日期：1985年1月12日。

心前区刺痛，时作时止已2月余。近2天加重，伴胸闷气短，心烦不寐，食少纳呆等，经某医院确诊为冠心病。心电图示房颤，伴S-T段压低和T波改变。诊见形体肥胖，面色萎黄，灰垢少华，四肢指趾厥冷。舌体胖，舌质淡，少苔。脉沉微结代。结合四诊所见，诊为真心痛（阳虚厥逆证）。拟益气回阳法。处以：

羊藿叶 15g　肉桂 15g　何首乌 20g　附子 10g　苦参 10g　当归 20g　薤白 15g　瓜蒌皮 20g　炮姜 5g　沉香 10g　甘草 10g

服上方6剂，心前区刺痛显著减轻，面色微露红润，脉转沉细，但食少纳呆，原方加莲子心 10g，再进12剂，刺痛除，手足温。七诊时诸症悉除，无大苦楚，独寐后易醒，重查心电图，房颤消除，心肌缺血明显改善。原方加黄连 10g，肉桂 5g，黄柏 10g 以交通心肾，善其后。3月后已恢复正常，能胜任半日工作。

例2 赵某，男，60岁，1984年4月20日初诊。

左前胸发闷，伴心悸、气短、倦怠乏力，尤以下肢为甚。病已月余，曾先后经医大和省人民医院确诊为"冠心病"（隐匿型），心电图示ST段压低和T波改变，伴间歇房性和室性早搏。查舌体胖，舌质淡，有齿痕，苔白腻，脉沉细而缓、间有结代。素体阳虚，阳气不运，胸阳痹阻。拟通阳益气宣痹法。

羊藿叶 15g　瓜蒌皮 20g　丹参 15g　附子 5g　薤白 10g　当归

20g　肉桂 10g　降香 10g　川芎 10g　苦参 10g　寸冬 15g　杞子 15g

连服 30 剂，左心前区闷感始明显好转，余症同前。此为痼疾之痾，继以原方加减，连续治疗 3 个月有余，病情逐日好转，复查心电图房早、室早消失，ST 段 T 波缺血改变均有显著改善，于同年 12 月恢复工作。

1987 年 2 月病又复发，症状酷似 1984 年 4 月发病时的症状，仍以前方为主调治。服 10 余剂后，病情虽有好转，但进展不理想，为助其回阳之功，将方药改为酒浸，每日 3 次，每次 5ml。1987 年 4 月随诊时，病情已显著好转，心电图 ST 段、T 波有显著改善。

例3　王某，男，75 岁，1984 年 10 月 19 日初诊。

患冠心病已两年余，平日嗜烟已 30 余年，近 1 月来胸闷，心悸少寐，气短而喘，咳吐黄痰，以冠心病、频发室早入院治疗。曾用慢心率等治疗，服药则症减，停药则犯。查：舌质绛，苔黄白，脉弦滑，时有结代。综合四诊所见，诊为胸痹。年迈心阳虚衰，心脉瘀阻，痰热壅肺，肺气不宣。

拟益气阴豁痰法。

淫羊藿 15g　何首乌 15g　五味子 10g　生地 15g　当归 15g　川芎 15g　甘草 10g　竹茹 15g　半夏 10g　知母 15g　橘络 20g

二诊时胸闷已明显缓解，余症同前，守原方继续调治。因虑其嗜烟已久，原方加莲子心 10g，沙参 20g，以养阴实脾。三诊时病人已无明显不适，但仍有结脉，原方加肉桂 10g 以回阳，引火归源。守原方调治月余，查心电图，频发室早已消失，1987 年 5 月随访已 1 年未复发。

姚正平

或用通腑或回阳，辨治应机效始彰

姚正平（1907~1979），北京名医

北京已故名中医姚正平先生晚年致力于冠心病的研究，曾于 70 年代初与北京友谊医院心内科合作，研究探讨急性"心梗"的中西医结合治疗规律。通过先生经治 48 例小结，介绍经验如下。

一、主症的治法

基本型：病情稳定，无并发症。药用

人参（或党参 15~30g）9g　麦冬 9g　五味子 15g　桂枝 18g　丹参 15g　黄芪 15g　三棱 12g　莪术 12g　姜黄 15g

偏心阳虚，见苔薄白，脉缓者，加附子 6g，麻黄见心绞痛隐隐不断者，加元胡 9g，细辛 4.5g，或苏合香丸 1 丸。

湿浊阻滞型：胸脘满闷，泛恶，苔白腻，脉缓。可更方为芳香化浊，宽胸理气。药用

白术 15g　茯苓 15g　瓜蒌 30g　薤白 15g　党参 15g　秦艽 15g　五味子 9g　藿香 9g　陈皮 6g　半夏 9g　滑石块 12g

痰热瘀滞，阳明腑实型：胸腹胀满，大便秘结，舌苔黄糙，脉弦大。以调胃承气汤下之。药用大黄 9g，芒硝炙甘草 12g。

二、并发症的治法

心源性休克：辨为阴阳虚亏，心阳上脱。治从养心益气，回阳救逆。药用

人参 9g　生黄芪 15g　炮附片 9g　干姜 9g　炙甘草 9g　桂枝 9g　川贝 9g　远志 9g　丹参 15g　红花 9g　生地 9g　茯苓 9g　炙甘草 6g

心律失常：一般性失常如房性、室性早搏、逸搏。I°～II° 房室传导阻滞等。以生脉散合小建中汤加味。

人参 9g　五味子 9g　麦冬 12g　当归 10g　生白芍 25g　莪术 12g　川贝 9g　桂枝 15g　丹参 15g　红花 9g　炙甘草 3g　生姜 9g　大枣 3枚　饴糖 30g

伴严重心律失常，如见 I°～II° 房室传导阻滞，阵发性室速等，可佐以镇肝息风，安心定志。

生赭石 15g　珍珠母 30g　紫石英 30g　天麻 9g　钩藤 15g　人参6g　麦冬 9g　五味子 6g　远志 9g　上肉桂 3g　炙甘草 9g

病情复杂或伴有严重并发症时，须配合必要的西药，以中西医结合为佳。

姚先生认为冠心病急性心梗是一种虚实夹杂的复杂病证，对于本病的发生、发展及种种转归的观察研究，提出了"内虚之本在心肺肾，病变制约在肝脾"的论点。当心梗发生时，骤然的气血紊乱，可造成血脉瘀阻，可出现种种转归：当心病及肺时，可出现肺气壅塞，统帅无权，升降失司，呼吸喘促似心衰症象；心病及肾时，可出现肾不纳气，真阳亏损，阴不敛阳，心阳外越似休克症象；心病及肝时，可致肝阴不足，肝阳上亢，热扰心神，肝风内动，气逆而乱，心神不守，心律失常，甚或出现抽搐、昏迷的心胸综合征；心病及脾时，可致脾胃升降失司，中气虚与寒痰交结，病从寒化，形成湿浊内阻证；中气

实与痰瘀交阻，病从热化，形成阳明腑实证。

心气的盛衰标志着疾病的转归，因此先生特别强调治疗首要护卫心气，以调整心阴心阳的平衡为基础。主张以生脉散为主方，以酸甘化阴。人参、麦冬保心液，五味子敛心气。心气不足重用人参，汗出伤阴重用麦冬，心慌脉快或浮重用五味子。生脉散养心阴，使心气得充，护心阳，不使外脱。先生认为生脉散如加用芪、桂则疗效更佳，有助于益气补脱，通阳活血，更有利于"心梗"梗塞区的修补和心衰、休克的预防。

舌脉是脏腑、阴阳、气血活动的外候。先生认为冠心病、"心梗"脉证一般均相符，不须舍脉从证或舍证从脉。同时，先生还发现"心梗"急性期病人，舌苔有特征性的变化。在有舌苔完整记录的 27 例中，有 17 例发生"心梗"后不久，即出现白腻或黄腻糙苔，经中西药治疗后，随着病情好转，舌苔亦逐渐化去，似与"心梗"演变有一定联系，颇有进一步观察研究价值。

通权达变，补泻运用要恰到好处。先生曾治两例"心梗"重症。一例男，66 岁，广泛前壁心梗，入院不久又并发心跳骤停，复苏后昏迷，血压不稳，心电图示结性心律。诊视时，病人处于半昏迷状态，潮式呼吸，口秽便结，阳气阻遏，正气将脱，正虚邪盛证候。如扶正则碍邪，如攻邪恐伤正，治颇棘手。先生思虑良久，用频喂"芪桂生脉散"通心阳、护心阴以防其脱；又用加减涤痰汤清化痰热湿浊，做到了补泻兼顾，治病又救人。另一例女，52 岁，因过食油腻诱发后壁心梗。诊视时，隐隐心绞痛，泛泛欲呕，口秽喷人，便结，苔黄厚腻、舌燥无津，脉沉弦而缓。证为痰热阻滞，阳明腑实。先生不因其患"心梗"而影响对腑实的攻涤，断然主以承气法而取良效。

（李文良　整理）

沙星垣

治疗冠心病的两个经验方

沙星垣（1912~1995），南京军区总医院主任军医

沙氏主张把冠心病分为痰浊和血瘀两型进行辨证治疗。所谓痰浊型是由于痰饮留积于上焦，阳气不得展布，升降枢机为之窒息，故症见胸中发闷，或短气不续；而血瘀型则由于胸中阳气衰微，以致血瘀凝阻经络，或寒邪所伤，血络挛缩（挛急），以致血行受阻不通而为胸痛。此二者，前为津液不化、痰浊滋生；后者为血凝脉阻，而成血瘀。此外，二型兼见者，亦属常见，可称为混合型。

通浊汤

运用于胸痹证痰浊型，本型的胸闷有压迫感及气短、憋气、太息等症。舌多薄苔或薄白苔，苔滑，不渴，舌质淡而胖，时见舌边有齿痕。寸脉微弱，关上弦细或带滑。治用通阳泄浊法，药用：

桂枝 5~10g　薤白头 10~20g　瓜蒌仁 10~15g　枳实 5~10g　半夏 5~10g　茯苓 10~15g　郁金 5~10g

痰多者加菖蒲 3~5g，陈皮 5~10g；胸闷甚者加桔梗 3~5g，紫菀 5~10g。

例1　许某，男，48岁，干部。

体质肥胖，血脂偏高，血压正常，并未介意，惟近年来时觉胸闷，常欲太息似感舒畅，自以为办公伏案久坐所致。后经心电图、运

动负荷试验，诊为隐性冠心病，用硝酸甘油片未见改善，转由中医诊治。诊得寸部脉象沉细，关上微弦，舌苔白，质淡而胖，边有齿痕。辨证：胸痹痰浊型。通浊汤加味。

桂枝 10g　白术 10g　茯苓 10g　泽泻 10g　薤白头 15g　瓜蒌仁 15g　枳实 5g　半夏 5g　陈皮 5g　桔梗 3g　菖蒲 3g　甘草 3g

每周服药 5 剂，停药两天为一疗程。服药 12 周后，胸闷气短消失，复查心电图正常，随访 2 载未发。

通阳化瘀汤

适用于胸痹证血瘀型。本型以胸前区疼痛为主症，多数是发作不定，轻重缓急不一。舌苔或白或黄，而舌诊必见绛紫或青紫，舌之边尖与底部有斑点是其特征。脉见寸部微沉，此系瘀血阻络及血脉挛缩之象，治宜温阳通络，活血化瘀为法。药用：

丹参 10~15g　桂枝 10~15g　柴胡 5~10g　赤芍 10~15g　川芎 5~10g　延胡索 5~10g　红花 3~5g　郁金 5~10g

痛甚者加制附子 5~15g，苡仁 15~30g；手足厥冷者加干姜 5~10g，当归 10~15g。

例 2　孙某：男，42 岁，某医院外科医师。

一年前在外科手术后突感胸前一阵疼痛，约 5 分钟自行缓解，嗣后半个月内同样发作两次，经心电图检查诊断为冠心病，心绞痛，发作时用硝酸甘油口含得缓，但未能阻止发作，虽经休息、住院亦然，乃改用中药。患者胸痛发作不定，痛作肢端不温，舌苔薄白，尖绛刺有紫点，脉来沉细。辨证为胸痹血瘀证。

桂枝 10g　柴胡 10g　当归尾 10g　桃仁 10g　红花 5g　干姜 6g　川芎 10g　赤芍 10g　延胡索 10g　郁金 10g　木香 5g　甘草 3g

服 5 剂后胸痛减轻，15 剂后即未发作，乃去桂枝、干姜、延胡索。加丹参 10g，生地 10g，茯苓 10g 等调理 3 个月，心电图亦正常，予以养阴和络、化瘀活血之方出院继服。一年后随访，病未复发，恢复工作。

上为胸痹证之简单的分型证治，施之于临床实践，尚能与冠心病心绞痛相应，可谓执简驭繁矣。然冠心病过程中证情变化极为复杂，与胸痹证究属不同，切不可把二者划上等号。即如痰浊、血瘀二型，临床亦时见有兼并者，即胸闷、气短与胸痛之互见者，亦可称之为混合型。其确诊之法，多赖舌诊，若绛紫者易于察觉，若舌有薄白苔，舌质胖淡者，往往底露青气，必须详加辨别。

例3 胡某，男，62岁，干部。

冠心病史7年。心前区疼痛并有紧迫感，发作不定，一般由劳累引发，即上楼亦觉气短而促，有时偶有咯痰，平时不敢活动。舌胖苔薄白，底映青紫，脉细沉寸弱，关脉带弦。此系胸痹痰浊血瘀。药用：

桂枝 10g　薤白头 20g　瓜蒌仁 10g　半夏 10g　枳实 10g　茯苓 10g　川芎 10g　桃仁 10g　红花 5g　丹参 10g　郁金 10g　苡仁 15g　延胡索 10g

上方出入，先后服药3个月，诸症渐见好转，半年后心电图示恢复正常。

顾兆农

冠心有妙方，双解泻心汤

顾兆农（1898~1996），山西名医，临床家

双解泻心汤，组成：黄连、附子、远志（甘草水炒）、丹参、茯神、郁金、广皮、沉香、合欢花、灯心草、姜。

顾老治冠心病，多以补为主，以通为辅。认为该病虚证多，实证少，虚实相兼者亦复不少。临床断虚实，切不可只凭脉象有力、无力，无论治急证缓证，年龄、体质皆宜斟酌。还指出，活血化瘀方法确有疗效，但对冠心病不能简单地认为凡痛皆实，治宜抑强扶弱，不可破血行气，攻伐太过。认为双解泻心汤取法平和，宗仲景附子泻心汤意，去大黄、黄芩之苦寒清泄，切合"气以通为补，血以和为补"之旨。方中常纳入生脉散，以附子、人参壮心气，振心阳；麦冬、茯神、五味子、远志、合欢花养阴和血，益气安神；郁金、广皮、沉香行气宽胸；灯心草清泻心火，与沉香相合，能制附子之浮燥。全方甘辛、刚柔并用，气血、阴阳同调，共奏益气顺气，和血养血之功。心绞痛者，加瓜蒌、薤白、红花、琥珀。

朱某 男，66岁，饮事员，罹患"冠心病、陈旧性心肌梗死、心绞痛"已六年，因此曾反复住院治疗（住院号：135256）。初始常规用药，效果堪称满意。半年来，阵发性胸痛明显增多，病情愈感加重，先后采取多种治疗措施，收效均不理想。病家无奈，月余前改弦寄望

于中医。某医先施"瓜蒌薤白半夏汤"加味，继改投"冠心 II 号方"进退，最后又以"复方丹参片"及"冠心苏合丸"联用，无一有效。遂介绍转诊于顾老。

初诊 1983 年 7 月 9 日

年迈体弱，面色清癯，间断胸痛六载，近期病发频仍，精神刺激，情绪波动，气候变化等均可诱致病作，每日病发五六次乃至十多次，每次长者一二分钟，短者瞬间即失。每当胸骨后隐痛乍起，旋即胸部闷窒，咽如物阻，心中悸动，短气不继，时或面苍冷汗，时或四末欠温。素常头晕失眠，常觉腰酸乏力，至夜手足心热，晨起咽燥舌干，口淡无味，纳谷不馨，小溲频数色白，大便溏干不定。舌色淡，尖微红，苔薄白，脉虚细兼代。此乃脏腑阴阳失调，心君气血不和。法当调阴阳，和气血，养心安神。

云茯神 15g　淡附子 6g　川黄连 6g　广郁金 12g　奎沉香 6g　远志肉 12g　广陈皮 12g　紫丹参 30g　合欢花 12g　甘草 6g　生姜 1 片　灯芯 1.5g

六诊 7 月 20 日

上方十帖后，心胸舒畅，精神稍好，因服药有效，故数诊均施原方，现共进剂 10 帖，症情明显减轻。昨日胸痛仅发两次，其胸闷气憋，心悸短气均很轻微。但三天来大便较薄，动辄汗出，汗后身冷，手足欠温。舌淡苔薄白，脉虚细兼代。病患经治显有转机，但心气不振，布达无力，上方增味继服。

云茯神 15g　淡附子 6g　川黄连 6g　广郁金 12g　奎沉香 6g　远志肉 12g　广陈皮 2g　紫丹参 30g　合欢花 12g　甘草 6g　浮小麦 30g　生姜 1 片　灯芯 1.5g　红参另煎，6g

九诊 7 月 27 日

上药 6 帖后，病情大减，四天来胸痛未发，汗出身冷完全消失，进食增多，夜睡安稳，二便调，精神见好，除午后时感手心发热，晨起偶觉口苦咽干外，别无任何不适。舌淡苔薄白，脉虚细兼代。病患初愈，气阴尚虚，施剂补益调理，以善其后。

云茯神 12g　党参 10g　辽沙参 15g　五味子 10g　紫丹参 24g　怀山药 20g　粉葛根 20g　炒枣仁 15g　合欢花 10g　炙甘草 6g　灯芯 1.5g

今人对胸痹认识虽亦强调上述古论，且对其精义颇多阐发，但具体谈病论治，并不拘泥于前贤之说。如新论"胸痹一证，多系本虚标实"的观点，在目前临床上就备受推崇。鉴于对其病机认识的发展，痹证在择药医治上，亦不宜固守其"通阳"一法，如有用温补或滋阴扶正者，先补后攻或同时正邪兼顾者，而其治所以各不相同，乃系因病情见症各异耳。

顾老医治胸痹，颇多经验积累，据其临床体会，当胸痹初发而证候典型者，择选上述诸法，诚有一定效用，但遇证如本案所述，即除胸痛频作，经时不愈外，并见内外阴阳失调，脏腑气血不和者，其一般通用之方，则多不应病，甚难奏效。而为求其证之治，顾老曾长期着意研究，凡古贤精辟之论，今人习用之法，顾老无不一一过目，精心揣度。经长年累月反复探讨实践，终得是证之有效治剂，案中初施之药，即为所得之方。

究其处方用药，乃系《医醇賸义》之双降泻心汤增损进退。论其方义：附子、黄连、生姜、灯芯，寒热并投，平其阴阳；丹参、沉香、郁金、陈皮，气血双调，和其脏腑；茯神、远志、合欢花、甘草，补心安神，强其心君。综观全方之配伍组合，其施治重点乃轻于病邪而重于正气、轻于攻补而重于调理、轻于局部而重于整体。故凡胸痹顽疾，或症见错杂，其情难辨，或他药罔效，医者束手，或病期托延，时作不已，均可择投本方应治。正象顾老所说："是方药力，贵在积累，一俟阴阳得以调理，气血得以顺畅，脏腑得以和调，心神得以安养，则正复邪自却，胸痹斯证，自当痊愈。"

应当特别提及的是，顾老临证施用该方，轻意不更其味，亦不易其量，仅在治疗过程中，乍遇下述情况，方予稍事进潒：如患者常感身冷，手足欠温，临时可加高丽参或红参6g，另煎兑服，以助阳气输布；如患者动辄烦热汗出，汗后心悸不安，又可增入浮小麦30g，亦或再添淡生竹叶少许，以除烦安神，养心敛汗；再如病人服药寡效，见症苔厚胸闷，或并发现代医学所谓之高血压者，其方当裁附、连、姜、灯四味，更入全瓜蒌20g，粉葛根24g，薤白12g，川芎6g。如是加减，意在强其通阳、化痰、行血之力，以应病治所需。

另，据顾老临床经验，上方对胸痹顽证，往往在进剂5~10帖后，方显卓效，故临证贵在坚持服药，万勿因初剂效微而弃用。再，本方却病虽具效力，但为巩固疗效所施之善后用药，则不可固守原方。届时，当依其具体证情，灵活组方。

（薛秦　整理）

秦伯未

冠心病治疗三验方

秦伯未（1900~1970），著名中医学家

秦氏认为心绞痛的病机是心脏的气血不利，不通则痛，心以血为体，以阳为用，血液的运行有赖于心脏阳气的鼓动，所以心绞痛的发病既与心血不足有关，又与心阳衰弱有关，治疗必须兼顾。主张用仲景复脉汤为基本方，其中地黄、麦冬、阿胶养心血；人参、桂枝、炙甘草扶心阳，益心气。如症见疼痛明显，则应加用活血祛瘀之品，常用的有丹参、红花、五灵脂、三七等；气为血帅，故同时应加用温通理气药，如檀香、桂心、乳香、没药、元胡、细辛等。

秦氏还注意到心绞痛与其他脏腑有密切关系，由肺气不畅，胸闷气窒而致心绞痛者，可加旋覆花、广郁金、檀香温宣肺气；因胃脘停食，积滞饱胀而致者，加枳壳、砂仁、陈皮调中和胃；因胃肠寒气阻闭者，可用薤白、瓜蒌、枳实辛滑通阳，开闭降逆；心绞痛在情志怫郁、气恼恚怒时发作，需用香附、郁金等疏理肝气；如疼痛已缓，腰膝乏力，则为心病及肾，加山萸、熟地等滋补肾气。心绞痛常伴有各种兼证，遣方时当需兼顾：见心悸、烦躁、失眠，佐以安神宁心药，如龙齿、远志、茯神、枣仁；见多汗、盗汗，加浮小麦、碧桃干、酸枣仁；见肩胛、胁肋疼痛，宜酌加通络药，如桑枝、丝瓜络、橘络、泽兰等。

根据上述用药规律，针对心绞痛不同病情和阶段，秦氏制订出三张自拟方。

用于一般证候方：

麦冬 6g　阿胶 6g　川桂枝 1.5g　炙甘草 3g　丹参 6g　郁金 6g　远志 4.5g　炒枣仁 9g　浮小麦 9g　红枣 3 个　三七粉分冲, 0.6g　朝鲜参（也可用红参）粉分冲, 0.6g

用于严重阶段方：

朝鲜参 3g　生地 6g　当归 6g　丹参 6g　桂枝 3g　细辛 1.5g　西红花 3g　广郁金 4.5g　炙甘草 3g　三七粉分冲, 1.2g

用于巩固阶段方：

朝鲜参 1.5g　生熟地各 4.5g　天麦冬各 4.5g　阿胶 6g　肉桂 0.9g　炙甘草 3g　丹参 6g　炒枣仁 9g　柏子仁 6g　龙眼肉 6g

在具体临床使用时，仍需注意辨证加减，灵活运用。

（吴伯平　整理）

陈耀堂

瓜蒌方化裁治疗冠心病

陈耀堂（1897~1980），原上海中医药大学附属龙华医院主任医师

心绞痛多发生在胸前部，胸部乃阳气升发之处，若心阳不振，浊阴凝聚于胸，以致血行不畅，心血痹阻，不通则痛。治宜温通心阳，宣痹通络。多用瓜蒌薤白半夏汤及枳实薤白桂枝汤加减。陈氏常拟一通用方。

全瓜蒌 15g　薤白头 9g　枳实 9g　桂枝 9g　半夏 9g　桔梗 4.5g　附片 1.5~30g　丹参 30g

方中附子为必用药，但需根据病情，灵活掌握用药剂量。一般无明显阳虚肢冷者，附子用 3g 左右，以温通血脉。即使有肝阳上亢者，亦用少量以助它药之力，并加生地，生石决明 30g 以监制之，但桂枝可去；有阳虚者则附子用量加重，尤对脉迟肢冷者（相当于今之病态窦房结综合征）则用量更大，常用 15g 以上，但需先煎 1 小时以减其毒性反应。由于肥人多痰湿，心绞痛病人多肥胖，故方中也常加川贝、胆星以化痰；有血瘀见症，如舌质青紫、脉涩者，则加重活血化瘀之品，常用失笑散（15g 包煎）、桃仁、红花之类。应用上法，常可使心绞痛停止发作，但不能防止其过劳或情绪激动诱起之复发。

为治疗高脂血症，软化血管，陈氏试用过不少药物，最后认为降低血脂最有效者为明矾，每日清晨口服米粒大一粒，温水送服，连服

2~3 月，有较好降脂作用。动物试验亦得到证实。

扩张血管常用毛冬青 30g，川芎 30g。

在缓解期，主张常服首乌片。并取《金匮》瓜蒌薤白白酒汤之方意，用首乌、杞子、全瓜蒌、红花浸酒长服，视酒量每日服 6~9g，也有预防发作之功。

此外陈氏对一些发作频繁、用一般药物少效者，用珍珠粉 0.3g，参三七粉 1.5g，川贝粉 3g，作为 1 日量，分次服，连服 1 个月也有效。陈氏不主张用香窜之药，认为只能取效于一时，于病无补。

（陈泽霖　整理）

刘惠民

冠心病案绎

刘惠民（1900~1970），山东名医

刘氏认为，本病应属本虚标实的病证，气滞血瘀、痰浊内阻、经络闭塞等皆为病之标，而其本则为心、肾、脾等脏的虚弱。故强调补虚治本，认为这是取得疗效的关键。常用首乌、生地、熟地、枸杞子、山茱萸、菟丝子、女贞子、石斛、黄精、天门冬、麦门冬、银耳、冬虫夏草、杜仲、桑寄生等以滋阴、补肾、培元；用酸枣仁、柏子仁、茯神、远志、珍珠母、琥珀、桂圆肉、当归、白芍等补心养血；用白术、山药、砂仁、鸡内金、黄芪等健脾益气；用川牛膝、赤芍、川芎、红花、鸡血藤、三七、丹参、元胡、五灵脂、白酒等活血行瘀通络；用橘络、半夏、海藻、天竺黄、贝母等化痰；用瓜蒌、薤白、百合等温中通阳，理气宽胸；并根据具体病情随证加减，多能取效。

例1 王某，男，53 岁，1974 年 1 月 3 日初诊。

1960 年发现血压偏高，一般持续在 18.7/12kPa 左右。

1961 年查体发现动脉硬化。1963 年心电图检查诊断为慢性冠状动脉供血不足。1964 年 4 月曾因突然胸闷，憋气，心前区痛，诊断为心绞痛，住院治疗 3 个月，此后病情稳定。1973 年 12 月初及 12 月底，曾因劳累后发作两次。每次发作均较突然，胸闷，憋气，胸窝疼痛难忍，经吸氧或服硝酸甘油后，逐渐缓解。目前仍有胸闷、气短，心窝部不适，心跳较快，饭后脘腹闷胀不适，烦躁，失眠等症。诊见舌质红，苔薄白，脉沉涩略数。证属心肾阳虚，气血瘀滞。治宜补肾养心，活血通络，佐以行气健脾。

何首乌 15g　山药 24g　杜仲 12g　桑寄生 12g　当归 12g　白芍 12g　生熟地各 9g　薤白 12g　瓜蒌 15g　远志 12g　橘络 9g　大腹皮 12g　麦门冬 9g　白术 15g　煨草果 12g　炒酸枣仁 30g

水煎两遍，分两次温服。

三七粉 2.4g　川贝 3g　朱砂 0.6g　琥珀 2.4g

共研细粉，分两次冲服。

三七粉 31g　冬虫夏草 24g　红花 31g　川芎 18g　当归 18g　薤白 18g　橘络 15g

上药共捣粗末，用白酒 500g，浸泡两周，过滤，药酒加冰糖 90g，溶化，再加水 250ml 稀释即成。每次服 5ml，每日两次。

1月11日二诊：服药 6 剂，胸闷、憋气大减，心前区痛未发，心跳较前减慢，入晚仍觉腹胀，睡眠不宁，血压较前有波动，为 21.3/13.3kPa。舌苔白，脉沉细，数象已减。原汤药方加枸杞子 15g，夏枯草 15g，厚朴 12g，水煎服，煎法同前。

11月19日三诊：药后心率已恢复正常，腹胀已轻，入晚仍偶觉胸闷，心口处阵发性灼热，血压 20/13.3kPa，舌苔白，脉沉细。原方去何首乌、厚朴，加山栀 9g，珍珠母 37g，黄精 12g，菟丝子 31g，水煎服。煎服法同前。

1975年2月20日随访：诊后服汤药 10 余剂，配服药酒，胸闷、心前区痛、憋气等症状大有减轻，精神睡眠均好。目前仍在继续服药中。

例2　毕某，女，42岁，1958年4月21日初诊。

3 年前发现高血压，一般持续在 18.7/12kPa 以上。1 年前，因突然心前区痛、心慌、气短赴医院检查，诊为高血压病，动脉硬化病，冠状动脉供血不足。经治疗后好转。但经常于体力活动、情绪激动时胸痛发作，气短，呼吸困难，甚至需吸氧上述症状才能逐渐缓解。近日来发作频繁。时感头晕，乏力，烦躁，失眠，大便稍干。诊见面色黧黄，形体肥胖，舌苔薄黄而后部微厚，脉沉细弱。证属心肾不足，痰浊瘀血闭阻经络。治宜养心补肾，健脾豁痰，行血活络。

炒枣仁 24g　茯神 9g　天门冬 9g　莲子 9g　远志 9g　薤白 12g　当归 9g　红花 15g　石斛 12g　橘络 9g　白术 9g　鸡内金 9g　生杜仲 12g　海藻 9g

水煎两遍，分两次温服。

银耳 2.1g　西洋参 1.2g　琥珀 0.6g

共研细粉，分两次冲服。

4 月 30 日二诊：服药 6 剂，心前区痛明显减轻，仍略胸闷。舌脉同前。原方加瓜蒌 12g，半夏 9g，水煎服。煎服法同前。

5 月 27 日三诊：上药服 20 余剂，症状明显减轻，已有 10 余天未发病。平时略感胸闷，睡眠仍欠佳，舌苔正常，脉沉细。原方加山栀皮 6g，白豆蔻 6g，水煎服，煎服法同前。

例 3　陈某，男，37 岁，1961 年 2 月 21 日初诊。

几年来常感心前区闷痛不适，时轻时重，经医院检查诊断为冠心病、心绞痛。近年来发作较频，疼痛较前加剧，时觉心前区隐痛不适，有时左下肢也疼痛。口干而苦。诊见面色暗红，舌质红，苔白，脉沉细涩。证属脾肾阴虚，心血不足，瘀血痰浊阻闭经络。治宜养阴和血，豁痰行瘀开窍，通经活络除痹。

炒枣仁 18g　柏子仁 9g　黄精 9g　半夏 9g　枸杞子 9g　豆豉 9g　石斛 9g　天花粉 9g　橘络 9g　白元胡 12g　千年健 9g　白芍 9g　合欢皮

9g　石菖蒲 9g　麦门冬 15g　全瓜蒌 12g

水煎两遍，分两次温服。

西洋参 1.8g，琥珀 0.6g，共为细粉，分两次冲服。

3月9日三诊：服药 6 剂，口干，胸闷，心前区痛，腿痛等症状均较前减轻。近日口角糜烂，舌尖红，苔白，上唇小水疱一簇，脉同前。原方加山栀 12g，水煎服，煎服法同前。

1961 年 3 月 27 日三诊：服药 6 剂，口角糜烂及口唇疱疹均消，胸前闷痛已除，腿痛已减轻，但走路略多仍感疼痛。舌苔正常，脉沉细。原方去山栀，加鸡血藤 12g，当归，虎骨胶 5g，丹参 9g，水煎服。煎服法同前。

另宗前法配丸药一料服用。

炒枣仁 37g　山栀 31g　石斛 37g　柏子仁 62g　黄精 37g　枸杞子 42g　麦门冬 31g　天门冬 31g　淡豆豉 37g　红花 24g　橘络 31g　千年健 31g　半夏 24g　西洋参 37g　茯神 31g　菟丝子 37g　白豆蔻 24g　琥珀 18g　三七粉 31g　炙乳香 31g　炙没药 31g　银耳 37g　十大功劳叶 37g　血竭 31g　冰片 1.2g　细辛 1.5g

上药共为细粉，用豨莶草 62g，鸡血藤 93g，丹参，桑椹各 124g，煎水，取浓汁，与药粉共打小丸。每次 6g，每日 3 次，饮后服。

6月24日四诊：服汤药数十剂及丸药两料后，心前区痛未再发作，腿痛亦愈。舌脉已正常。嘱继服丸药，以资巩固。

例 4　王某，男，54 岁，1973 年 12 月 13 日初诊。

阵发性胸闷，憋气三四年，劳累，上楼时更加明显。

年前开始，常在阵发性胸闷的同时伴有剧烈疼痛，有时休息后可自行缓解，1 年来曾发作二三次，医院检查诊为冠心病、急性冠状动脉机能不全。病后自觉心情烦躁，睡眠不宁，多梦，有时为阵发性汗出，饮食一般，消化尚好。诊见体胖，面色红润，舌苔薄白，脉沉细涩。证属心气虚弱，血瘀痰浊阻闭经络。治宜益气养心，行瘀豁痰通络。

炒酸枣仁 43g　黄芪 15g　枸杞子 15g　柏子仁 12g　薤白 12g　瓜蒌 15g　远志 12g　百合 15g　五灵脂 15g　元胡 12g　豆豉 12g　橘络 12g　生牡蛎 18g　白术 15g　砂仁 12g

水煎，分两次温服。

三七 3g　琥珀 1.5g　天竺黄 1.5g　冬虫夏草 1.5g

共为细粉，分两次冲服。

药酒方：当归 15g　川芎 15g　人参 15g　红花 12g　冬虫夏草 18g　橘络 15g　薤白 15g　三七 24g

共捣粗末，以好白酒 500ml 浸泡两周（每天振荡数次），过滤后，药酒加冰糖 90g，溶化，再加水稀释一倍，放瓶中。每次服 5ml，每日 3 次，饮后服。

半年后随访：服用上药 10 余剂后，症状减轻，持续服用药酒，并配合体育锻炼。半年来心前区痛未发作，现仍在继续服药酒。

例 5　雷某，男，53 岁，1972 年 6 月 22 日初诊。

患高血压病 3 年多，血压一般持续在 21.3/12kPa 左右。于两个月前的某日中午，突然胸闷，头晕，目眩，面色苍白，冷汗淋漓，继之失去知觉，急送医院，经心电图检查诊断为急性后壁心肌梗死，入院治疗月余，好转出院。

现仍感心慌，胸闷，活动多则下肢浮肿，苔薄白，脉沉弱细涩。证属心肾两虚，血瘀痰浊闭阻经络。治宜补肾养心，行瘀豁痰通络。

生地 15g　丹皮 12g　山茱萸 12g　桑寄生 18g　川牛膝 15g　夏枯草 15g　珍珠母 31g　远志 12g　瓜蒌 15g　薤白 12g　陈皮 12g　山药 24g　丹参 15g　当归 12g　鲜玉米须 31g

水煎两遍，分两次温服。

9月6日二诊：服药20余剂，活动量较前增加，胸闷心慌减轻，下肢浮肿也有好转，饮食、睡眠如常。目前除略感轻微头晕外，无明显不适。舌苔脉象如前。原方去山茱萸，加枸杞子12g，海藻15g，菊花15g，水煎服。

12月25日三诊：又服药30余剂，胸闷疼痛已消失，血压较前下降，饮食、睡眠均好，近日复查心电图为陈旧性后壁心肌梗死。血压为20/10.7kPa，舌苔薄白，脉沉弦细。仍守原法略行加减，配丸药1料，以资巩固。

当归77g　远志77g　柏子仁77g　五灵脂62g　山药93g　丹皮74g　生熟地各46g　枸杞子62g　何首乌93g　元胡62g　陈皮77g　薤白93g　瓜蒌124g　白术土炒,93g　砂仁62g　白芍77g　女贞子77g　菊花74g　桂圆肉77g　炒酸枣仁93g　莱菔子炒,74g　炙甘草62g

上药共为细粉，用玉米须93g，桑寄生248g，夏枯草水煎两遍，过滤取浓汁与上药粉共打小丸。每次9g，每日3次，温开水送服。

蒲辅周

两和气血两和散，以补为本通为用

蒲辅周（1888~1975），著名中医临床家

蒲氏认为冠心病属虚证，不是实证，虚多实少。病因是"心气不足，营气不周"，病位在心脏。蒲氏根据"损其心者，调其营卫"的原则，以补为本，以通为用，"通心气，调营卫"，主张"活血顺气"，不主张"破血攻气"。蒲氏曾设计了一方"两和散"，共10味药，功用为两和气血。此10味药为：

人参　丹参　鸡血藤　血竭或藏红花　琥珀　石菖蒲　炒没药　香附　远志肉　茯神

蒲氏指出本方以人参为主药（也可以党参代替），目的是"助心气"。丹参性偏凉，必要时可改用当归。鸡血藤是很好的养血活血药，功过桃仁。血竭活血而不伤正气，如缺药，可改用郁金。石菖蒲具有"止痛、运中、强心"作用，茎细，味香。据蒲氏经验，此药不能用水菖蒲代替。应用此方治疗心绞痛有效，没有副作用，对于需要较长期服用者，也可耐受，是通补兼施的好方子。

郑荪谋

瓜蒌薤白半夏汤合丹参饮治疗心痛

郑荪谋（1913~2001），福州市中医院主任医师

郑氏认为心痛之所作，不外心脉拘急，血气"不通，所致。古人云"通则不痛"，通者，理气、活血、解郁、散寒、通阳也。考《金匮要略》所言之胸痹，多责之胸阳不足，阴寒阻滞。血脉须倚温煦以运行也，若胸阳不足或胸阳被郁，均可导致浊阴上逆，阻遏清阳。喻嘉言曰："胸中如太空，其阳气所过，如离照当空，临然无处，设地气一上，则窒塞有加。"故可产生气滞、血瘀、痰阻、寒凝的病理变化。

法当"温通"以治。取瓜蒌薤白半夏汤合丹参饮治疗胸痹心痛证，每多获效。方剂组成：

瓜蒌　薤白　煮半夏　檀香（若缺檀香可用降真香代）　丹参　归尾　川芎

头煎加水400ml煎至200ml，加白酒10ml冲服，次煎加水350ml煎至200ml，再加白酒10ml冲服。向不饮酒者，以2ml白酒引饵，冲药服。临床上加酒者效佳，不加酒者效差，屡验不爽。

方以瓜蒌薤白半夏汤通阳宽胸，行气止痛，消痰散结；丹参饮调气化瘀，去砂仁易川芎、归尾，旨在归尾养血活血，川芎养血行气，可增本方活血祛瘀之功；加白酒一味，借熟谷之气行药，助诸药通经活络，共奏温通之功。

若见心痛甚，脉细，肢冷汗出者，此为阳虚寒盛之候，恐上药不足以制寒，可加熟附子、生牡蛎；若见神疲乏力，呵欠频频，口干不欲饮者，此气阴两虚之候，可加人参或党参、麦冬、生地以固气阴；伴有脘腹胀满不适者可加苏梗；心悸，脉来不匀者加桂枝、炙甘草。

郑氏体会胸痹心痛证，以阳虚偏寒者居多，亦有阴虚者。然不论哪一证型，若见胸闷憋气，心前区隐痛或绞痛，放射至背部，善叹息，均可用本方本法。或问：温散通瘀之品多能耗血伤津，阴血虚者用之，岂不违"毋虚虚"之戒？答曰：本法实乃权宜之计耳，中病即止。盖痹者，痹塞不通也。瘀滞之邪，非温不通，非辛不通。古人云"有病则病当之"，倘若其人的确阴血虚甚，不耐温通，可少加养血滋阴之品稍固其本，但不宜多用，一旦心痛缓解，可转治本。

心痛缓解后，一定要辨证论治，谨慎用药，但并非尽用扶本法，当知瘀滞之证难以速决，仍宜于诸法之中佐以通法。

例1 阮某，男，62岁，干部，1986年12月22日初诊。

患者胸闷憋气，善太息，右胁疼痛已10余年，曾经省某医院确诊为"冠心病"、"胆囊炎胆石症"。近日来，入夜则发胸痛，痛如针刺并放射至背部，每次约持续3~5分钟，伴胸闷紧束感，痰涕黄稠，咽干喜饮，大便不成形，日行2~3次，小溲正常，舌淡边红有瘀斑，苔薄白，脉涩结代。

证属胸阳痹阻，气血瘀滞，不通则痛。治宜温通胸阳，活血祛瘀。

京丹参10g　归尾5g　降沉香5g　瓜蒌18g　薤白9g　赤芍9g　川芎3g　半夏5g　云苓10g　苏梗5g　粉草5g

3剂。

复诊：1987年12月25日。药后胸痛程度及疼痛次数均减。3剂尽后，胸痛已除，但仍有胸闷，气短，痰涕多。

苔白厚，脉涩。疼痛既除，治转求本。析上述诸症乃痰瘀互阻之候，治宜燥湿化痰，活血化瘀。

半夏 6g　陈皮 4g　茯苓 10g　甘草 4g　紫苏 10g　杏仁 5g　丹参 10g　降香 5g　川芎 4g　川朴 5g

药后随访 5 个月，胸痛未再发作。

例2　郑某，男，63 岁，农民，1987 年 3 月 9 日初诊。

患"高血压病"已多年，1 年前曾因"心肌梗死"住院治疗。近 2~3 个月以来，时感胸闷，胸前区刺痛，本月 7 日因胸痛加剧急诊于市某医院。检查心电图等，排除了"心肌梗死"再次发作，提示：陈旧性前间壁心肌梗死；左心室肥厚；慢性冠状动脉供血不足。而转中医治疗。症见：

胸闷胸痛，时作时休，痛时放射至左肩胛及左手臂内侧，善太息，寐可，大便成形日行 2~3 次，小溲正常，舌质暗红，苔黄厚，脉细涩。此属胸阳痹阻，气滞血瘀。治宜温通胸阳，活血祛瘀。

京丹参 10g　桃仁 5 粒　蒌实 18g　半夏 6g　川抚芎 5g　赤芍 6g　归尾 5g　降真香 5g　薤白 9g　小桂枝 4g　炙草 5g

5 剂。

复诊：1987 年 3 月 13 日，药后胸闷胸痛有所减轻，但未尽除，考虑到患者久痛入络，故佐以通经活络之地龙干，续服。

药后疼痛逐渐缓解，前后服药 20 剂，诸症完全消失。

（江映红　整理）

张镜人

选药细斟酌，方拟冠通汤

张镜人（1923~2009），上海第一医院主任医师，国医大师

对冠心病常用药物的分析

冠心病临床的常用药物包括宣痹（通阳）、理气（开窍）、活血、化瘀、益气、养阴、宁心安神、化痰、降血脂、降血压等类。

宣痹即是宣通痹阻的心阳。胸中属阳位，心阳痹阻，则气机不利，而形成痞闷疼痛等证候。《金匮要略》称为胸痹，主张用瓜蒌薤白白酒汤或枳实薤白桂枝汤，说明瓜蒌、薤白、桂枝在宣痹通阳方面的作用。

瓜蒌，功能宽胸散结。清·王璞庄曾提到："瓜蒌能使人心气内洞"（内洞就是舒畅的意思）。据实验报道，瓜蒌确有缓解心绞痛及降血脂的作用。

薤白滑利通畅，《灵枢》已有"心伤宜食薤"的记载，但其性温味辛苦，会刺激胃黏膜，对溃疡病的患者不适宜。

桂枝配瓜蒌、薤白，通阳开痹；配甘草则辛从甘化，温补心阳；但在痰热偏重或血压偏高时应审慎。

理气药应推香附、降香、檀香、砂仁、郁金、川楝子、玄胡索、

佛手片。

香附开郁散气，"生则上行胸膈"，所以心前区的闷痛，必须用生香附；降香"行血破滞"；檀香"善调膈上诸气"，"煎服止心腹痛"；砂仁"快气调中"；郁金"行气解郁"，"入心散瘀"，动物实验也证明可减轻主动脉及冠状动脉内膜斑块形成；川楝子"止热厥心痛"；玄胡索"能行血中气滞，气中血滞"，其镇痛的功效十分显著，因此《炮炙论》有"心痛欲死，急觅玄胡"的说法；佛手片治"心下气痛"。这几味药均属气分要药，气行则血亦行，而且某些理气药物如郁金、玄胡索亦兼能祛瘀。丹参饮将檀香、砂仁与丹参配合；颠倒木金散将木香与郁金相合；金铃子散专取川楝子、玄胡索。都是着重理气，并通过理气来增强活血化瘀药物的效力。

冠心苏合丸由芳香理气、温通开窍的苏合香油、木香、檀香、乳香、朱砂、冰片等药物制成，服后可较快改善心前区憋闷疼痛，惟温燥香窜，动火耗气，剂量需适当掌握。

心阳与心气痹阻，常由痰湿或痰热而致，故应配合化痰的药物，如痰湿加半夏、陈皮；痰热加川贝、竹茹，每能提高宣痹理气药的疗效。

活血药能促进血行，一般都可以化瘀，如丹参、当归、川芎、参三七。

《妇科明理论》说："一味丹参，功同四物，能补血活血"。现代药理研究证明，丹参含黄酮类化合物，能扩张动脉，增加血流量，这和《本草求真》所谓"入心包络破瘀"相近似。在注射复方丹参注射液后的动物病理切片中，也可看到内脏器官充血明显，尤其是心肌的充血。不难推测，这种作用对心脏侧支循环的建立，有很大意义。

当归、川芎、参三七略偏于温，但血液得温则流畅，《本草求真》说："脉为血府，诸脉皆属于心，心无所养，则脉不通，血无气助，则血滞而不行。当归气味辛甘，既不虑其过散，复不虑其过缓，得其温中之润，阴中之阳，故能通心而生血，号为血中气药"。又说："气郁于血，则当行气以散血，血郁于气，则当活血以通气，行气必用芎、归，以血得归则补，而血可活。且血之气，又更得芎而助也"。参三七尚有"止血不留瘀"的特点。故对严重心前区疼痛的患者，归、芎应与丹参同用，或加服参三七粉。

化瘀药按其性能可分为二类：一类是借助行气来化瘀，如郁金、乳香、没药，适合心前区闷痛的病例。另一类是借助活血来化瘀，如桃仁、红花、赤芍、五灵脂、蒲黄，适合心前区刺痛或绞痛的病例。

红花古称"红蓝花"，"少用合当归则能生血，多用则血能行"；赤芍"能于血中活滞"；桃仁"苦能泄滞，辛能散结"；蒲黄生用祛"瘀血停滞，五灵脂治"心中血气刺痛"，但腥臭使人动呕，宜入丸剂。《和剂局方》的失笑散取五灵脂配蒲黄疗"产后心腹痛欲死"。《医学心悟》的手拈散，取五灵脂配没药、玄胡、香附治疗"血积心痛"，均为治疗冠心病的良药。

益气之党参、炙甘草，擅补心气，故心动过缓而脉见结代，应仿桂枝甘草汤方意，以党参、甘草合桂枝，并可增入宁心安神的枣仁、远志、茯苓等药。

养阴的生地、麦冬、五味子擅补心阴，药理研究也证明麦冬有强心，五味子有改善血液循环的作用，故心动过速而脉见结代者，应仿生脉散方意，以生地、麦冬、五味子合党参，并可参入宁心安神的远志、茶树根等药。

降血脂的常用药物为首乌、黄精、泽泻、桑寄生、山楂、茵陈、麦芽。实验报道首乌能缓解动脉粥样硬化的形成，阻止类脂质在血清滞留或渗透到动脉内膜；黄精能防止动脉粥样硬化；桑寄生、山楂、茵陈、麦芽亦均能降低血脂。但以中医辨证，仍需有所选择。属湿热瘀滞的病例宜采用泽泻、茵陈、山楂、麦芽；属肝肾阴虚的病例宜采用首乌、黄精、桑寄生。

降血压的桑寄生、决明子、梧桐根、枸杞根、桃树根等药，均有清热之功能。决明子、桑寄生还可以平肝、降血脂；梧桐根、枸杞根、桃树根则兼通络脉，虽然疗程缓慢，而效果却比其他药稳定。

中医中药治疗冠心病，所以会获得较满意的疗效，可能包含三个方面的作用。

（1）扩张血管，增加冠状动脉的血流量。

（2）疏通冠状动脉，防止粥样斑块的形成和促其消退。

（3）控制症状，使心脏减少对缺血、缺氧的影响，延缓病情发展，有利于建立侧支循环。

冠通汤及其加减运用

这二年根据前述治疗原则，拟定了一张基本处方，定名为冠通汤。临床上以冠通汤为基础辨证加减，取得了较满意的疗效。

冠通汤的药物组成：

丹参 9g　炒赤芍 9g　桃仁 4.5~9g　降香 3g　生香附 9~15g　广郁金 15g　全瓜蒌 15g　玄胡 9g　远志 3g　清炙草 3g

在应用冠通汤的同时，再根据体质及病情加减：如气虚加党参 9g，兼脉结代者加川桂枝 3g；阴虚加生地 12g，兼脉结代加党参 9g，大麦冬 9g，五味子 3g；痰湿加制半夏 6g，炒陈皮 6g；痰热加川贝粉（后下）3g，佛手片 6g 或檀香 15g，薤白头 9g；心前区疼痛较甚者加川楝子 9g，炙乳没各 4.5g；刺痛或绞痛加红花 1.5g，失笑散（包）4.5~9g；胸膺闷窒及心前区疼痛患者，还可加服三七粉 1.5g 或冠心苏合丸每日 2~3 次，每次半丸或 1 丸，含化或温开水化服；心悸加炒枣仁 9g，茯苓 12g，茶树根 15g；血脂高属湿热瘀浊者加茵陈 15g，泽泻 15g，或生山楂 9g，制黄精 9g；血压高加梧桐根 30g，桑树根 15g，枸杞根 15g 或桃树根 30g，决明子 9g。

李济仁

自拟归芎参芪麦味汤治疗冠心病

李济仁（1931~　），皖南医学院教授，国医大师

冠心病属中医学"胸痹"、"心痹"、"真心痛"等范畴。其病机多为本虚标实，虚实夹杂。其本为心脾肾亏损，其标为瘀血痰浊。对各型冠心病，余均以自拟"归芎参芪参味汤"加减施治，每收良效。此汤组成：

当归 15g　潞党参 15g　紫丹参 15g　川芎 10g　五味子 10g　黄芪 20g　麦冬 12g

方中当归专擅补血，又能行血，养血中实寓活血之力，与川芎配伍，益增活血祛瘀、养血和血之功，故推为主药。党参、黄芪益气补中，实为治本求源之施，辅主药以共同扶正。丹参长于治瘀治血，麦冬养阴益肾，润肺清心，于冠心病确有佳效。又取五味子以益气生津，以改善血液循环。故临诊常以"归芎参芪麦味汤"为基本方，兹就其具体用法，结合辨证，分述如下。

一、心脾阳虚，气滞痰阻

1. 气虚、阳虚型

因心失肾阳温煦所致，可发心绞痛。症见：心悸心慌，心中惕惕而动，阵发性气喘，体乏无力，畏寒胸闷，气短自汗，舌淡或有瘀

点、苔薄白，脉细弱或虚大无力。治当益气温阳，开痹通络。基本方加大黄芪用量，潞党参易为红参，阳虚证象明显者，则加肉桂、附子。若阳虚甚重，或寒邪复袭，则致气机痹阻，引发心肌梗死，并急性循环衰竭、急性左心功能不全。症见心前区或胸骨后卒然疼痛而剧烈，伴冷汗烦躁，面色苍白，胸闷气短，四肢逆冷，甚则昏厥，脉细数或弦滑或结代，舌暗紫、苔微黄。当先急服苏合香丸以温通开窍，再以基本方加失笑散、四逆汤化裁。厥证之治稍有延迟，则厥甚汗出而心阳暴脱，即心源性休克。症见：心前区持续剧烈疼痛，伴有喘闷气短，心悸冷汗，面色苍白，四肢厥冷，唇指青紫，恐惧不安，脉沉细或结代或脉微欲绝，舌质紫暗而干、苔少或无。治当速以固脱救逆，以四逆汤、独参汤应其急，病缓阳回则用基本方合四逆散调治固本。

张某 男，50岁，1988年6月2日初诊。冠心病史年余。1985年12月3日检查情况为：心电图示"冠状动脉供血不足，陈旧性心肌梗死，左心室劳损"。胸片示"主动脉增宽"。曾经中、西医治疗，效果均不显。刻下症见心痛彻背，胸闷气短，伴有心慌，汗出，背寒肢冷，面色不华，夜卧不安，舌质淡、苔薄白、脉沉细。诊为胸阳不宣，乃投补气益阳，温经通络之品以冀其安，方守基本方加味。

当归　潞党参　紫丹参各15g　川芎　五味子　附子　枳壳　枳实各10g　黄芪30g　麦冬12g　肉桂6g

药进5剂，心痛、胸闷略减，然活动后仍觉心慌，纳少。知其久病体亏，胃气亦见衰弱。守方再增补气之力。潞党参易为红参10g（炖服），又加炒白术10g，以健脾益胃。服药5剂，心慌已止，胃气苏，纳增，再进10剂以善其后。旬后随访，病情控制，复查心电图较前明显好转。

2. 气滞型

胸阳不振或为情志、寒邪所伤等均可引起气机郁滞。症见：胸痛走窜或刺痛，胸胁满闷，气短，每因情绪波动而增减，纳食少，喜太息，舌暗苔薄，脉多弦。当以开胸理气为治疗大法。基本方加金铃子散、广郁金、枳实调治。

高某 女，53 岁，1986 年 9 月 5 日就诊。胸闷胸痛已月余，心电图示基本正常，但二级梯运动试验发现"ST 段压低，T 波平坦及 Q 波低电压"。提示心肌缺血，诊为"冠心病"。近因情志不畅，致病情加重，心胸痞塞不舒，心悸气短，伴嗳气频频，胁肋窜痛，纳谷乏味，更衣不畅，舌质暗红、苔薄白，脉弦。病由气机郁滞，络脉不通所致。治以理气解郁，开胸通络。方用基本方增味。

当归 15g　潞党参 15g　紫丹参 15g　麦冬 12g　郁金 12g　川芎 10g　香附 10g　五味子 10g　枳壳 10g　枳实 10g　黄芪 20g

药服 5 剂，胸闷减轻，嗳气好转，唯胃呆神倦，大便尚秘，乃中宫通降之机未和。守方增全瓜蒌 10g，生山楂 12g，以理气宽中。上方服 5 剂后，诸症状均缓和，又连进 10 剂，病已近愈，复查心电图正常。随访 2 年，未见病发。

3. 痰浊阻滞型

心脾亏虚，痰浊阻络则见胸中痞塞闷痛，心悸气少，虚里脉动应衣或动乱不定，喘咳频作，痰呈粉红泡沫状，呼吸急促，不得平卧，舌淡苔厚腻，脉滑。治宜宣痹通阳，活血化瘀。药用基本方合瓜蒌薤白汤加枳实调治。

丁某 男，53 岁，1989 年 11 月 2 日就诊。患者体丰，素嗜膏粱，1985 年始发冠心病。每届劳累及阴雨时节宿证易作。心电图示"前侧壁心肌梗死，ST 段压低，异常 Q 波"。刻下症见：胸间极闷，痞满胀痛，气短喘促，纳呆少寐，舌质淡红、苔白腻，脉弦滑。此乃痰浊壅塞，心脉失畅所致，投蠲饮化痰，活血通络之剂为治，用基本方增味。

当归 15g　潞党参 15g　紫丹参 15g　川芎 10g　五味子 10g　全瓜蒌 10g　薤白 9g　姜半夏 9g　麦冬 12g　黄芪 20g　檀香 6g

5 剂服毕，心胸舒适，余症稍减，是为痰浊之邪未能全化，脾气亦未尽复，遂宗上方再加葶苈子 10g，白术 10g，以增蠲饮健脾之力。方进 7 剂，诉胸间已适，无其他自觉症状。视之腻苔尚存，断为络中痰气未净，当再宣络利气，上方增陈皮 10g。调治 1 个月，复查心电图基本正常。

二、心肾阴虚，血瘀阻络

1. 血虚、阴虚型

年高中气衰，或病程延久，气血双亏，心失肾阴润养则现阴虚之证。另肝阴失养，肝阳上亢亦可致病。症见：眩晕、心悸而烦，惊惕不安，失眠怔忡，心中灼热似饥，肢麻，口干面赤，舌质绛、苔少或无，脉细数或结代。阴虚阳亢者，血压往往偏高。治以滋阴养肝，补肾安神。用基本方并早晚分服柏子养心丸。高血压者酌加何首乌、白芍、干地龙调治。

王某　男，63 岁，1989 年 3 月 5 日就诊。患者血压一直偏高，屡发心前区闷痛并有紧缩感，偶遇风寒或情志不遂时更著，唯以含服硝酸甘油片暂缓。曾做心电图示"左室高电压"，符合慢性冠状动脉供血不足。血脂分析：胆固醇及 β 脂蛋白偏高。诊为高血压冠心病。刻下症见：心中胀痛，惊惕不安，眩晕肢麻，夜寐梦扰，面赤口干，舌绛苔少，脉细数。是因心肾不交，阴虚阳亢，血脉凝阻。当育阴清热，行血活络。以基本方增味治之。

当归 15g　潞党参 15g　紫丹参 15g　夜交藤 15g　川芎 10g　五味子

10g　麦冬 12g　何首乌 12g　黄芪 20g

前进药饵，颇符病机，症状悉减，唯口干依然，舌仍绛。当守上方再增育阴清火之品，加细生地 20g，鲜石斛，以尽退虚火。服上方 7 剂，阴分渐旺，虚火清而血行畅，夜寐亦安。虑其多梦，心肾交而不固，乃守方继服，并嘱早晚吞服柏子养心丸。月余后病安，血压稳定。

2. 血瘀型

气滞日久不愈或阳虚血行不利，均致瘀血阻络为病。症见：胸痛如针刺、痛有定处或牵引肩背、拒按、夜痛甚，心悸气短呈阵发性，舌质紫暗，脉沉涩。常见心绞痛，甚则心肌梗死。患者内结为瘀，可致血行失常而心脉瘀阻。当活血祛瘀，通络止痛。以基本方加失笑散及红花、甘松。若见结代脉则加苦参、甘松调治。

丁某　男，55 岁，1987 年 9 月 12 日就诊。冠心病经年未愈。平素长服乳酸心可定，烟酸肌醇酯及中药等，仍未好转。心电图示"陈旧性前壁梗死，T 波倒置，ST 段下降超过 0.05mV 以上"。血脂分析：胆固醇及 β 脂蛋白偏高。就诊时心前区及胸骨后有压迫感，甚或刺痛、绞痛，发作时短至瞬间，长至半小时以上，并觉心悸怔忡，胸闷气短，夜寐不宁，舌暗苔薄，脉沉涩。证由气滞日久，血流不畅阻络所致。治当活血通络，祛瘀止痛。以基本方合失笑散加味。

当归 15g　潞党参 15g　紫丹参 15g　川芎 10g　五味子 10g　生蒲黄 9g　五灵脂 9g　甘松 9g　黄芪 20g　麦冬 12g　红花 6g

药进 5 剂，心胸宽畅而痛轻，仍有气短，夜寐欠酣。上方加生晒参 10g，以增益气扶正之力。服 7 剂后，精神大振，气短已失，夜寐变安，加以复方丹参片善后，后复查心电图正常。

（李梢　李艳　整理）

骆安邦

通冠宣痹汤

骆安邦（1921~　　），福建省晋江市中医院主任医师

骆老认为气血为人身疾患之两大端，重症、久病多有血滞、血瘀之嫌，活血通瘀，疏通脉络，常可起沉疴大病，尤对心血管病，效果更著。提出通阳宣痹，心胃同治的法则，创制"通冠宣痹汤"、"参保散"治疗冠心病，经临床数百例应用，无不应验。方中瓜蒌实10g，开胸宣痹以通心阳，薤白15g，通心阳以宣血痹。胸痹多由胃浊上逆，此与心绞痛时气血骤阻，脾失健运，升降失司有关。故取半夏10g，和胃化痰，降阻逆以扶心阳；檀香15g，砂仁10g，细辛3g，荜茇10g，芳香化浊，温通散寒以除痛；丹参30g，红花15g，赤芍15g，川芎15g，行血活血化瘀；田七10g为末冲，化瘀强心止痛。诸药合用，具有通阳宣痹，活血化瘀，泄浊化痰，降逆和胃的作用。主治心阳不宣，气滞血瘀，脾阳不振，痰浊内蕴，血脉痹阻所致的冠心病心绞痛。如若心悸心慌加龙齿、磁石各30g；胃痞胀加化橘15g，枳实10g；心律失常，脉结代加太子参15g，苦参10g。

参保散由高丽参或红参、三七为细末组成，药量为7：3，每次服1g，日1~2次，临睡服更宜，连服1~3个月。

方中人参补元气生血，通畅蹻脉，《本经》说："久服轻身延年、田七散瘀定痛，通脉瘀。二药合用具有补气强心，活血通脉，通而

不损正气，补而不使壅塞。治过不少冠心病人，安全、有效，无副作用，可长期服用。凡年过四十的人常服之既可防病，又可健身，使气血调畅，谓之"流水不腐"，诚为防病、治病、保健之良方。上2方选用，前者以"通"为主，适用于冠心病发作期；后者以"补"为主，适用于冠心病缓解期。有时根据病情，二方配合交替使用。

朱良春

心痹达药

朱良春（1917~2015），江苏南通市中医院主任医师，国医大师

风湿性心瓣膜病（简称风心病）类似于"心痹"，系风寒湿邪侵入经脉，痹阻不利，"脉痹不已，复感于邪，内舍于心"（《素问·痹论》），以致脉道不利，遮蔽不平而引起心瓣膜损害。《素问·痹论》："心痹者，脉不通，烦则心下鼓，暴上气而喘，嗌干善噫"。其临床症状多表现为心悸怔忡、胸闷气促、咳喘咯血、胸痛、水肿等。

风心病由于心体受损，心脉不通，故心悸最为常见，甚则心气逆乱，而怔忡不宁。此病之心悸，首先必须辨识是属于阳虚或阴虚，抑或阴阳两虚，施治方可中的。偏阳虚者，当补而兼温；偏阴虚者，宜补而兼清。二者均需参用通脉之品，方可提高疗效。阳虚通脉可选用桂枝、鹿角霜、鹿角片等；阴虚须重用柏子仁、麦冬、玉竹等；而炙甘草之补中兼通（《别录》谓其"通经脉，利血气。"《日华子本草》："通孔窍，利百脉。"），无论阴虚、阳虚均应重用。余治阴虚心悸，喜用生脉散加味；若阴阳两虚之心悸，则以炙甘草汤化裁最佳。参附汤有回阳救脱，改善血液循环和强心升压之功，颇为有效。凡心肾阳虚，阳气欲脱，脉细微欲绝者，用之最佳。桂枝加龙牡汤有调和阴阳，收敛固摄，潜阳入阴之功，对心悸怔忡、早搏甚合。生脉散益气养阴，生津敛汗，对心血管有较好的调节作用，具有特殊的强心效应。炙甘

草汤是复脉定悸的名方，有通阳补阴，生血复脉之功；对风湿性心瓣膜病、房颤、心衰，确可改善症状，稳定病情。方中用黄酒250g加适量水煎药1小时，能提高疗效；姜、桂二味不可缺，否则效差。

风心病之咳逆喘促，虽表现为肺金之失肃，实系心体伤残，正气虚损，心气拂逆之故。《景岳全书》："虚喘者，慌张气怯，声低息短，惶惶然若气欲断，提之若不能升，吞之若不能及，劳动则甚"。这是对风心病咳喘的生动写照，故其证治，拘泥常法则不效，必须益心通脉，参用宣通脉络，泄化痰瘀之品，始可奏效。考其对证方药，则以《三因极一病证方论·喘脉证治》所列之"杏参散"（杏仁、人参、桃仁、桑皮）较为合拍，盖其乃匡正祛邪，标本兼顾之佳方。若药后气仍未纳，喘仍未平者，宜酌加紫石英、紫河车、补骨脂、胡桃肉等药，剧者加蛤蚧粉（每次1.5g，1日2次），可收补心肾以纳气，填下元以定喘之功。

风心病咳喘较甚，易并发咯血，其量或多或少，其色或紫或红，多伴见心悸、胸闷、气短等症，甚者因出血过多而大汗如洗，致有虚脱之虞。风心病之咯血，一方面是气虚不能帅血归经，另一方面是瘀阻而新血难守，虚实夹杂，殊难措手。若见血止血，妄用收涩之品，诚非探源之治也，亦难以奏功。我治此证，恒采用益气以固本，消瘀而守络之法则，尚能应手，常选用《血证论》治"瘀血乘肺，咳逆喘促"之"参苏饮"（人参、苏木）加花蕊石为主方，随证佐药，每收殊效。人参长于补气摄血，苏木善入血分，能活血行瘀，消肿止痛，并有使血管轻度收缩及强心的作用。花蕊石化瘀止血，每取6g，研细末，分2次吞服，效佳。

风心病之水肿，其因有二：一是因心阳不足，不能温煦脾土，或下焦寒水之气上逆，郁于心下，或土不制水而泛溢皮肤；二是因心血瘀阻，气化不行，上焦壅塞，肺失宣降，不能通调水道，下输膀胱，因而外溢为肿，所谓血不利则为水"之候。这两种因素常相因为患，所以风心病水肿之治疗，应以温阳益气，活血利水为大法，常选用陈修园"消水圣愈汤"。此方系桂甘姜枣麻辛附子汤加知母而成。方中麻黄能通心气，舒发心阳，破坚积，并有利尿作用；桂枝通阳利水；附子温阳强心；细辛散陈寒；加知母育阴化气，遂成阴阳既济之功。若心气不足，心脉瘀阻，心下痞坚，唇绀足肿者，则于温阳益气，化瘀利水之剂加用水蛭粉1.2g，分2次吞（胶囊装盛，可免腥味碍胃），化瘀利水之功可以增强。如心肾阳虚，下肢浮肿，久久不退者，乃心力衰竭严重之征，宜选用济生肾气丸加减，并加用葶苈子，因其具有强心苷之作用，能使心脏收缩力加强，心率减缓，对衰竭的心脏，可增加输出量，降低静脉压，因此风心病及肺心病并发心力衰竭者，均可用之。每次用葶苈子末4g，1日3次，食后服，奏效较佳，一般在服药后三四日，尿量增加，浮肿逐步消退，服至2周时，心力衰竭显著减轻或消失，且无任何毒副作用。如呈现气阴两虚者，则以玉竹为宜，因其不仅长于滋阴润燥，除烦止渴，更含苓兰苦苷及苓兰甘苷，具有洋地黄样强心作用，对风心病、冠心病、肺心病等引起的Ⅱ°~Ⅲ°心衰，服后5~10天可得到控制，无不良反应，每日用15g。

陈某 女，36岁，工人，1987年9月16日初诊。

患者宿有风湿性关节炎，经常发作。6年来自觉心悸，气促，怔忡，活动后更甚，其势逐步加剧，胸闷如窒，有时刺痛，咳喘，痰中带血，足肿入暮加甚，晨起稍减。西医确诊为风湿性心瓣膜病。近年来虽坚持服药，改调轻工种，仍难以坚持工作。患者两颧紫红，呼吸较促，动则加剧。心尖搏动向左下方移位，可闻及明显收缩期及舒张期杂音，左房左室均增大。心电图捡查：二尖瓣P波增宽（>0.11秒），左心室肥厚及劳损。血沉28mm/小时，抗"O">500U。脉见结代，苔薄腻，质紫黯，舌下瘀筋粗黑。证属心痹。治以益心通脉，温阳利

水，泄化痰瘀。药用

生黄芪 30g　红参另煎兑冲, 6g　紫丹参 15g　制附片 8g　桃仁　杏仁各 10g　炒白术 15g　云茯苓 15g　桑白皮 15g　苏木 20g　花蕊石 20g　炙甘草 6g

7 剂，每日 1 剂，日服 2 次。

9 月 24 日二诊：药后心悸趋宁，胸闷较舒，咳喘减缓，痰红已止，足肿略消。舌质紫黯渐化，脉细，偶见结代。续守前法，以上方去花蕊石。7 剂。

10 月 2 日三诊：证情续有好转，口微干。苔薄质衬紫，脉细。为阳虚渐复，阴血暗耗，治宜兼顾。上方去附片，加麦冬 10g，玉竹 15g，柏子仁 15g。7 剂。

10 月 10 日四诊：口干已润，咳喘、心悸稳定，精神渐振，足肿亦消。舌质衬紫转淡，脉细。症情已稳定，效不更方，上方间日服 1 剂。14 剂。

1988 年 4 月随访：半年来，颇感畅适，血沉、抗"0"恢复正常，能坚持工作。嘱其切勿过劳，防寒保暖，以期巩固。

跋

余有幸受教于经方家洪哲明先生，耳提面命，启迪良多。并常向陈玉峰、马志诸先生请益，始悟及古今临床家经验乃中医学术之精粹，舍此实难登堂入室。

自1979年滥竽编辑之职，一直致力于老中医经验之研究整理。以编纂出版《吉林省名老中医经验选编》为开端，继之编纂出版《当代名医临证精华》丛书，并对整理方法进行总结，撰写出版了《老中医经验整理方法的探讨》一书。1999年编纂出版《古今名医临证金鉴》，寝馈于斯，孜孜以求，已30余年矣……登门请益，开我茅塞；鱼素往复，亦如亲炙，展阅名师佳构：一花一世界，千叶千如来；真知灼见，振聋发聩；灵机妙绪，启人心扉……确不乏枕中之秘，囊底之珍，快何如之！

《古今名医临证金鉴》出版后为诸多中医前辈所嘉许垂青，得到了临床界朋友们的肯定和关爱，一些朋友说：真的是与丛书相伴，步入临床的，对于提高临床功力，功莫大焉！其中的不少人已成为医坛翘楚，中流砥柱，得到他们的高度评价，于心甚慰！

《古今名医临证金鉴》出版已16年了，一直无暇修订。且古代医家经验之选辑，乃仓促之举，疏欠砥砺，故作重订以臻于完善，方不负同道之厚望。这次修订，由原来22卷重订至36卷，妇、儿、外、五官科等卷，重订均以病名为卷，新增之内容，以古代、近代医家经验为主。囿于篇幅之限，现代医家经验增补尚少。

　　蒙国内名宿鼎力支持，惠赐大作，直令丛书琳琅满目，美不胜收。重订之际，一些老先生已仙逝，音容宛在，手泽犹存，不尽萦思，心香一瓣，遥祭诸老。

　　感谢老先生的高足们，探蠡得珠，筚路蓝缕，传承衣钵，弘扬法乳，诸君奠基，于丛书篇成厥功伟矣！

　　著名中医学家国医大师朱良春先生为丛书作序，奖掖有加，惓惓于中医事业之振兴，意切情殷，余五内俱感！

　　《古今名医临证金鉴》丛书是1998年应余之挚友吴少祯先生之嘱编纂完成的，八年前少祯社长即要求我尽快修订，出版家之高屋建瓴，选题谋划，构架设计，功不可没。中国医药科技出版社范志霞主任，主持丛书之编辑加工，核正疏漏，指摘瑕疵，并鼓励我把自己对中医学术发展的一些思考，写成长序，于兹谨致谢忱！

　　我的夫人徐杰编审，抄校核勘，工作繁巨，感谢她帮助我完成重订工作！

　　尝见一联"徐灵胎目尽五千年，叶天士学经十七师"，与杜甫诗句"别裁伪体亲风雅，转益多师是汝师"异曲同工，指导中医治学切中肯綮。

　　文章千古事，得失寸心知。相信《重订古今名医临证金鉴》不会辜负朋友们的厚望。

单书健

二〇一六年孟夏于不悔书屋